Erotische Berührungen

Von der Magie der zärtlichen Partnermassage

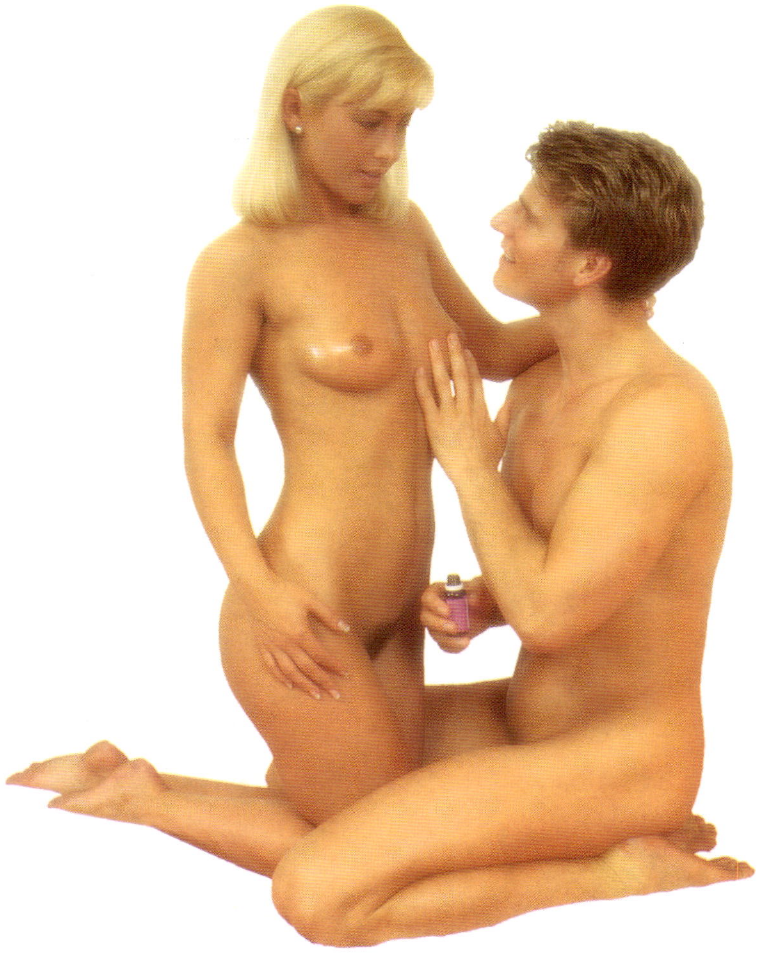

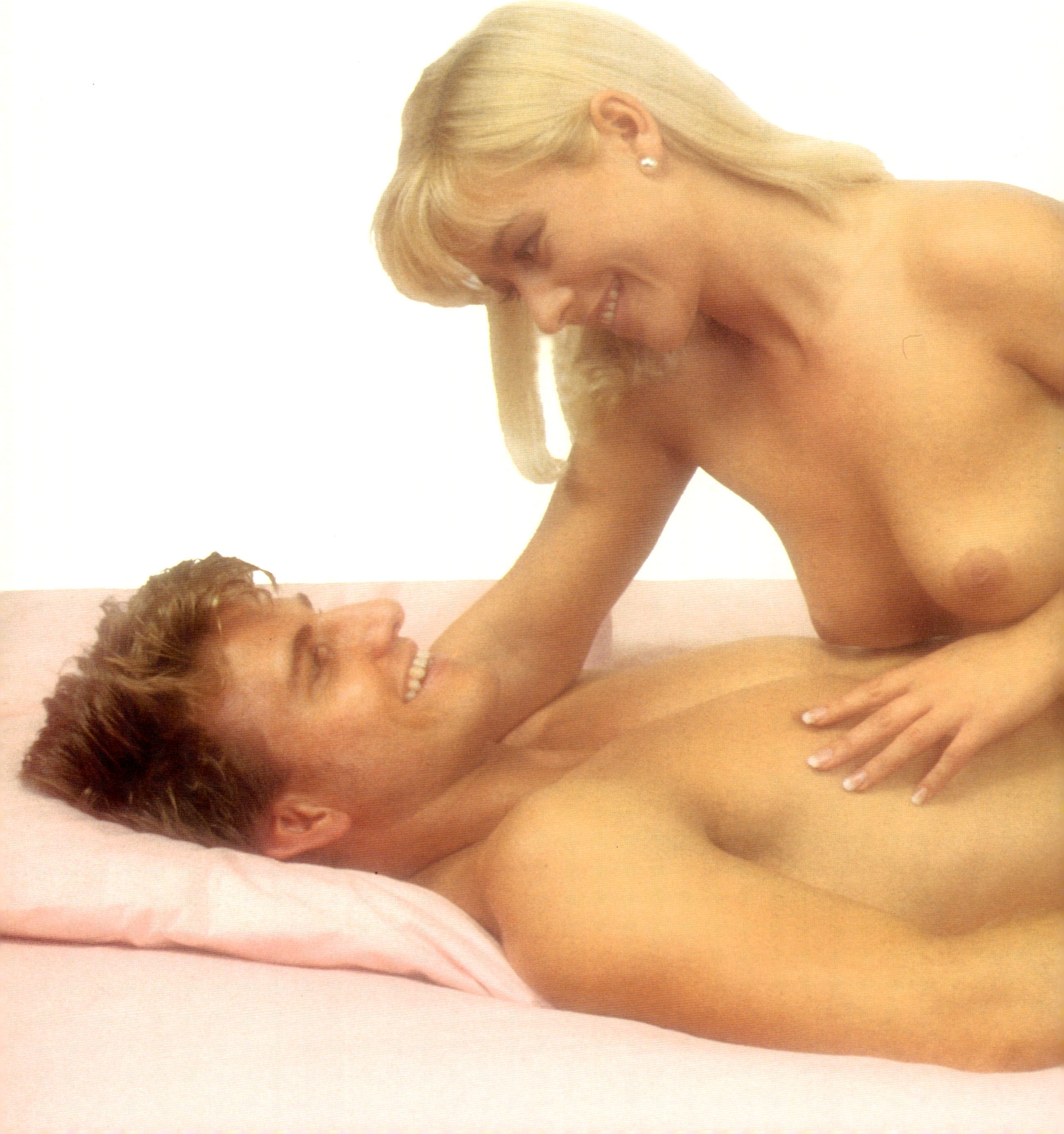

Erotische Berührungen

Von der Magie der zärtlichen Partnermassage

Janet Wright

Fotos von Peter Pugh-Cook

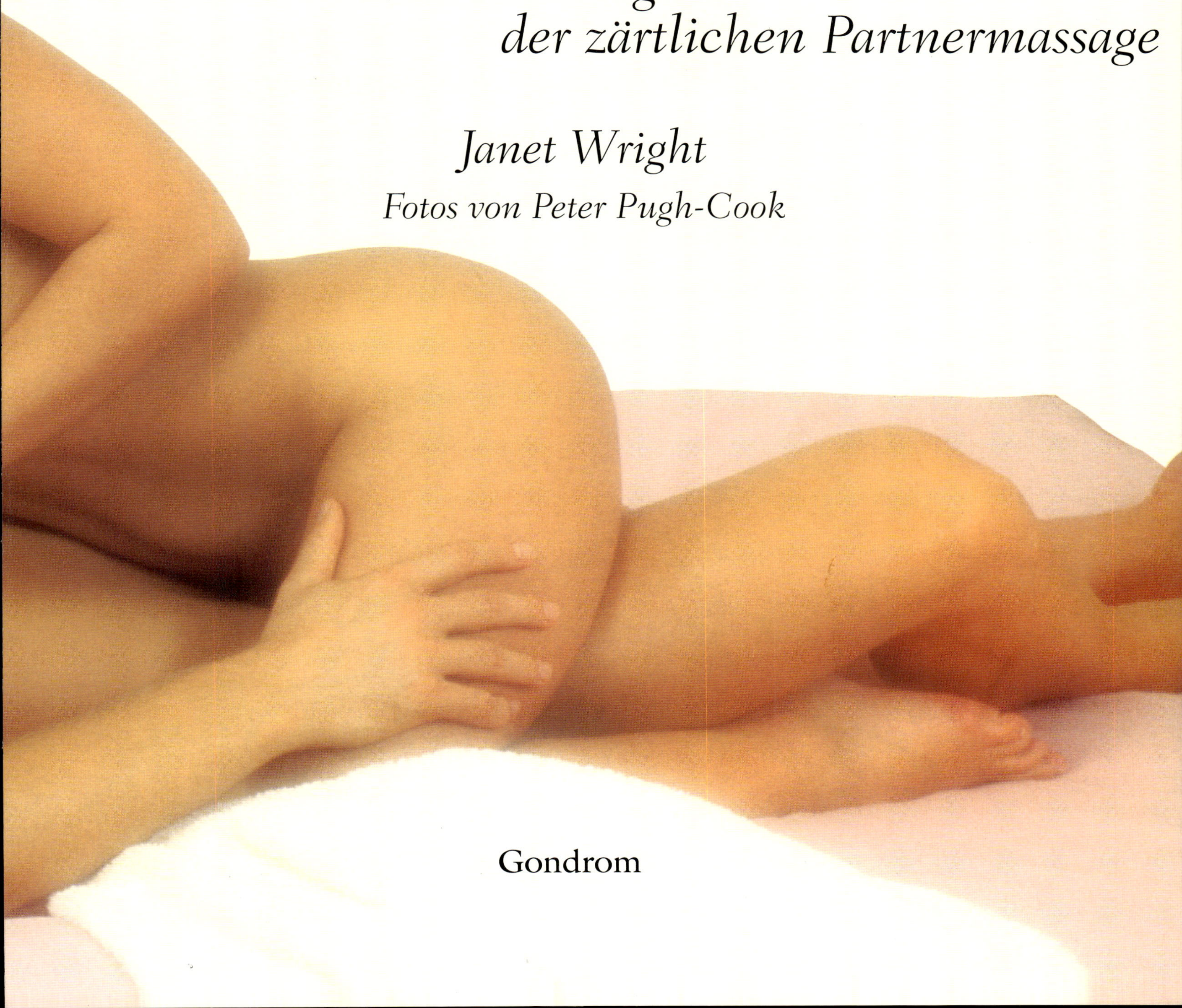

Gondrom

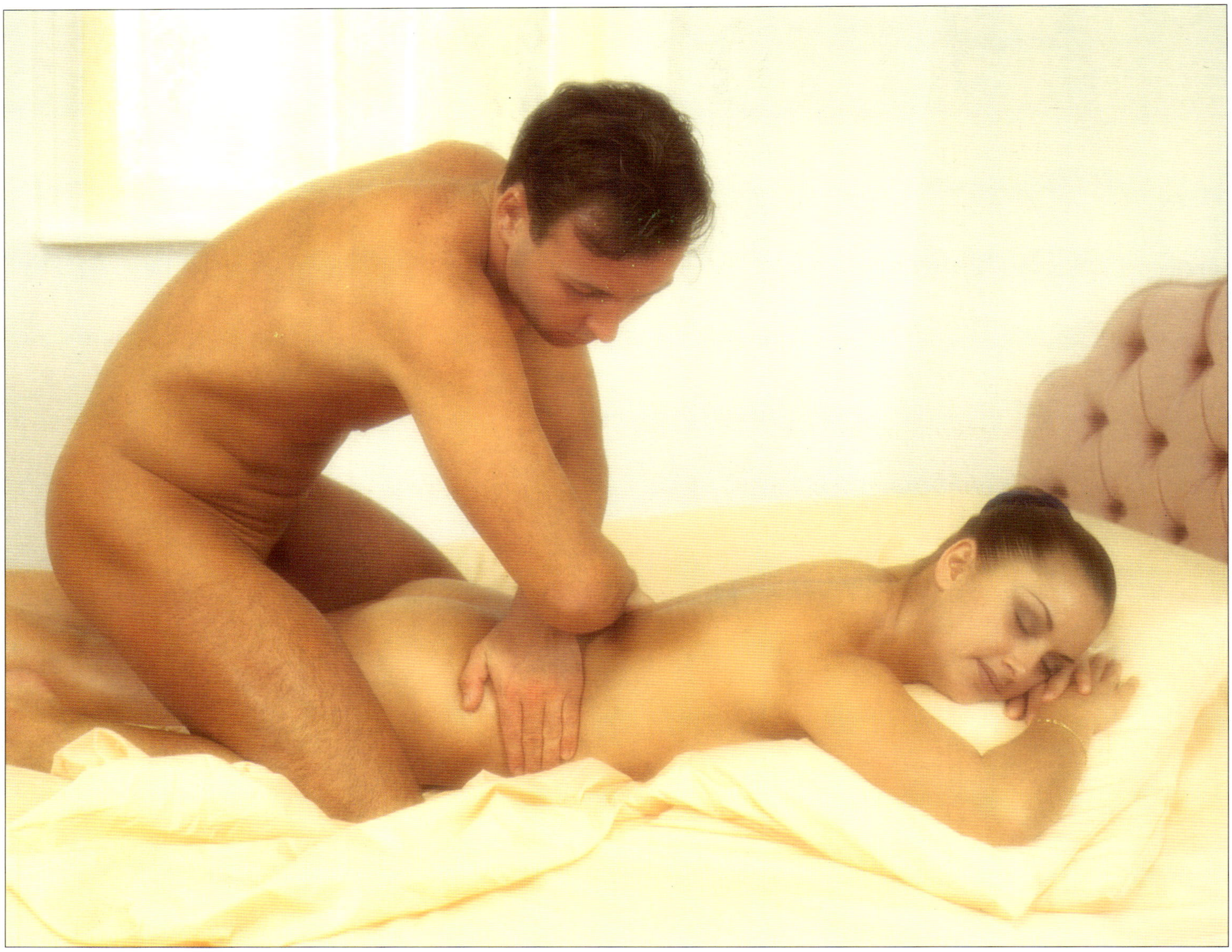

Ein Parragon Buch

Titel der englischen Originalausgabe: „Erotic Massage" von Janet Wright

Parragon
Queen Street House,
4 Queen Street,
Bath BA1 1HE, England

Produktionsbetreuung:
Print Company Verlagsgesellschaft m.b.H., Wien
Übersetzung: Eva Haslinger
Lektorat: Christina Krajicek

ISBN 3-8112-1577-9

Hinweis
Dies ist ein Buch ausschließlich für Erwachsene. Autor und Verlag möchten darauf hinweisen, dass die in diesem Buch in Wort und Bild beschriebenen Beispiele sich an Leserinnen und Leser richten, die sich guter körperlicher Gesundheit erfreuen. Für etwaige gesundheitliche Schäden, in welcher Form auch immer, kann von Seiten des Verlages und der Autorin keine Haftung übernommen werden. Leserinnen und Leser, die unter Herzbeschwerden, Bluthochdruck oder anderen körperlichen Beeinträchtigungen leiden, wird daher dringend geraten, vorher einen Arzt zu konsultieren.
Geben Sie Aids und Geschlechtskrankheiten keine Chance: Benutzen Sie Kondome!

Inhalt

Die Macht der Berührung

Der Tastsinn ist unser intimster Sinn. Er ermöglicht stumme Kommunikation und gibt Behaglichkeit, Liebe, Zuneigung und Sympathie. Er hilft bei Entspannung und Heilung und schenkt uns unsere erotischen Erfahrungen.

Einen anderen Menschen zu berühren ist ein sinnlicher Hochgenuß. Doch das erotische Potential der Haut wird sogar von Liebespaaren oft zu wenig beachtet.

Massage ist die logische Konsequenz aus der natürlichen Freude an der Berührung. Therapeutische Massage von einem Fachmann ist ein Vergnügen – und eine neue Erfahrung für alle, die körperliche Lust nur mit Sex verbinden. Doch eine liebevolle Partnermassage ist eine völlig neue Dimension. Der gesamte Körper erwacht zum Leben, und die Lust dringt in jeden Zentimeter unserer Haut ein.

Die meisten Menschen erleben Befriedigung nur an wenigen Quadratzentimetern des Körpers und vielleicht noch an den Brüsten. Doch die erotische Massage beweist, daß der gesamte Körper eine große erogene Zone sein kann, und Sie werden erkennen, welches Lustpotential in ihm steckt. Eine Massage führt oft oft zum Geschlechtsverkehr und einem Orgasmus, der den ganzen Körper belebt. Doch auch alleine kann sie eine wunderbare sexuelle Erfahrung sein. Für frisch verliebte Paare bietet Massage die

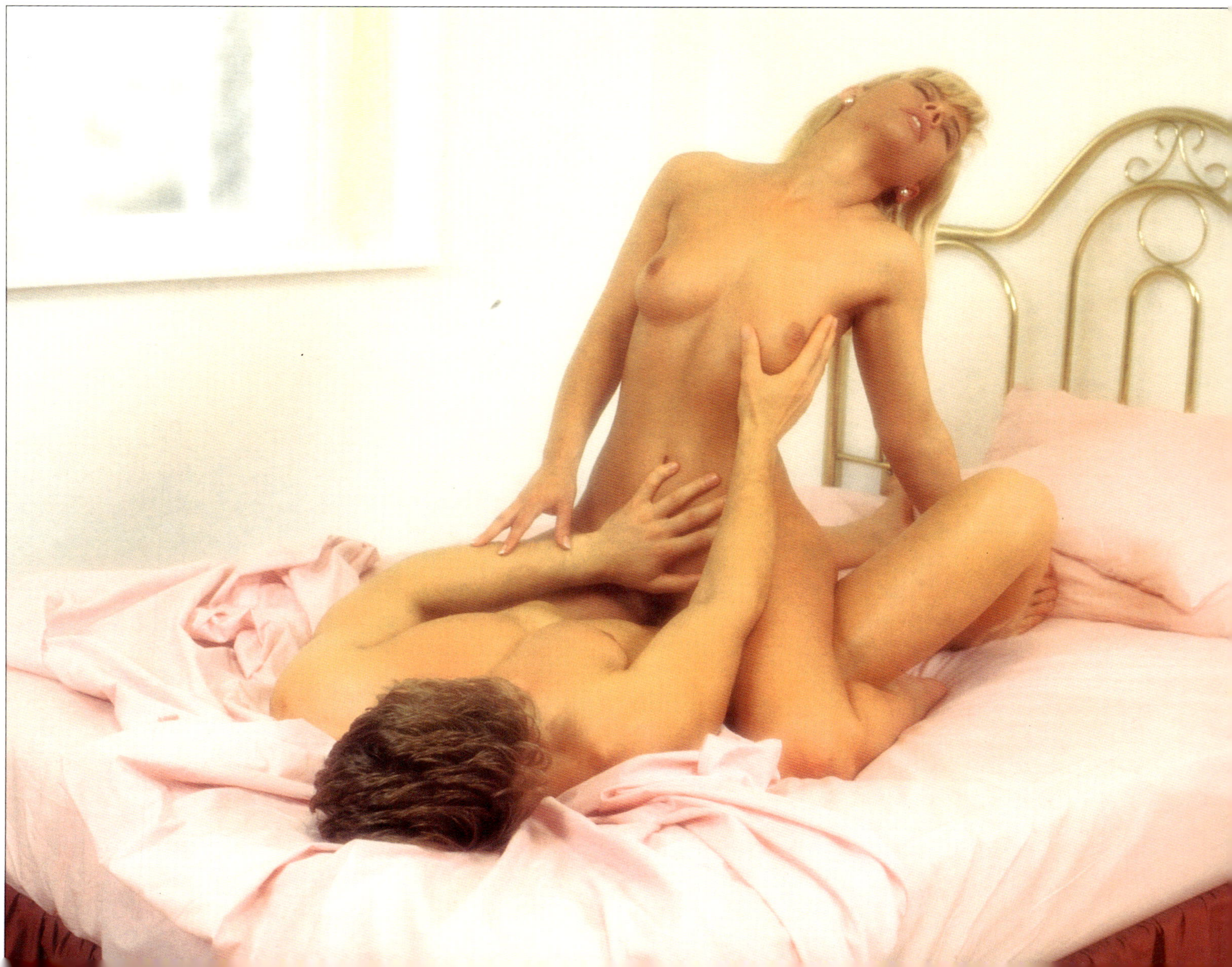

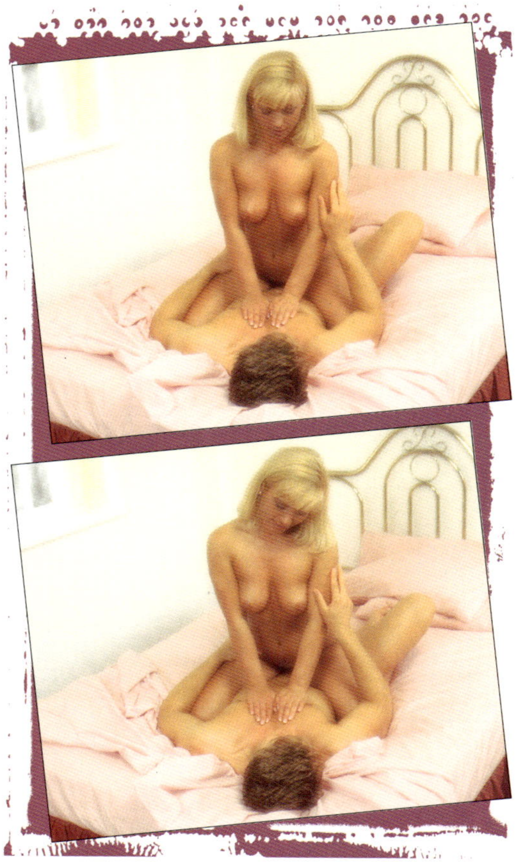

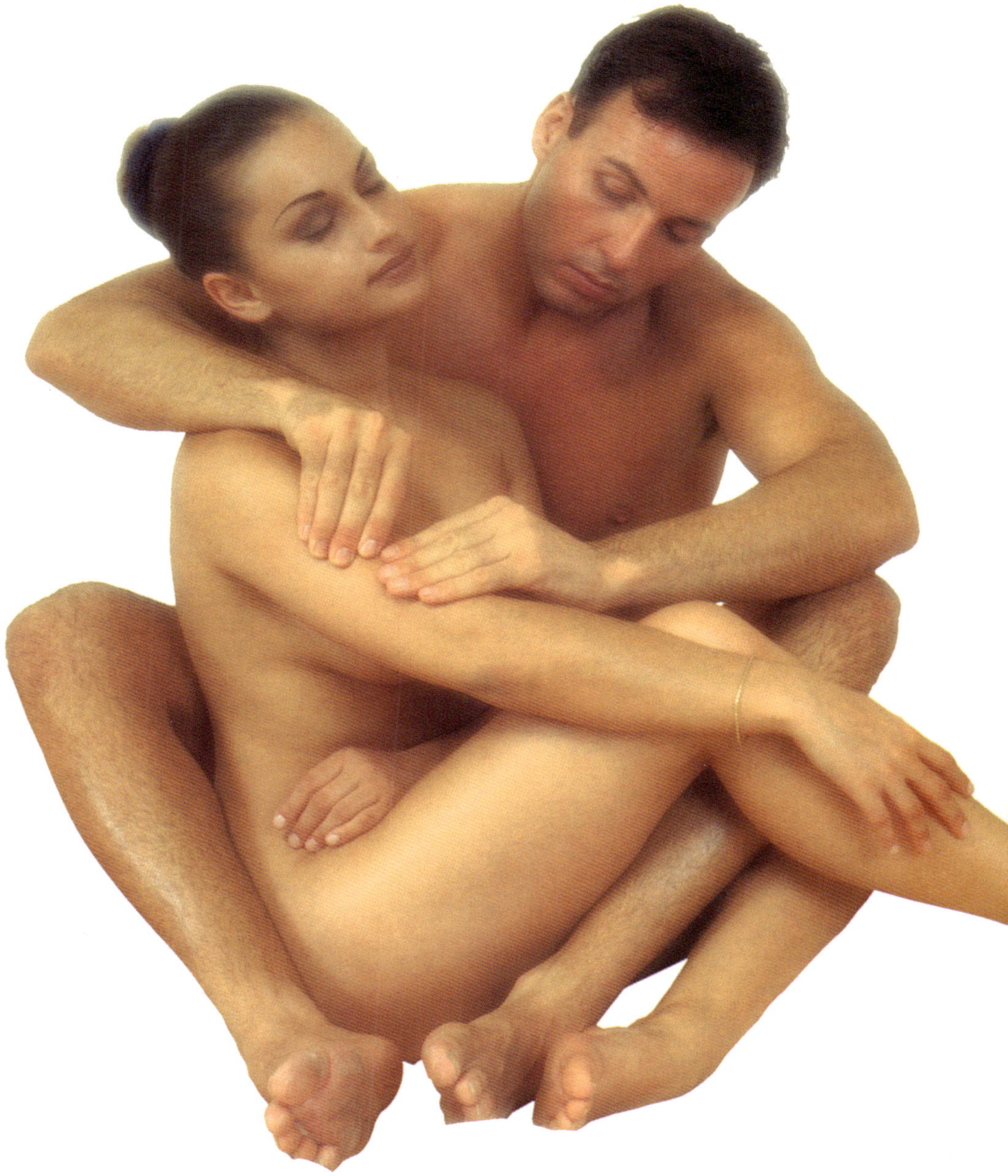

Möglichkeit, den Körper des Partners zu erforschen. Kaum zu glauben, daß Berührungen intimer sein können als Sex: Mit jemandem zu schlafen mag einfach sein, doch in der Öffentlichkeit Händchen zu halten ist schwer. Massage ist die Brücke zwischen Sex und echter Intimität.

Massage kann ein wunderbarer und abwechslungsreicher Weg zur Lust sein. Sie kann erregen oder beruhigen und völlig neue Empfindungen wachrufen. Plötzlich sind am ganzen Körper unendliche Variationen möglich.

Hat ein Paar sexuelle Probleme, ist die Massage ideal, um körperliche Lust zu teilen, ohne Geschlechtsverkehr zu haben. Sie dehnt die erotischen Empfindungen auf den gesamten Körper aus und nimmt die Scheu, „es zu tun". Oft genug führt sie zum besten Höhepunkt, den Sie je hatten.

Oft fühlen wir uns zu müde oder angespannt für Sex. Die Massage ist eine wunderbare Möglichkeit zur Entspannung. Ihre Grundtechniken sind so vielfältig, daß einzelne Bewegungen stimulierend oder beruhigend wirken können.

Massage kann helfen, die Lust neu zu erwecken, wenn eine Beziehung noch in Ordnung, das sexuelle Verlangen aber abgeklungen ist. Vielleicht sind Sie bereits lange zusammen oder von Arbeit und Kindern erschöpft, oder Ihnen ist einfach langweilig beim Sex.

Anstatt deshalb eine Partnerschaft zu beenden, versuchen Sie doch, die körperlichen Freuden zu erhöhen. Durch die Massage öffnet sich Ihnen eine neue Welt der körperlichen Empfindung, und sie ist ein gefühlvoller, erotischer Weg zurück zu der Lust, die Sie einst teilten… und vielleicht zu mehr, als Sie jemals ahnten.

Ist das Lustgefühl bei Ihnen oder Ihrem Partner zu gering, kann die Massage das Verlangen durch ein Gefühl der Befriedigung wecken, das sich langsam im ganzen Körper ausbreitet. Überlegen Sie nicht, ob es zum Geschlechtsverkehr führt oder nicht, geben Sie sich einfach Ihrem Empfinden hin - egal, ob Sie massieren oder massiert werden.

Massage für alle

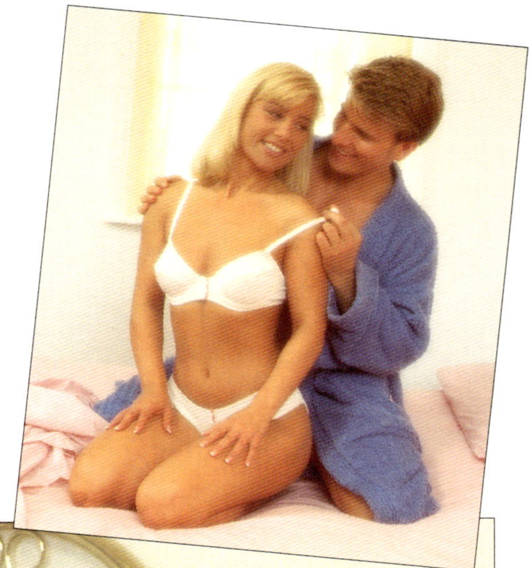

Massage ist nicht nur ein erotisches Erlebnis. In allen Kulturen wurde bereits in den Anfängen der Zivilisation massiert, und eine der größten Annehmlichkeiten, die Sie Freunden bereiten können, ist eine Massage.

Viele der vorgestellten Techniken eignen sich nicht nur für erotische Massage – es versteht sich von selbst, welche der Partnermassage vorbehalten sind!

Nach den Anstrengungen des Tages beruhigt eine sanfte Massage einen schmerzenden Kopf, verspannte Schultern und müde Füße. Werden nur Kopf, Nacken und

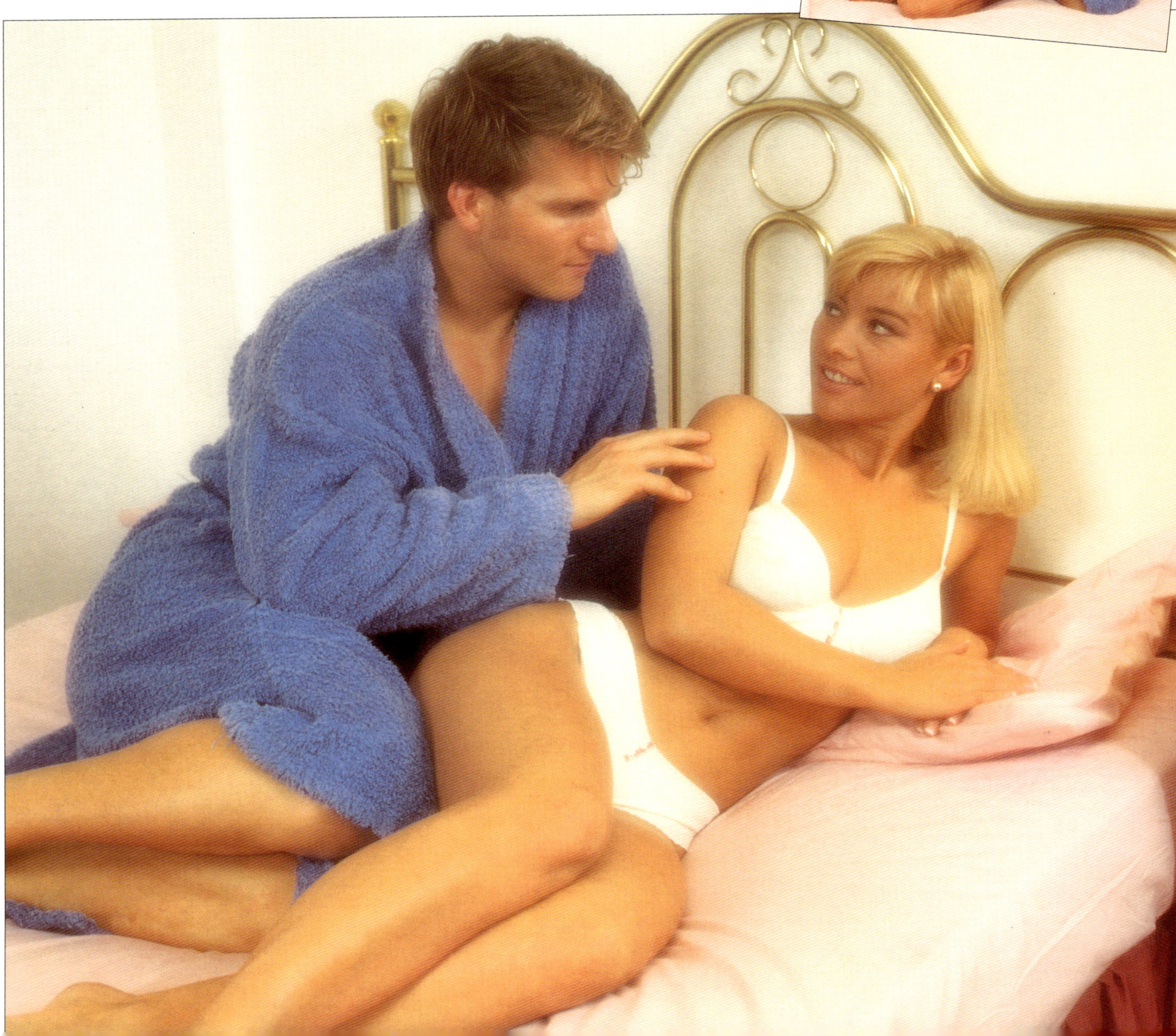

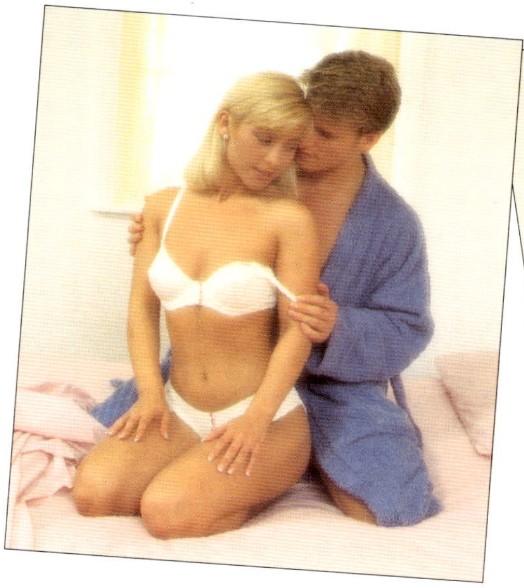

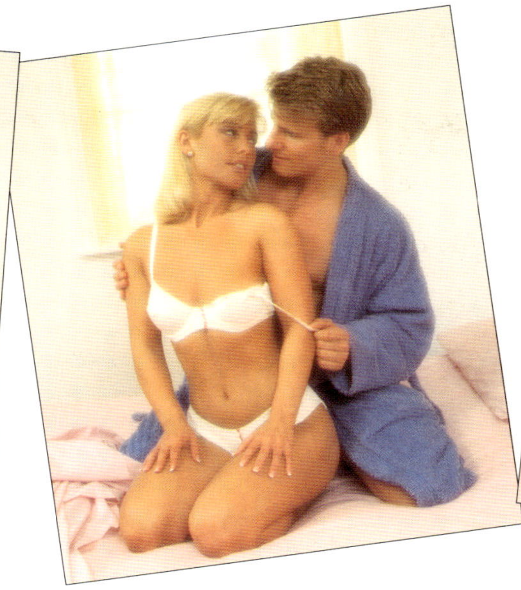

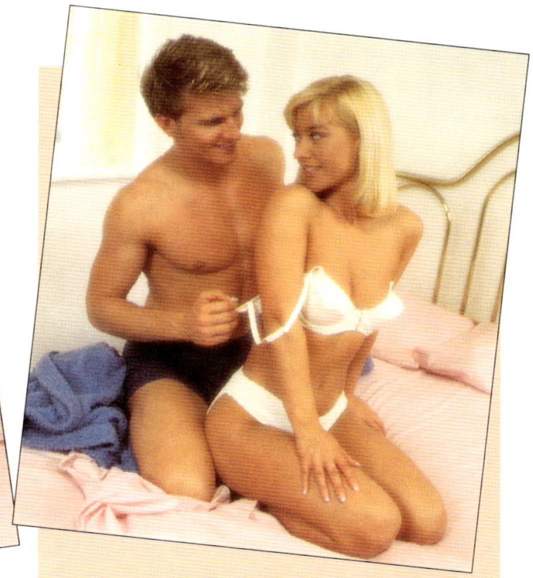

Achtung – Suchtgefahr! Denken Sie nicht, daß Sie alle Techniken beherrschen müssen, bevor Sie beginnen. Lernen Sie bei der Massage – und erfinden Sie eigene Bewegungen.

Erlaubt ist alles, was den Sicherheitshinweisen entspricht, dem Partner gefällt und nicht schmerzt.

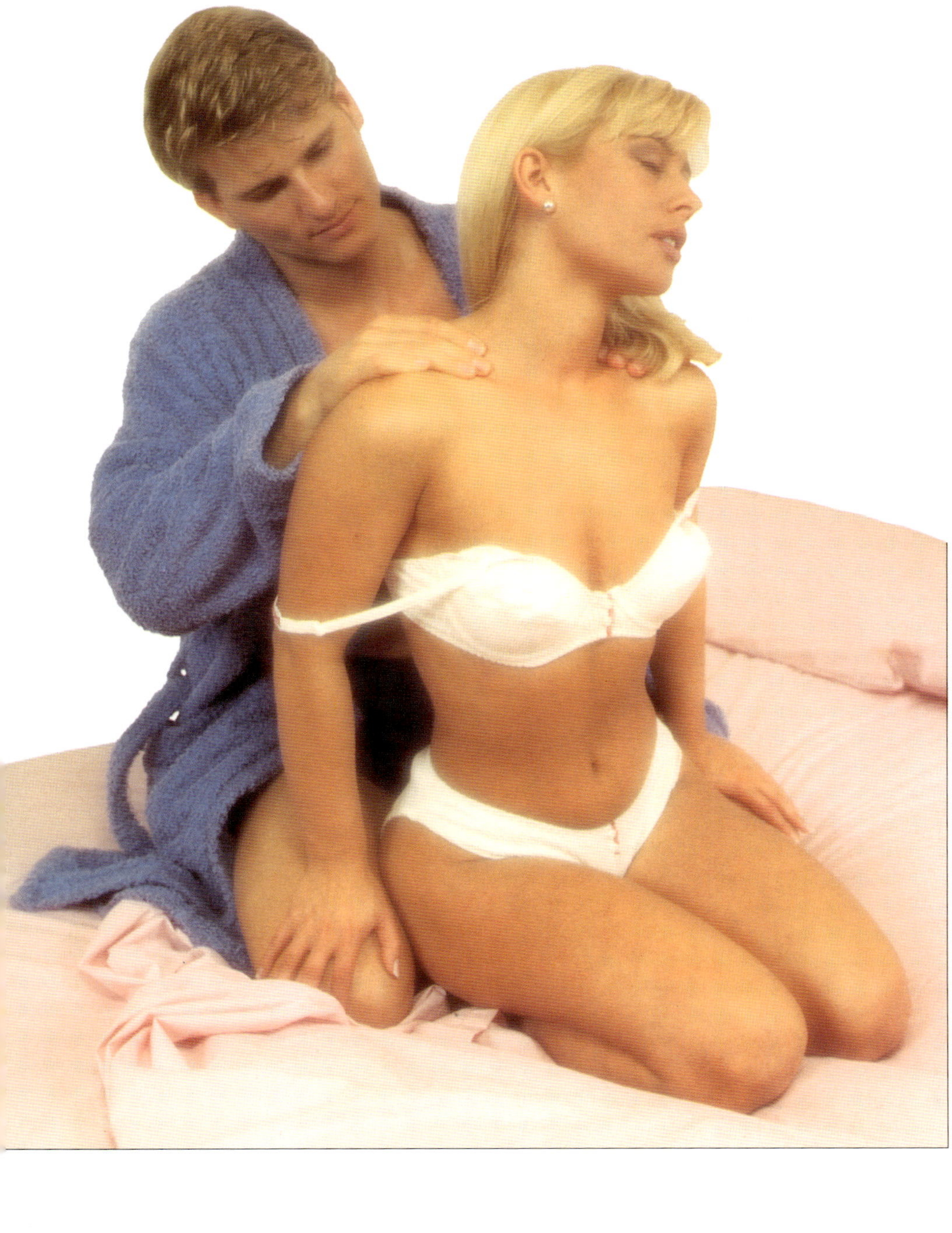

Schultern massiert, muß man sich nicht entkleiden, denn auch bei Liebespaaren muß die Massage nicht unbedingt zu Sex führen.

Kosmetikerinnen können mit geübten Fingern zehn Jahre aus einem abgespannten Gesicht massieren, und ein guter Friseur wird bei der Haarwäsche die Verspannung auf Ihrem Kopf lockern. Mütter beruhigen ihre Babys mit einer sanften Massage.

Im Sport verhindert die Massage Muskelverletzungen, und bei bettlägrigen Patienten steigert sie die Durchblutung. Physiotherapeuten wirken bei Wirbelsäulenverletzungen Wunder, und hungrige Gäste einer Schönheitsfarm heitern sich mit einer Aroma-Massage auf.

Ausgebildete Masseure können unsere Schmerzen lindern und Verspannungen lösen. Sie müssen jedoch kein Profi sein, um aus einer Massage ein Vergnügen zu machen, und Sie können so erotisch massieren, wie Sie wollen.

Beherrschen Sie erst einige einfache Techniken, müssen Sie nur noch herausfinden, was gut – oder noch besser – ist.

Entspannen? Ausgerechnet jetzt?

Entspannung beim Sex? Das ist vielleicht das letzte, woran Sie denken, wenn Sie eine tolle Nacht planen – entspannen kann man auch nachher! Guter Sex ist jedoch sehr entspannend. Aber unser hektischer Lebensrhythmus kann sich negativ auf Sexualleben und Gesundheit auswirken.

Wenn wir unter Streß stehen, produziert das Gehirn Hormone wie Adrenalin, die das Herz schneller schlagen lassen und unseren Muskeln Kraft geben. Das war für unsere Vorfahren wichtig, die laufen oder kämpfen mußten, um einer Gefahr zu entrinnen. Heute aber ist es unser Lebensrhythmus, der Streß verursacht.

Die Streßhormone bleiben im Körper, machen uns krank und stören Funktionen wie die Verdauung und die Lust am Sex. Kein Wunder, daß Streß die Hauptursache für Impotenz und zahlreiche andere Sexualstörungen bei Männern und Frauen ist.

Wenn man müde oder in Eile ist, ist Sex oft kein wirkliches Vergnügen. Unbefriedigender Sex ist jedoch ein weiterer Streßfaktor, der zu noch weniger befriedigendem

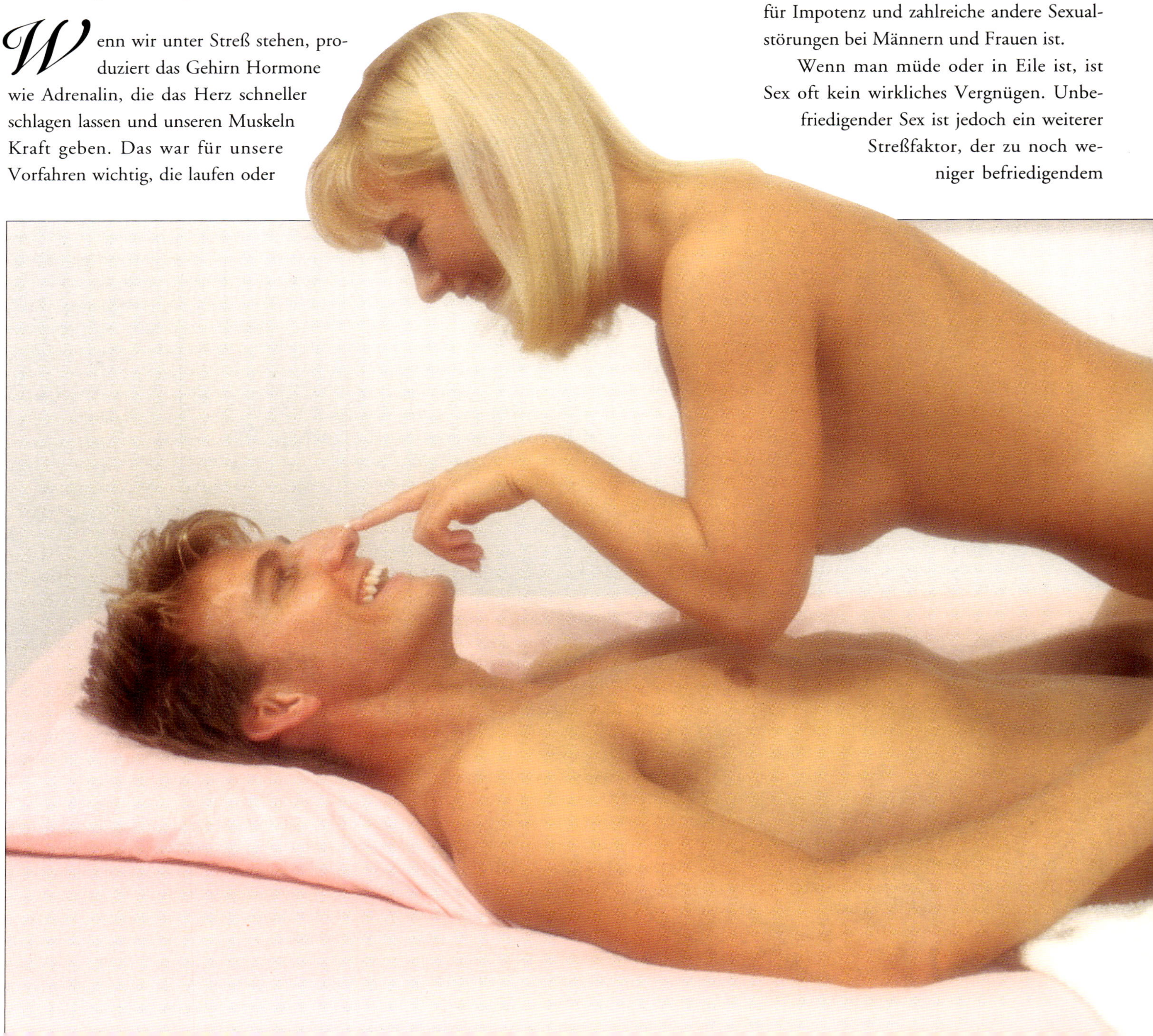

Sex führt. Wenn Sie lernen sich zu entspannen, können Sie diese Spirale umkehren – entspannt hat man besseren Sex, ist glücklicher, ruhiger und ausgeglichener.

Die meisten Menschen wissen gar nicht, wie verspannt sie sind. Die Dinge, die wir zur Entspannung tun – rauchen, trinken, Action-Filme ansehen – verursachen oft Schlafstörungen oder körperliche Streßreaktionen, die Muskeln bleiben verspannt und der Körper voll Adrenalin.

Hier sollten wirklich entspannende Freuden wie eine Massage ansetzen, die den Streß abbaut und Platz für Erfreulicheres schafft. Da die Massage im Unterschied zu anderen Entspannungstechniken auch stimulieren und erregen kann, ist sie ideal für Liebespaare.

Schalten Sie erst ab, und lassen Sie dann Ihrer Phantasie freien Lauf!

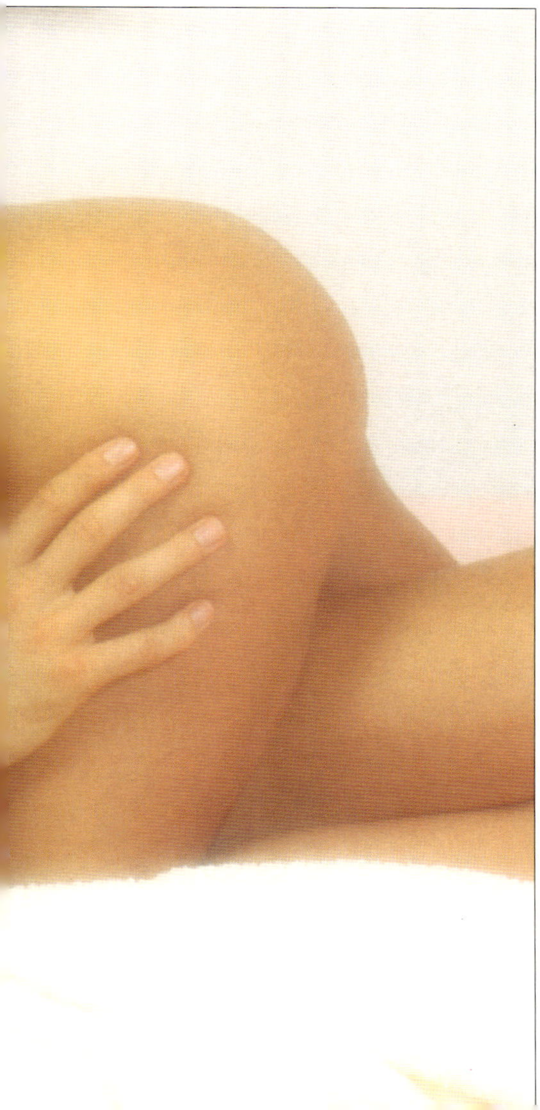

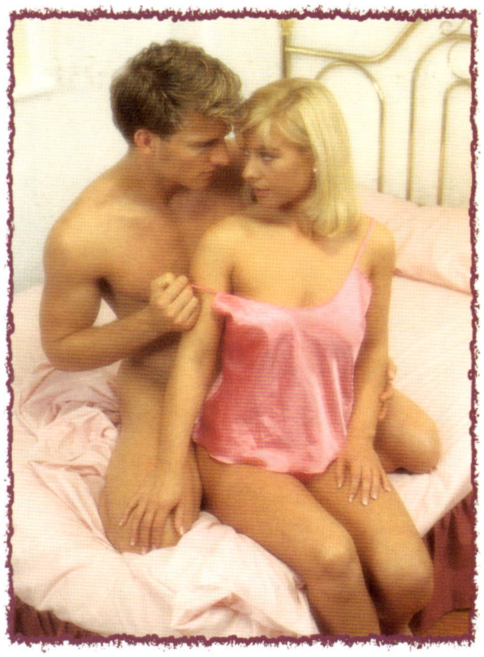

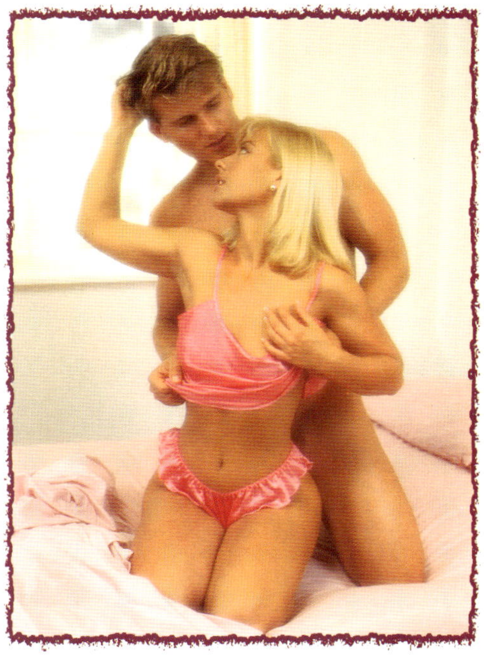

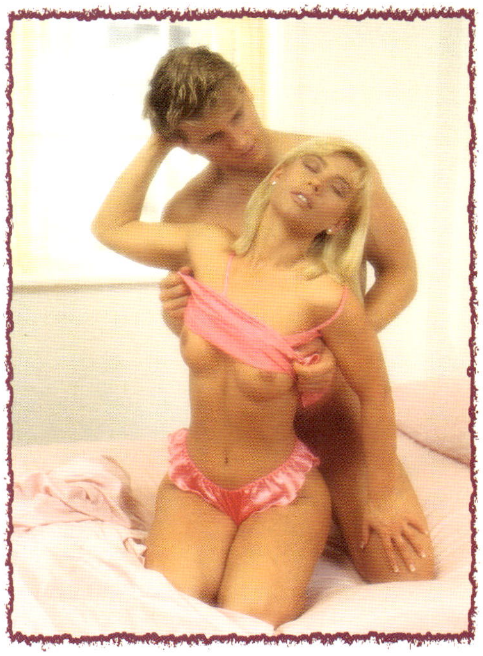

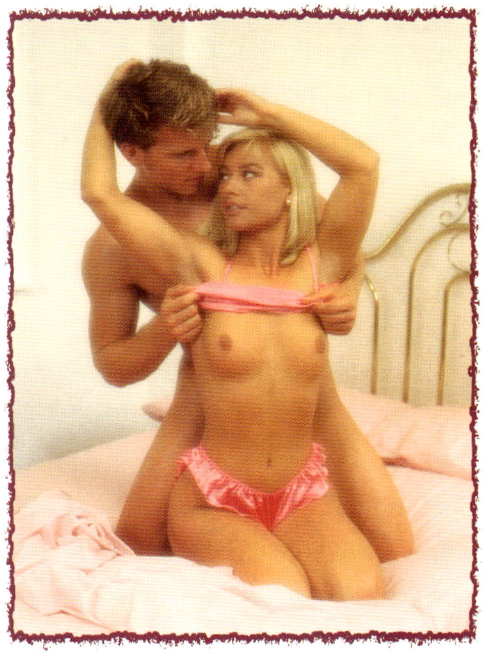

Entspannung durch erotische Massage bedeutet nicht abschalten und schlafen gehen, sondern stimuliert die Sinne. Der Grund dafür liegt darin, daß die Massage langsam und sinnlich ist und das gesamte erotische Potential des Körpers weckt. Sie läßt alle Spannungen abklingen und schafft Energie für langen, langsamen, erstklassigen Sex.

Haben Sie weniger als eine halbe Stunde Zeit, wenden Sie nur eine oder zwei Techniken ohne Eile an – die langsamen, geschmeidigen Bewegungen machen eine Massage so erotisch und lassen Ihr Lustpotential erwachen. Wenn Sie einige leichte, schnelle oder spielerische Bewegungen einbauen, werden Sie bald den Höhepunkt erreichen. Je länger Sie fortfahren, desto explosiver wird der Orgasmus schließlich sein.

Geteilte Lust

Jemanden zu massieren kann ebenso erotisch sein, wie selbst massiert zu werden. Man kann immer wieder Rollen tauschen, zuerst den Partner mit Öl einreiben, und dann das Gefühl erleben, selbst eingeölt zu werden.

Man kann eine Massage teilen, wobei vielleicht der eine den Rücken des Partners bearbeitet und dann die Stellung ändert, um selbst in den Genuß einer Fußmassage zu kommen. Am angenehmsten ist es natürlich, am ganzen Körper massiert zu werden, dann zu ruhen und nicht selbst massieren zu müssen – aber das nächste Mal sind Sie an der Reihe!

Bei der Massage muß man abwechseln. Arbeitet ein Partner jedesmal, wird er bald unwillig, und beiden vergeht die Lust. Da Massage geschlechtsneutral ist, wird in diesem Buch die Person, die massiert wird, abwechselnd „er" oder „sie" genannt. Frauen können Muskeln kraftvoll kneten, um Verspannungen zu lockern, und Männer können lernen, ihre Finger sehr sanft einzusetzen, wenn man sie nur läßt.

Während Sie massieren, achten Sie auf den richtigen Druck. Sobald Sie den Körper Ihres Partners besser kennen, wissen Sie selbst, was als angenehm empfunden wird. Die meisten Menschen schweigen bei der Massage, doch sollte man sagen, was schmerzt oder unangenehm ist. Wenn Sie es stillschweigend über sich ergehen lassen, ist das Erlebnis für beide Partner getrübt.

Grundsätzlich darf die Person, die massiert wird, wählen. Haben Sie Ihrer Partnerin eine Rücken- oder Ganzkörpermassage angeboten, und erregt Sie ihr Körper, seien Sie fair, und machen Sie trotzdem weiter. Danach können Sie sie noch immer verführen – und sie wird wahrscheinlich begeistert antworten.

Reagieren Sie, wenn Ihre Partnerin gewisse Bewegungen ablehnt, oder wenn sie sich anspannt. Beschränken Sie sich auf die Dinge, die Sie beide mögen, und mit der Zeit wird sie sich sicher fühlen und abenteuerlustiger werden.

Erregt es Sie aber, wenn Ihnen Ihr Partner über den Rücken streicht, sagen Sie ihm ruhig, daß er sich nicht auf die in diesem Buch beschriebenen Bewegungen beschränken muß...

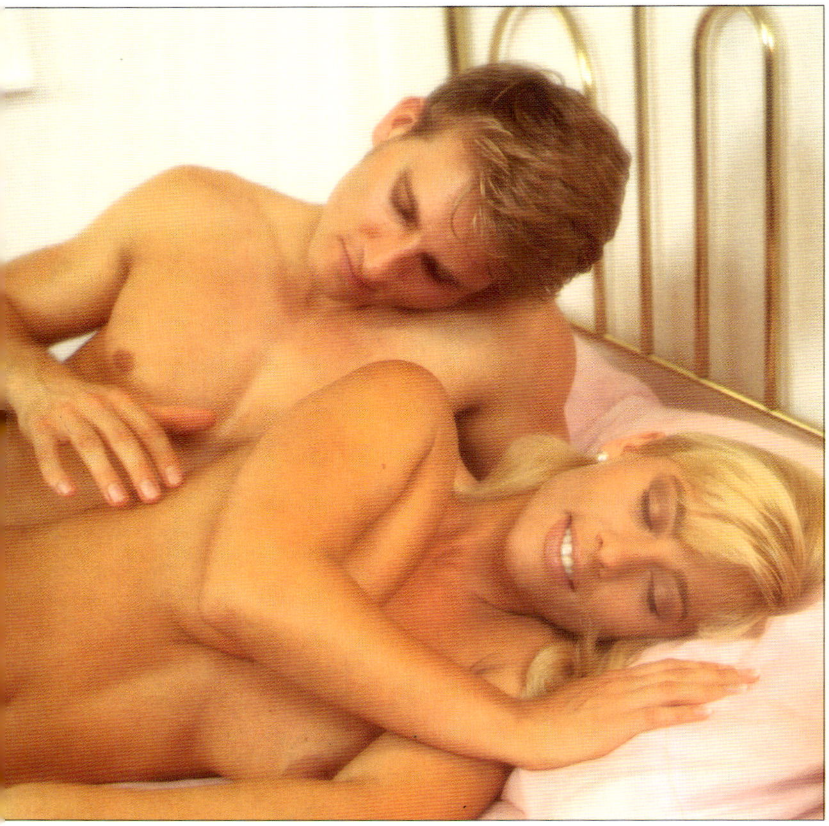

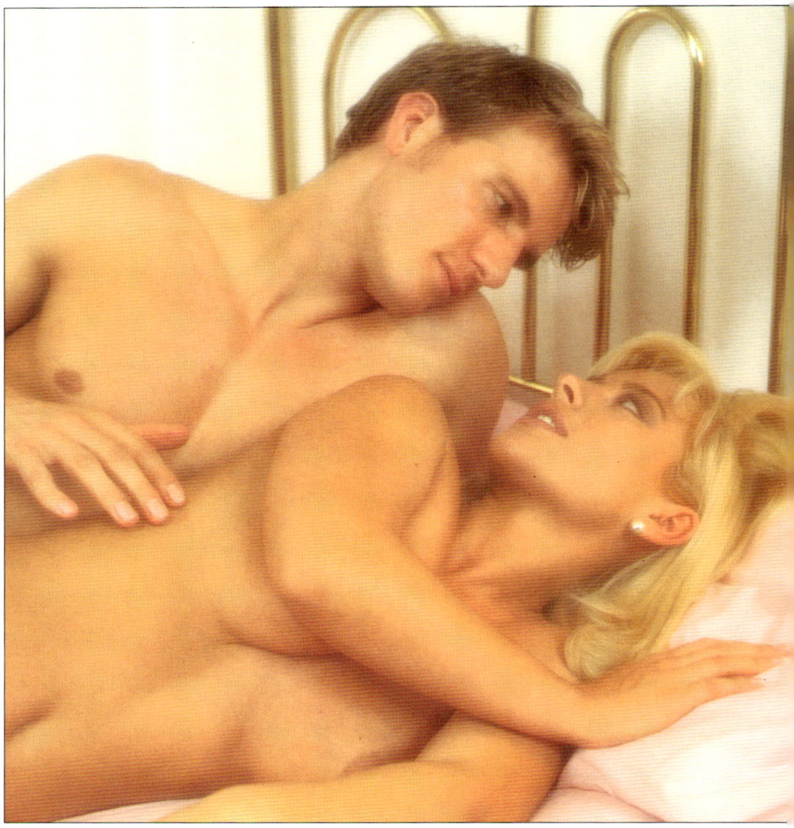

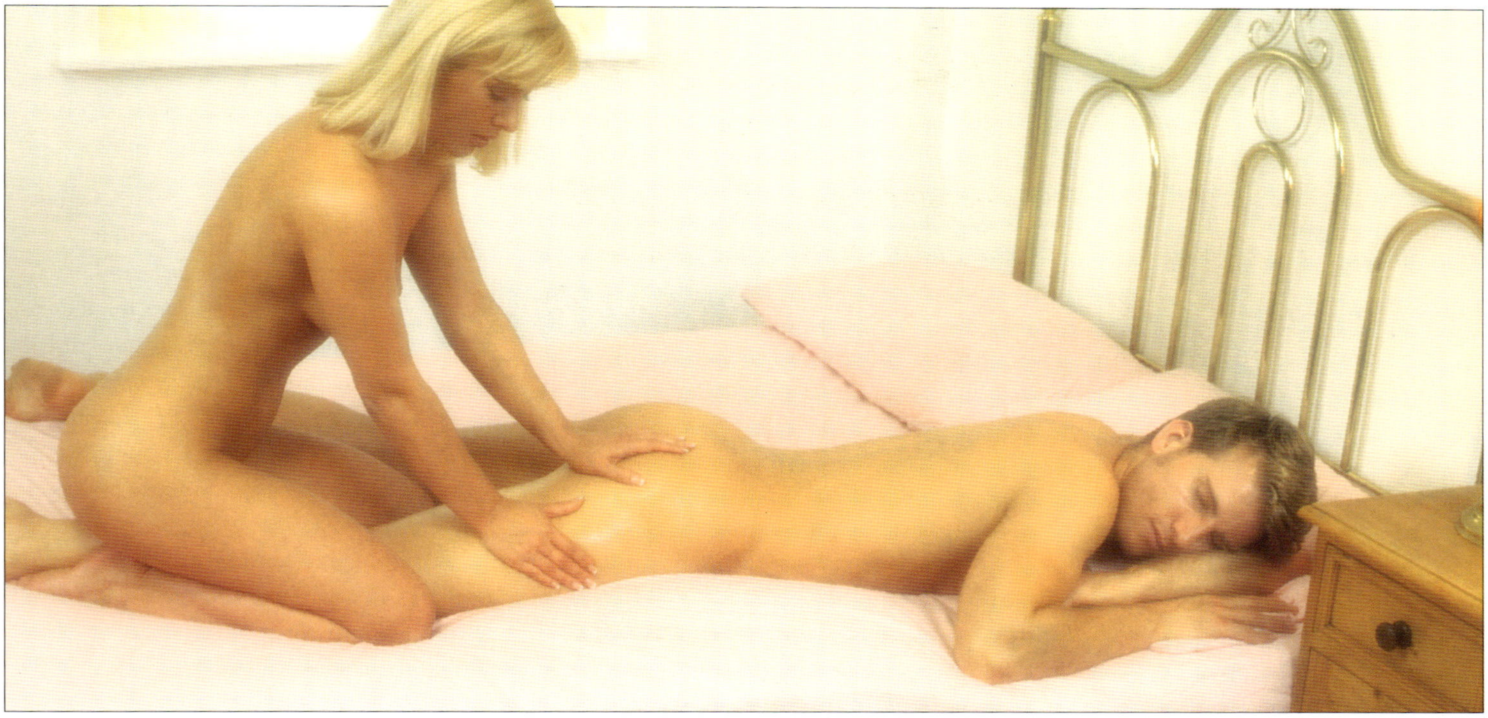

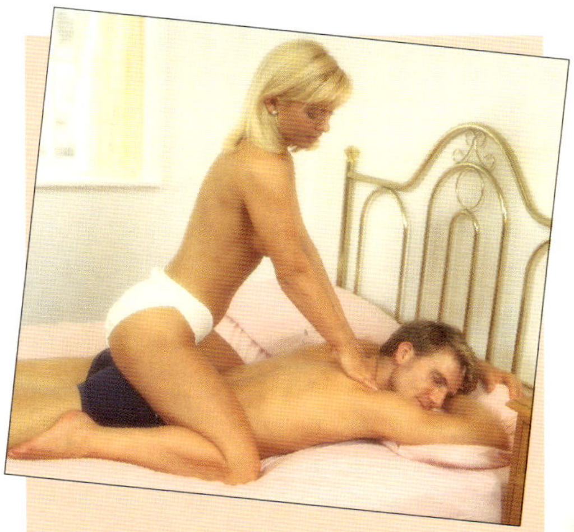

Lernen Sie den Körper Ihres Partners kennen, indem Sie mit geschlossenen Augen sanft seinen Rücken mit Öl einreiben. Achten Sie dabei auf Verspannungen und schmerzende Stellen. Verfahren Sie mit allen Körperteilen so, wenn Sie zu massieren beginnen. Sie werden von Ihrer Intuition überrascht sein.

Die hochempfindlichen Nervenenden in Ihren Fingerspitzen werden Ihnen sagen, welche Muskeln verspannt sind, wo er sich anspannt oder zurückzuckt, wo er sich unter Ihren Bewegungen entspannt und wo sein Körper "mehr!" verlangt.

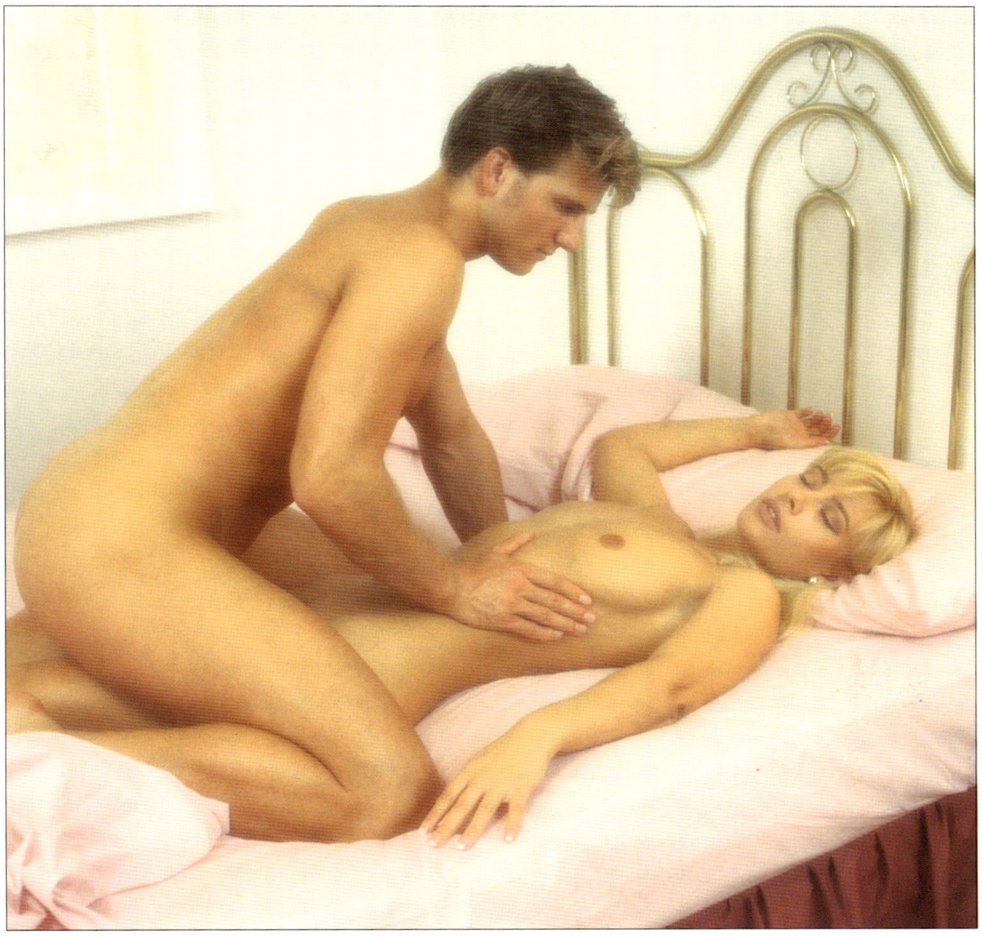

Die Massage bietet die seltene Chance, mit dem Körper Ihres Partners vertrauter zu werden und neue Sinnesfreuden zu entdecken.

Massage oder nicht?

Manche Männer lassen sich nur beim Sex gern berühren. Sie glauben, daß ihr Körper Arbeit, Sex oder vielleicht Sport braucht – aber nicht sanfte Berührungen.

Einige Männer schrecken vor allem zurück, was weich oder feminin scheint, wie zum Beispiel Gefühle. Eine liebevolle Berührung kann sie sogar zum Weinen bringen. Sie werden deshalb am meisten von einer entspannenden Massage profitieren.

Die Massage mag für ihn vorerst vielleicht nur ein fünfminütiges Vorspiel sein. Doch mit der Zeit wird er sich völlig dem Vergnügen hingeben, und wird diese Entdeckung genauso aufregend finden wie sein sexuelles Erwachen. Da er sicher verspannt ist, wird er zusätzlichen Nutzen aus der Massage ziehen, er wird beweglicher sein, und die einzelnen Muskeln werden weniger schmerzen.

Auch Frauen sind einer Massage gegenüber oft skeptisch, besonders, wenn sie früher unerwünschte sexuelle Kontakte hatten. Diese Frauen akzeptieren zwar Sex, da dies von ihnen erwartet wird, können ihn aber nicht genießen und mögen auch andere Formen von Körperkontakt nicht. Auch nach einer Geburt können Frauen das Gefühl haben, daß ihr Körper jedem zur Verfügung steht, und sie möchten lieber in Ruhe gelassen werden.

Um diese Probleme in den Griff zu bekommen, kann die Massage ein sanfter und auch einfühlsamer Weg zurück zum sinnlichen Vergnügen sein. In diesem Fall sollten Sie mit etwas völlig Harmlosem beginnen – massieren Sie ihr nur Kopf, Schultern und Füße, wenn sie müde ist. Therapeutische Techniken sollten helfen, schmerzende Muskeln zu entspannen. Sie wird von dem neuen Wohlbefinden überrascht sein und weitermachen wollen. Verschwindet die Spannung, wird Sex zu einem völlig neuen, beglückenden Spiel.

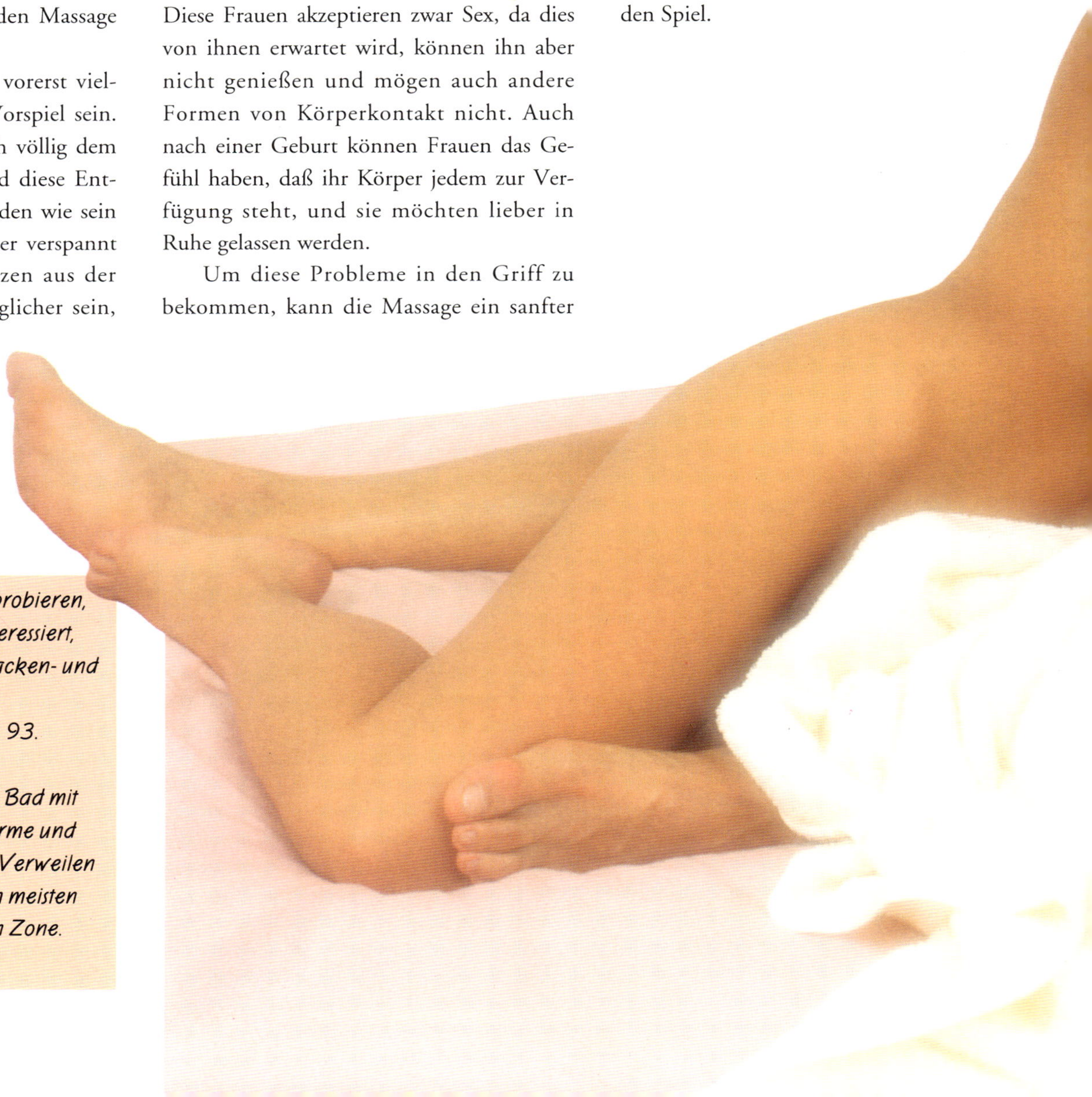

Möchten Sie eine Massage probieren, aber Ihr Partner ist nicht interessiert, gewinnen Sie ihn mit einer Nacken- und Schultermassage.
Siehe Techniken auf S. 93.

Reiben Sie ihm nach einem Bad mit langsamen Bewegungen Arme und Rücken mit Körpermilch ein. Verweilen Sie bei den Füßen – der am meisten vernachlässigten erogenen Zone.

Unten: Eine liebevolle Berührung könnte ihn vielleicht zu mehr Abenteuerlust verleiten.

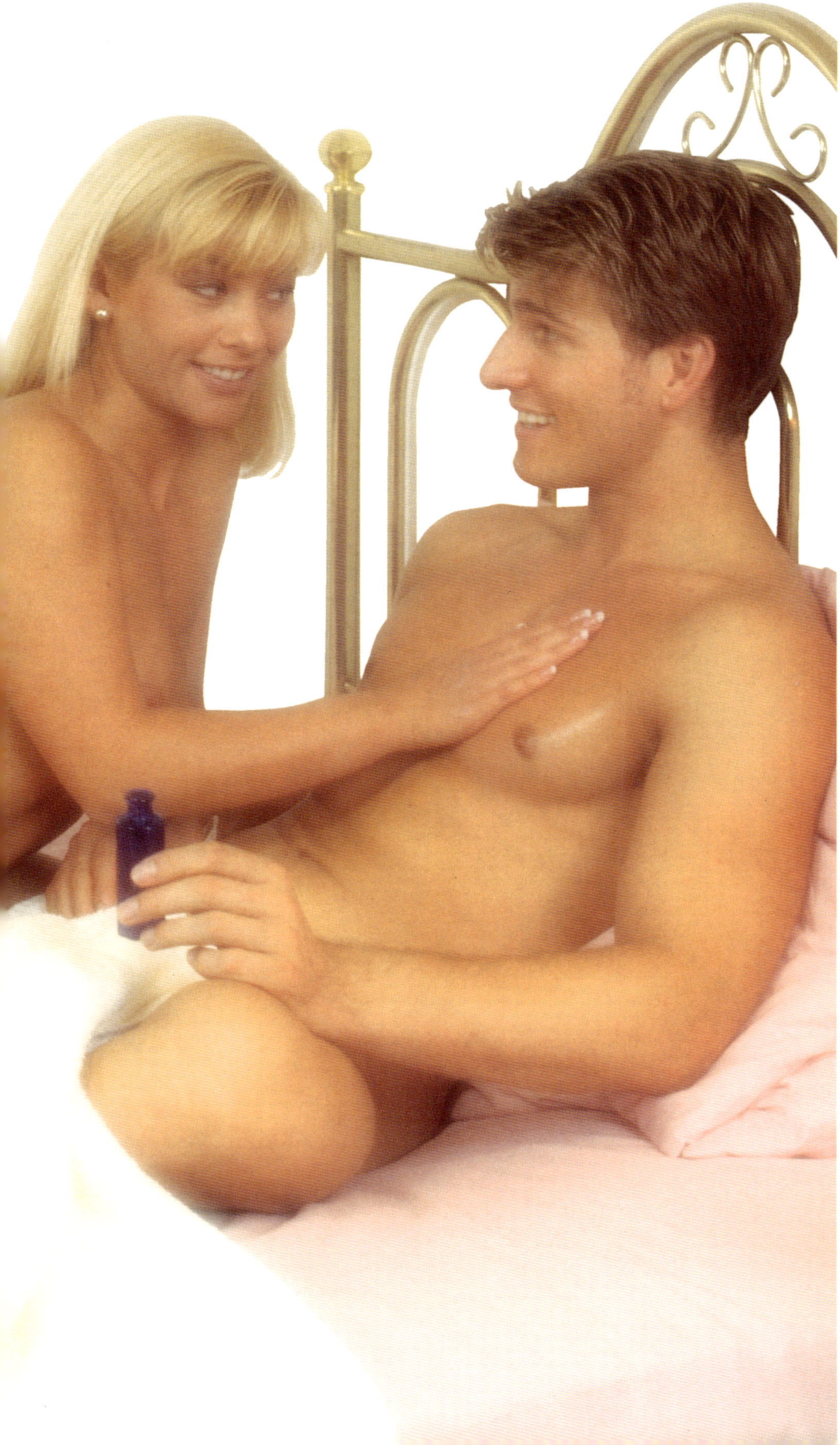

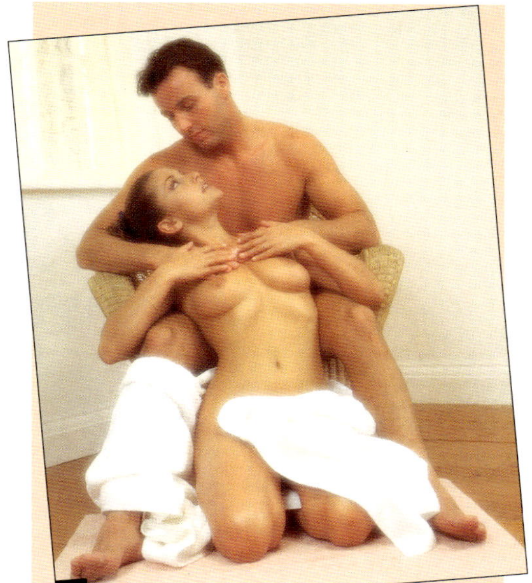

1

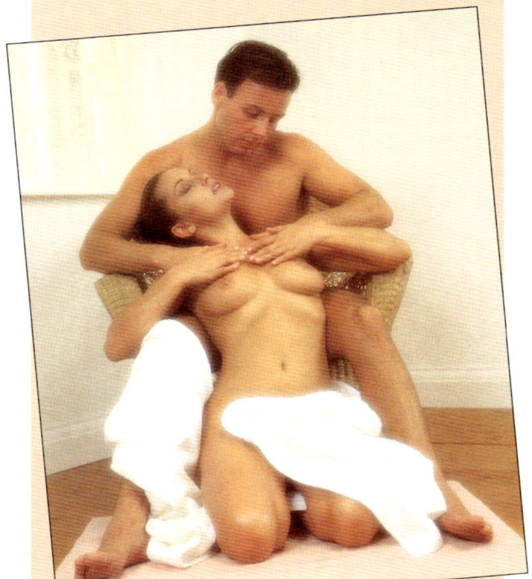

2

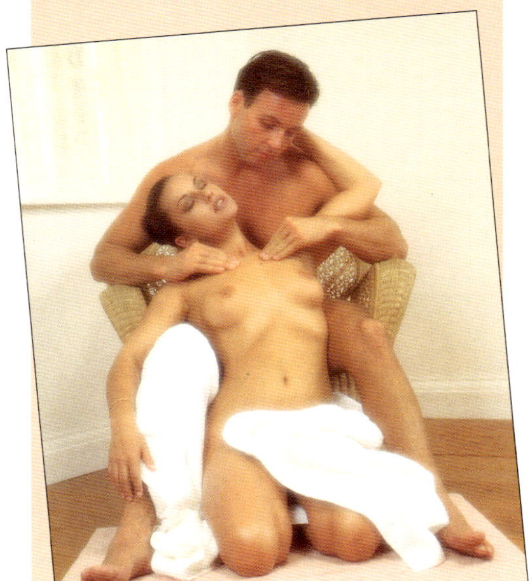

3

Entdeckungsreise

Unsere Haut hat ein viel größeres Lustpotential, als wir annehmen. Doch kann der ganze Körper zu neuem Leben erwachen und völlig neue erogene Zonen freigeben, wenn wir uns nur Zeit nehmen, diese zu entdecken.

Nach einem Bad knien Sie einander gegenüber, und lassen Sie die Finger sanft über Gesicht, Kopf, Hals und Arme Ihres Partners gleiten. Achten Sie darauf, was Ihnen selbst gefällt und wie Ihr Partner auf die Berührung reagiert. Setzen Sie auf Brust, Seite und Bauch fort. Nun kommen die Beine an die Reihe. Lassen Sie aber den Genitalbereich noch aus, da Sie ja an anderen Stellen sinnliches Vergnügen suchen. Halten Sie einander fest umschlungen, und streicheln Sie einander mit zugewandtem Gesicht über Rücken und Po. Sie werden merken, wie viel Lust in Ihrem Körper steckt.

Wir haben zwar fünf Sinne, verwenden heute jedoch fast nur Augen und Ohren. Da diese beiden Sinne so dominant sind, daß sie uns sogar ablenken, wenn wir die anderen drei einsetzen möchten, sollten Sie Augen und Ohren verschließen. Sie werden überrascht sein, wie viel empfindlicher Ihr Tastsinn wird. Erkunden Sie die Haut Ihres Partners, seine Wärme und seinen Duft nach einem Bad, den salzigen Geschmack von frischem Schweiß, das rauhe Gefühl der Haare.

Ändern Sie ruhig die Route dieser Entdeckungsreise. Streicheln und kneten Sie, fahren Sie mit den Fingerspitzen sanft auf und ab, setzen Sie die Zunge ein. Probieren Sie auch einige der später beschriebenen Bewegungen aus. Sitzen Sie einander gegenüber, schlingen Sie die Beine um die Hüfte des Partners und erkunden Sie seine Haut. Halten Sie dabei möglichst viel Körperkontakt.

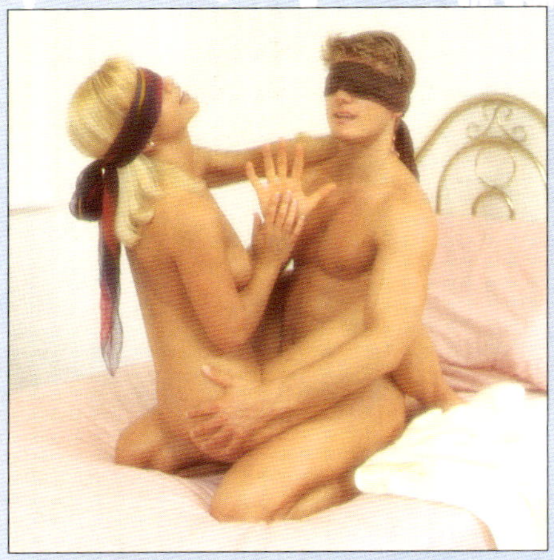

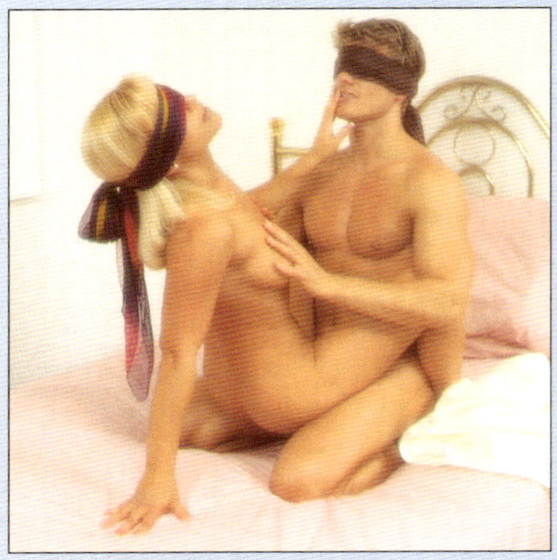

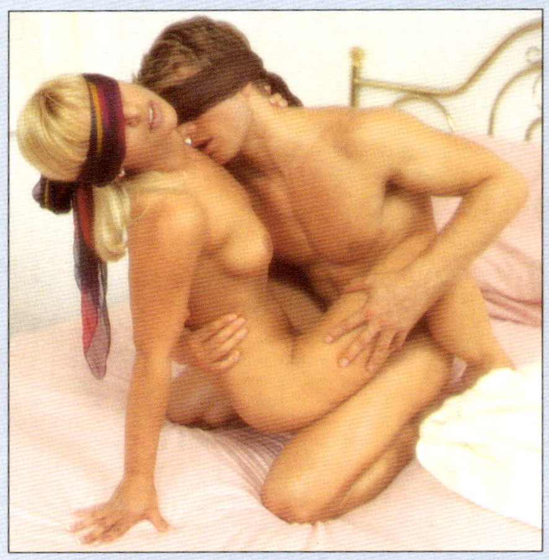

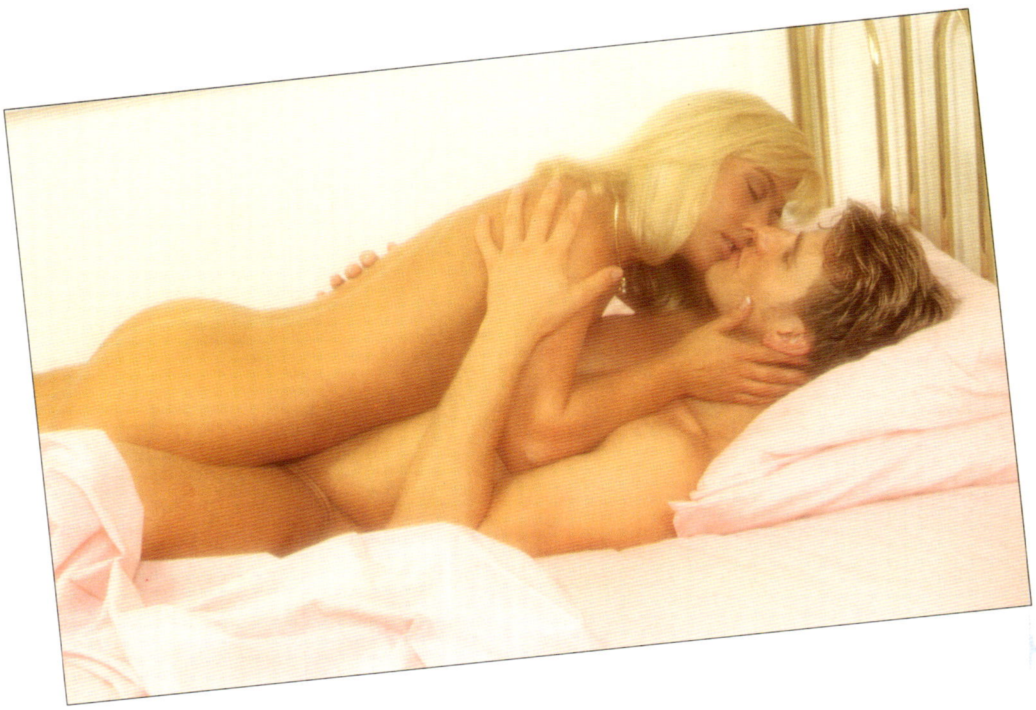

Sehen wir nichts, werden plötzlich alle anderen Sinne geschärft. Berührung, Geschmack und der warme Duft der Haut vermitteln ein neues Gefühl für den Partner.

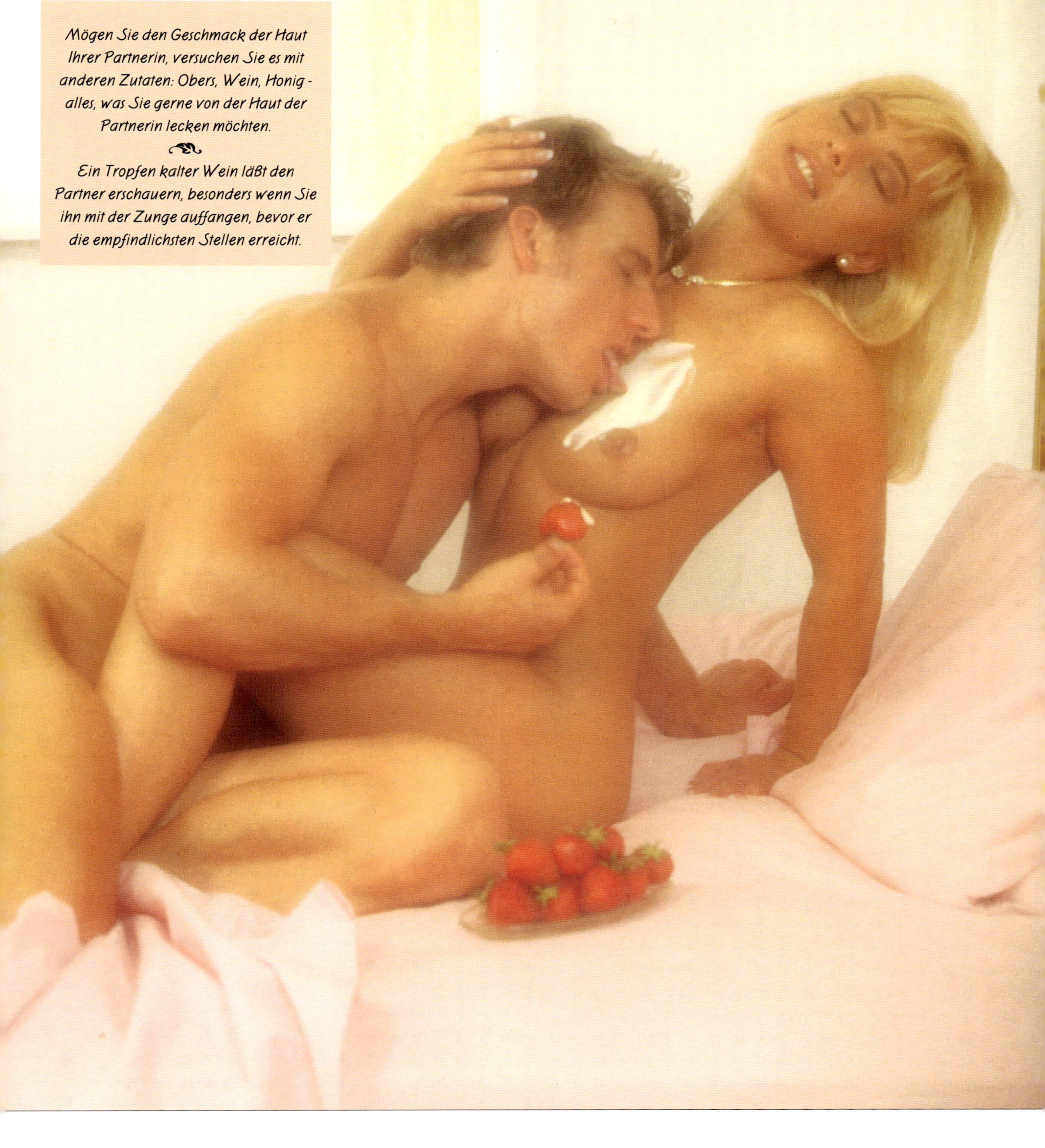

Mögen Sie den Geschmack der Haut Ihrer Partnerin, versuchen Sie es mit anderen Zutaten: Obers, Wein, Honig - alles, was Sie gerne von der Haut der Partnerin lecken möchten.

Ein Tropfen kalter Wein läßt den Partner erschauern, besonders wenn Sie ihn mit der Zunge auffangen, bevor er die empfindlichsten Stellen erreicht.

Im Gleichklang atmen

Es kann eine Weile dauern, bis Sie nach einem anstrengenden Tag so entspannt sind, daß Sie eine Massage genießen können. Manche Menschen sind kitzlig, wenn sie angespannt sind, andere reagieren so empfindlich, daß sogar sanftes Kneten schmerzt.

Leiden Sie unter diesen Symptomen, versuchen Sie es mit einer einfachen Entspannungstechnik. Am wirkungsvollsten ist die „Bauchatmung", bei der das Gehirn streßabbauende Hormone produziert. Legen Sie eine Hand auf die Brust und die andere auf den Nabel. Unter Streß atmen wir flach im oberen Brustbereich, wodurch das Gehirn Adrenalin produziert und den Streß noch erhöht.

Bewegt sich die obere Hand bei der Atmung mehr als die untere, atmen Sie zu flach. Versuchen Sie so zu atmen, daß die obere Hand still bleibt und sich die untere im Atemrhythmus bewegt.

Anfangs mag es Ihnen unnatürlich erscheinen, wenn Sie den Bauch mit jedem Atemzug vorstrecken, doch werden Sie bald

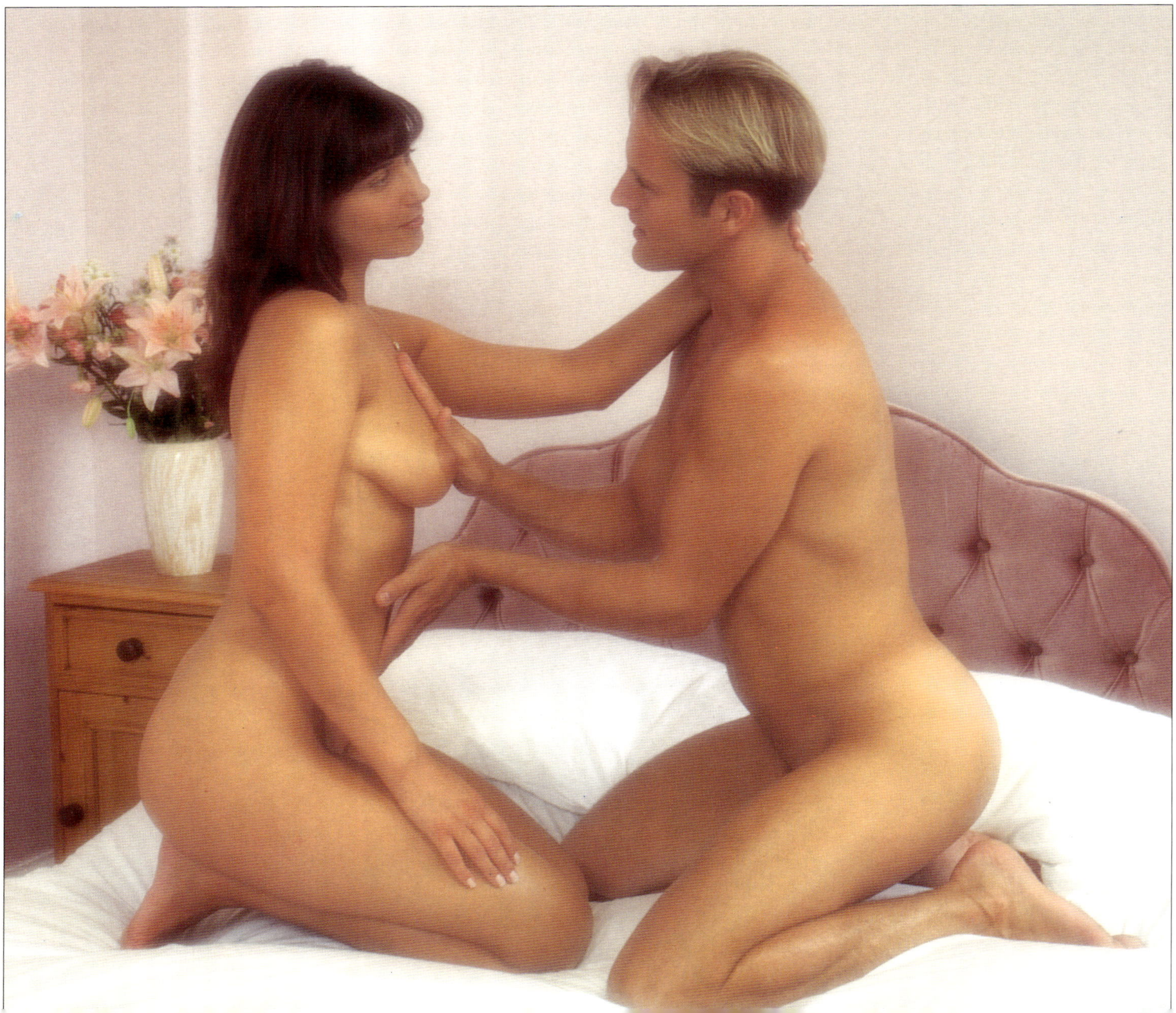

merken, daß Sie ruhiger und voller zu atmen beginnen.

Setzen Sie dies ein oder zwei Minuten fort, bis Sie einen angenehmen Rhythmus finden, also weder zu tief noch zu langsam atmen. Bei zu tiefer Atmung können Sie schwindlig werden. Passiert dies, atmen Sie normal. Ihr Ziel ist, voll, nicht sehr tief oder langsam, zu atmen und die Lungen ganz einzusetzen.

Sie können diese Übung immer und überall anwenden, vor allem, wenn Sie gestreßt sind – legen Sie die Hände auf Brust und Nabel, um die Atmung zu prüfen.

Eine gute Atemtechnik hilft auch, wenn Sie etwas heben müssen. Atmen Sie voll ein und bei der Anstrengung wieder aus. Um zum Beispiel Druck zu erzeugen, atmen Sie zur Vorbereitung ein, und atmen Sie aus, wenn Sie sich gegen das Hindernis lehnen.

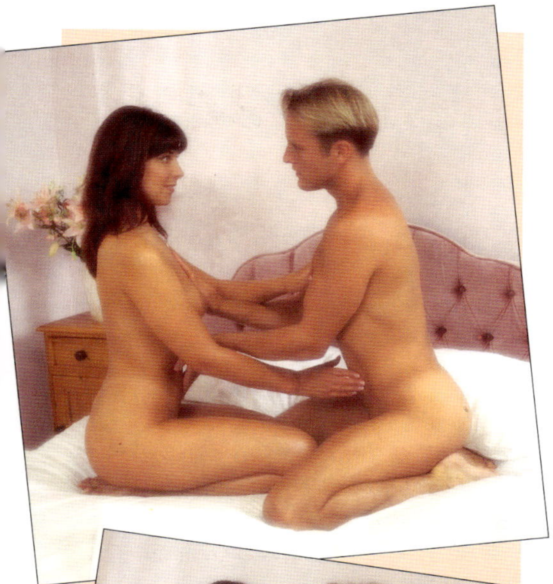

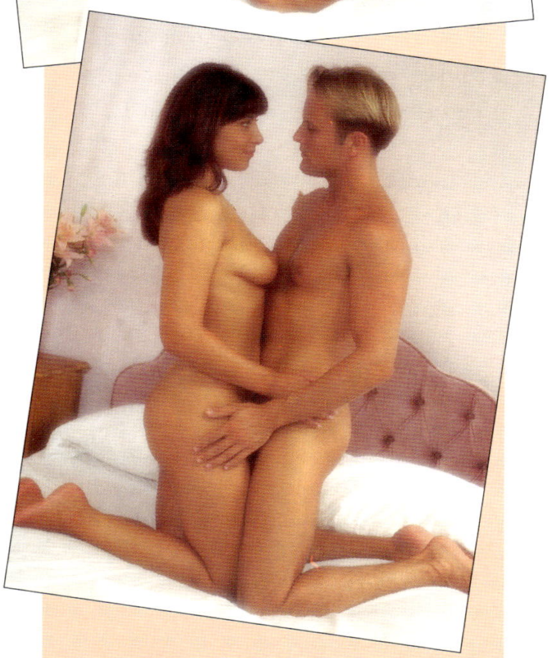

Machen Sie vor der Massage die Atemübung auf diesen Seiten, wobei Sie Ihrem Partner gegenüber knien. Legen Sie einander die Hände auf Brust und Bauch, bis Sie merken, daß Sie tiefer atmen. Fühlen Sie, wie sich Ihre Schwingungen immer mehr angleichen.

Legen Sie die Hände nun auf die Oberschenkel des Partners, und drücken Sie beim Einatmen die Bäuche aneinander. Wenn Sie gleichzeitig atmen, wird sich das Gefühl der Zusammengehörigkeit verstärken.

Behalten Sie diese entspannte Atmung bei, während Sie einander massieren.

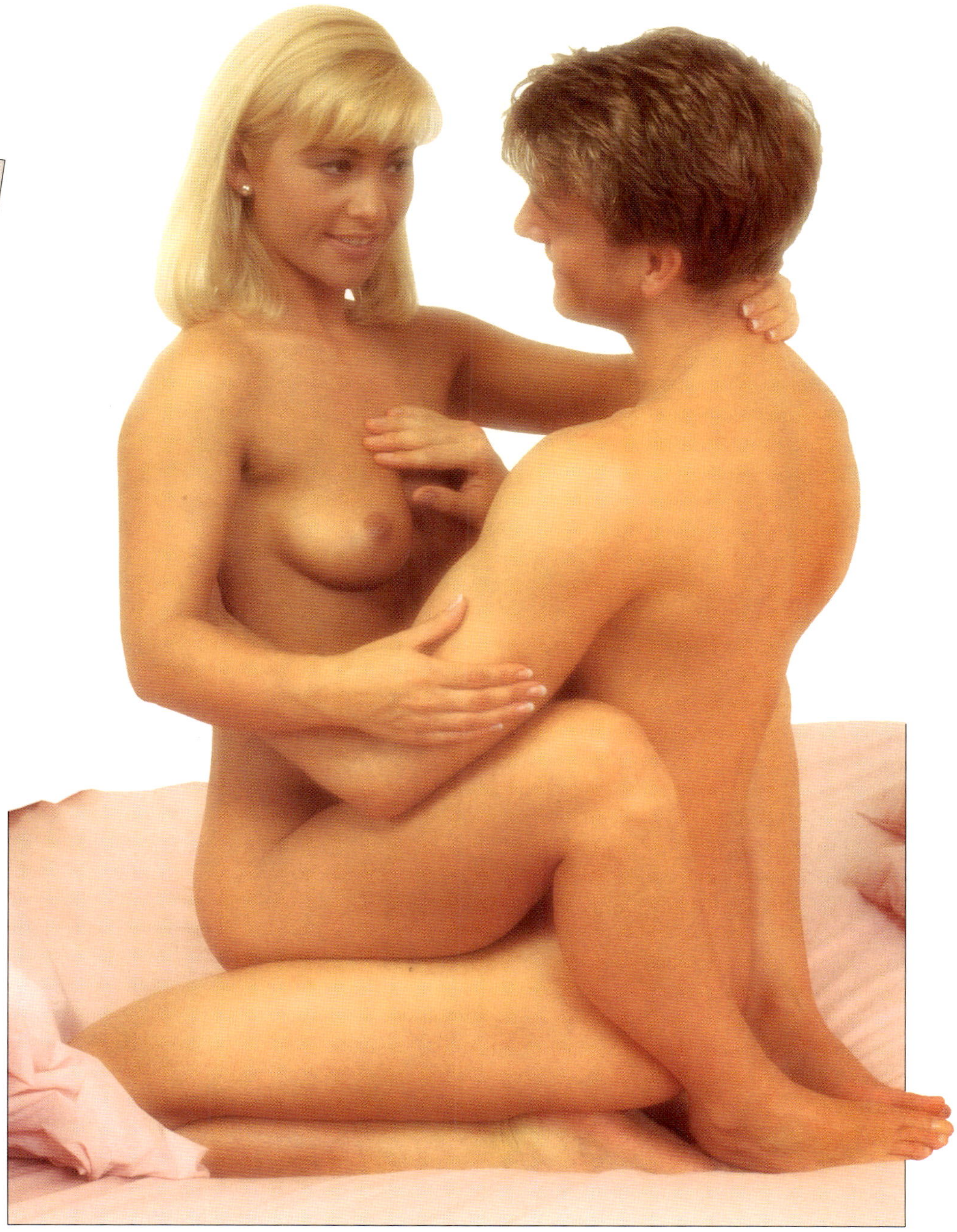

Die Vollatmung ist der erste Schritt, um sich nach einem anstrengenden Tag zu entspannen. Und mit wem könnten Sie dies besser lernen als mit Ihrem Partner?

Stimmung schaffen

Massage ist langsam und sinnlich. Sie kann erregend, entspannend, stärkend, beruhigend oder erotisch sein, aber niemals schnell. Bei einer Massage gibt man sich der Sinneslust hin, und dafür sollten Sie sich soviel Zeit wie möglich nehmen.

Sie können jederzeit eine Massage genießen – eine kurze Nackenmassage, wenn Sie in Eile sind, oder ein Streicheln beim Geschlechtsverkehr. Ideal zum Erkunden aller Möglichkeiten ist jedoch ein Abend, der voll und ganz der Liebe gehört.

Richten Sie sich auf entspanntes Vergnügen ein. Eine rote Glühbirne oder ein farbiger Schal über der Lampe gibt ein intimes Licht ab. Viele Menschen stellen in einem sicheren Abstand vom Bett Kerzen auf, die sanfte, flackernde Schatten werfen. Verwenden Sie duftende oder farbige Kerzen. Vergessen Sie aber nicht, sie vor dem Einschlafen auszublasen! Lieben Sie die Stimmung arabischer Nächte, drapieren Sie farbige Stoffe oder Tücher im Raum und einige große Kissen am Boden.

Gedämpftes Licht und langsame Musik wirken je nach Stimmung sinnlich, entspannend oder romantisch. Vermeiden Sie aber zu schnelle Tanzrhythmen, da sie die verführerische Stimmung zerstören können. Manche Menschen bringt der Klang des Meeres oder des Waldes in Stimmung. Wollen Sie während der gesamten Massage Musik, achten Sie darauf, daß Sie nicht aufstehen und die Kassette oder CD wechseln müssen. Die Musik kann aber auch ausklingen. Viele Menschen mögen nur kurz Musik, um eine sinnliche Atmosphäre zu schaffen.

Unser Geruchssinn ist fast so empfänglich für Erotik und Romantik wie der Tastsinn. Verwenden Sie ätherische Öle, wird deren Duft ausreichen. Mögen Sie oder Ihr Partner den Geruch ätherischer Öle auf der Haut nicht, verwenden Sie für die Massage duftfreie Stoffe, und stellen Sie eine Duftlampe im Raum auf. Diese funktionieren meistens mit kleinen Teelichtern, aber es gibt auch elektrische Duftlampen. Füllen Sie ein Öl ein, das Sie beide mögen, und genießen Sie die Atmosphäre, die Flamme und Duft schaffen.

Stecken Sie das Telefon aus, und lassen Sie die Welt draußen. Heute Abend nehmen Sie sich Zeit füreinander, und nichts kann Sie hetzen.

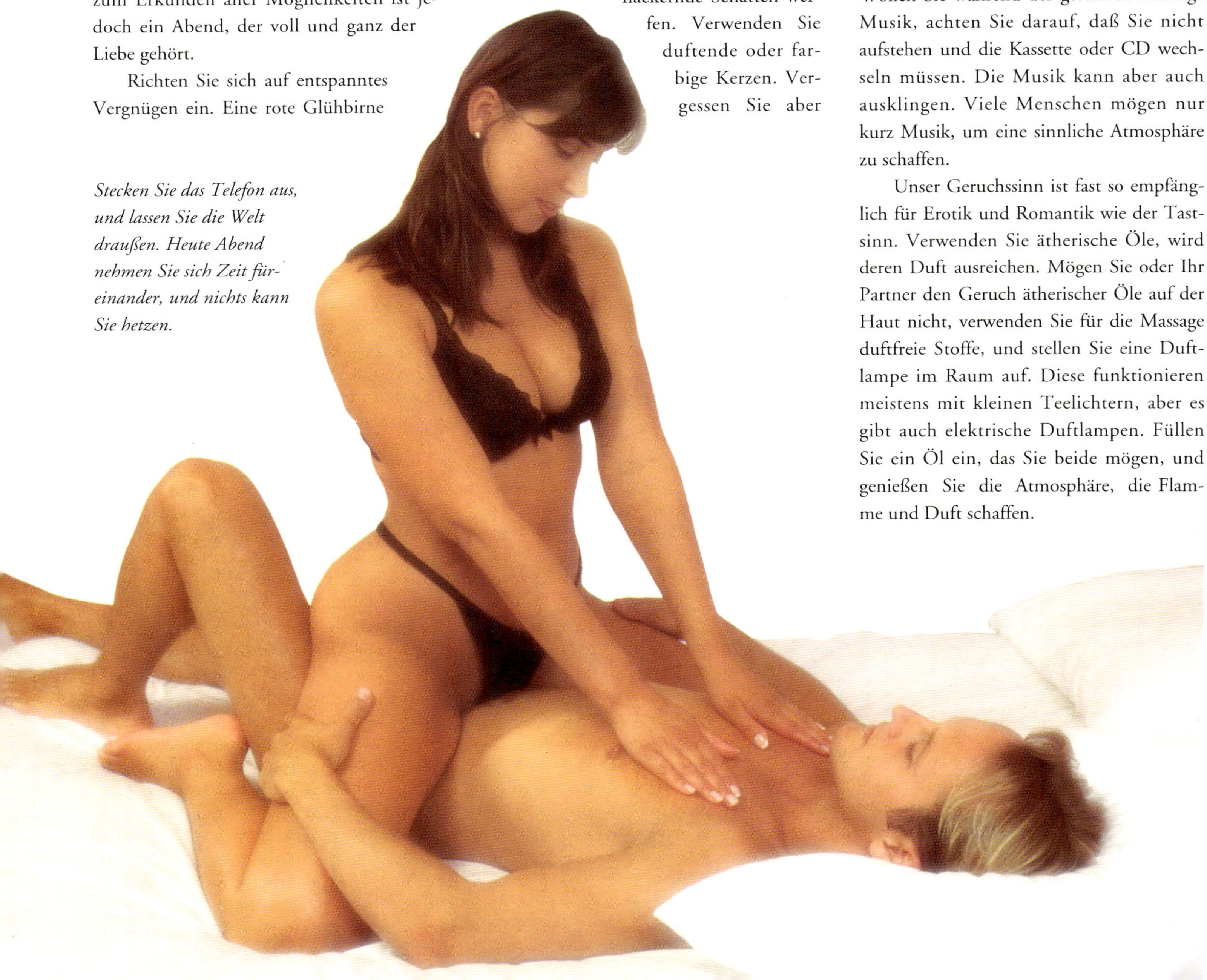

Ausziehen ist Teil der Vorbereitung auf ein erotisches Abenteuer.

Vielleicht wollen Sie mit einem Striptease beginnen und Ihren Partner auf das kommende Vergnügen vorbereiten, indem Sie die Hände über Ihren Körper gleiten lassen.

Ein erotisches Erlebnis beginnt für beide Partner damit, die Sinne zu schärfen.

Oder Sie entkleiden einander und achten nur darauf, daß Sie nicht die eigenen Verschlüsse öffnen – Sie können aber ermuntern, wo Sie möchten.

Zu einfach? Versuchen Sie einander auszuziehen, ohne die Hände zu verwenden. Das erfordert mehr Phantasie.

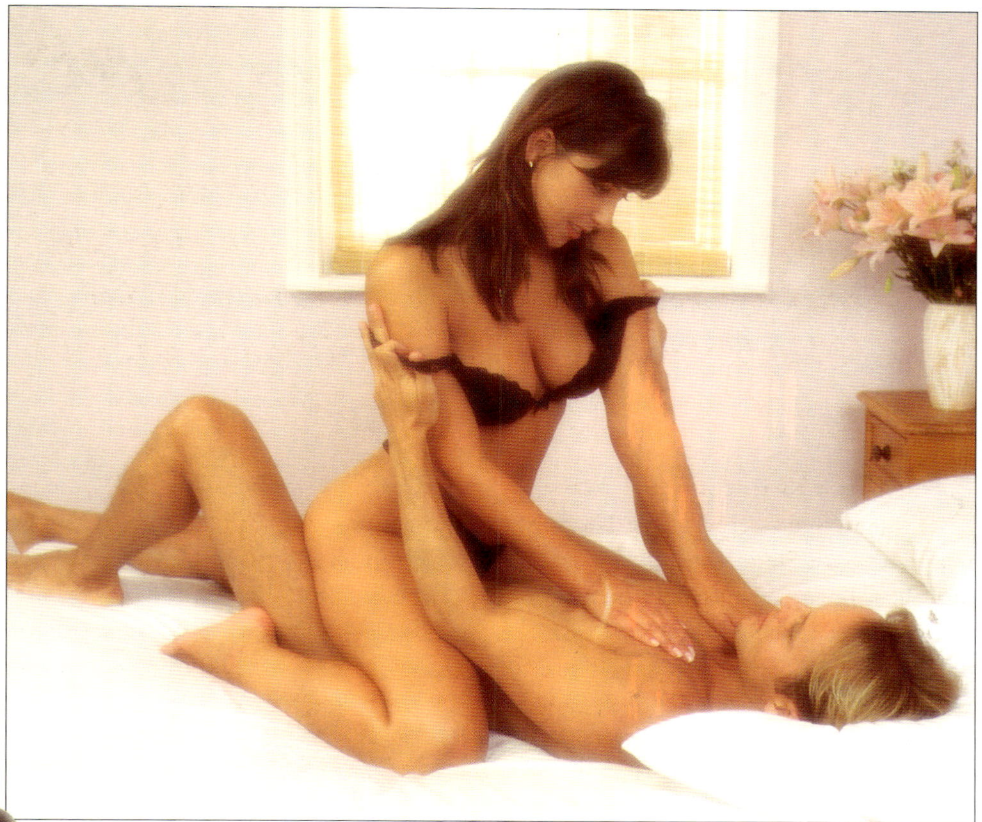

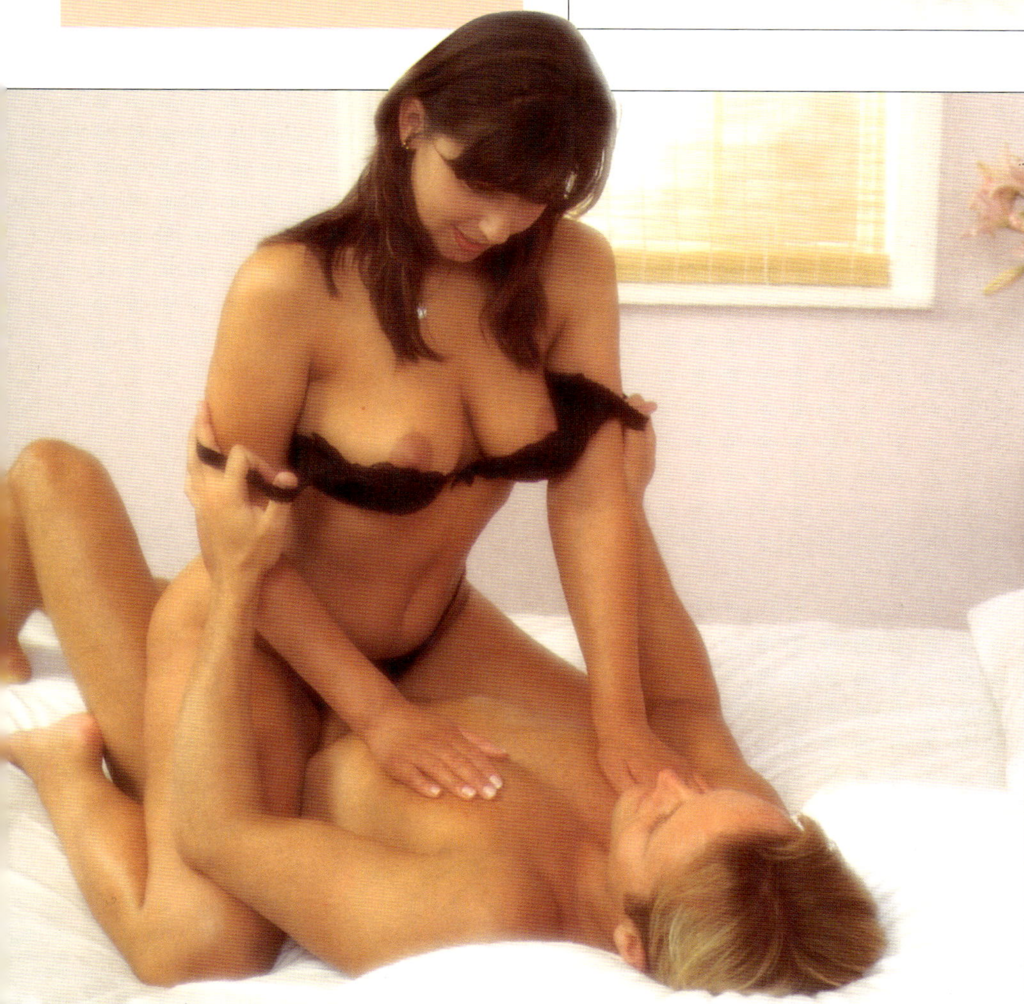

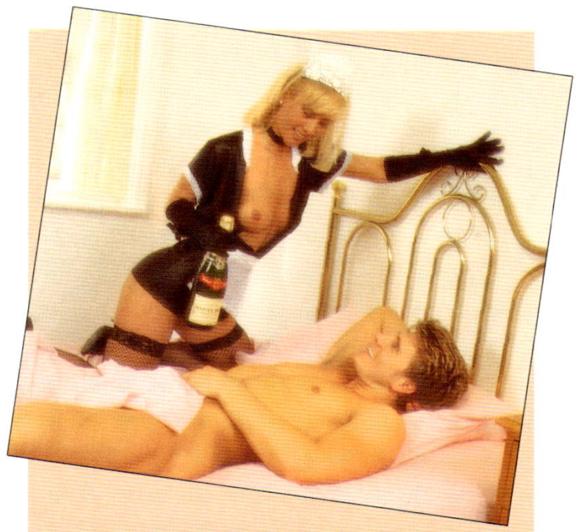

Kleidung kann die Phantasie stimulieren. Eine Frau kann einen Seidenschal um den Körper drapieren, den sie über die Haut des Liebhabers gleiten läßt, oder eine Dienstmädchenschürze mit kratzenden Spitzen anlegen, die auf der Haut ein anderes Gefühl verleiht.

Strandatmosphäre läßt sich mit einer Kassette oder CD mit Meeresrauschen, dem Geruch von Sonnenöl und Strandshorts schaffen.

Zurücklehnen und genießen

Es ist wichtig, daß Sie sich rundherum wohl fühlen, wenn Sie massiert werden, so daß Sie alle Spannung abschütteln, die Ihnen in den Muskeln sitzt, die Entspannung verhindert und Sex unbefriedigend macht.

Ihr Bett sollte für eine Massage nicht zu weich sein, da sonst der Partner unter der Berührung einsinkt. Haben Sie keinen Futon, ist der Boden ideal. Hier hilft ein weicher Teppich das Gefühl von Geborgenheit zu vermitteln.

Sie sollten genug Bewegungsfreiheit haben, da Sie von einer Seite des Partners zur anderen und vom Kopf zu den Füßen gelangen müssen.

Breiten Sie ein großes, flauschiges Badetuch über das Bett oder den Teppich, um Ölflecken zu verhindern, und halten Sie ein zweites Tuch bereit, um Beine oder Rücken des Partners zuzudecken, wenn Sie andere Körperteile massieren. Außerdem verbreitet ein Tuch mehr Behaglichkeit.

Bereiten Sie auch einige Handtücher als Stütze vor. Manche Menschen mögen Kniestützen, wenn sie auf dem Rücken liegen. So können Sie die Beine massieren, ohne auf die Knie zu drücken. Frauen mögen oft ein gerolltes

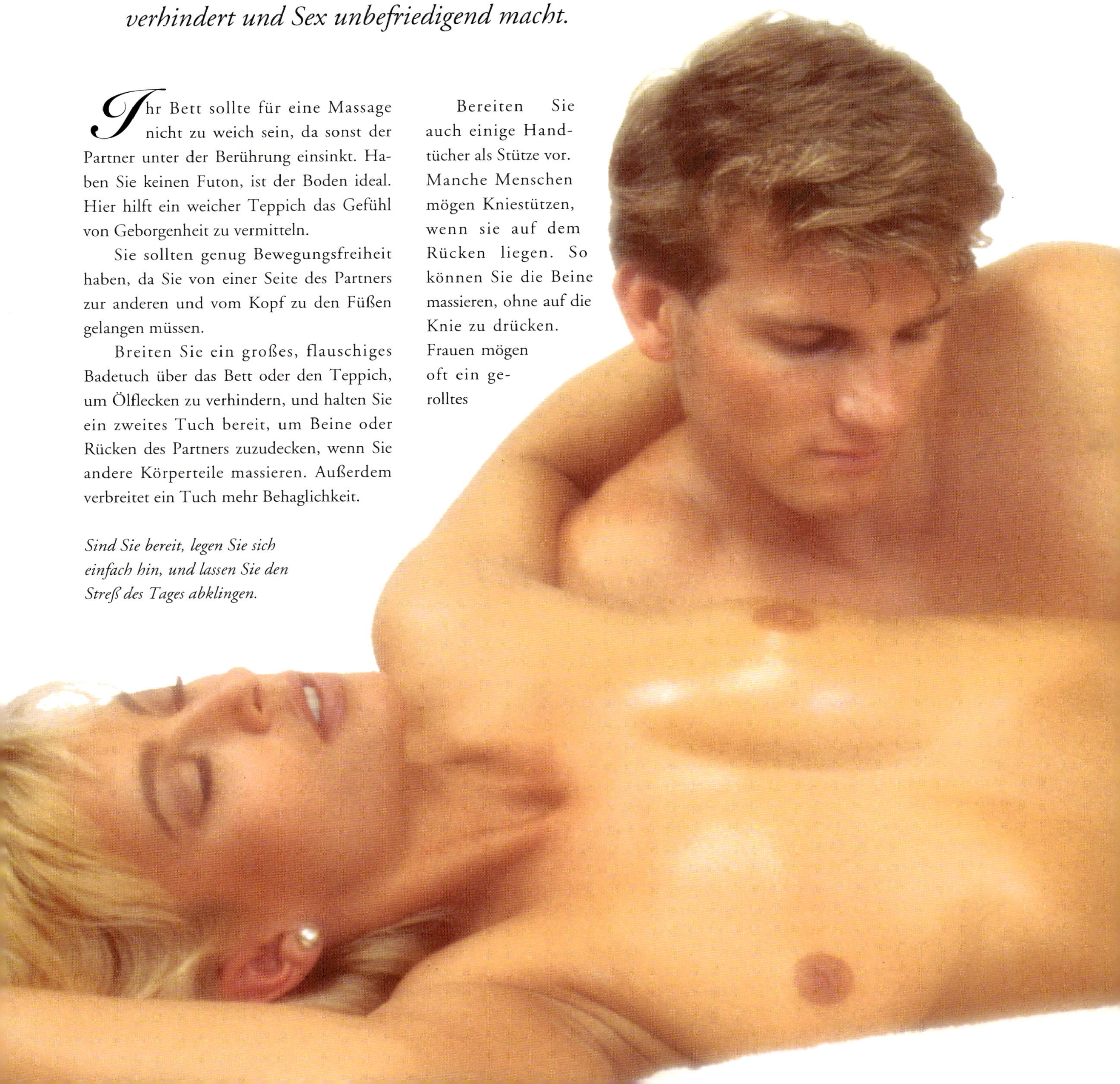

Sind Sie bereit, legen Sie sich einfach hin, und lassen Sie den Streß des Tages abklingen.

Tuch unter der Brust, wenn sie auf dem Bauch liegen, so daß ihre Brüste nicht gedrückt werden, wenn man ihren Rücken massiert. Sie können ein kleineres Handtuch als Stirnstütze verwenden, wenn Sie auf dem Bauch liegen, oder auch den Kopf zur Seite drehen. Allerdings kann sich dabei der Nacken verspannen, wenn dieser Bereich massiert wird.

Heizen Sie ein, und genießen Sie die Wärme auf der nackten Haut.

Stellen Sie sich vor, daß Sie auf einem tropischen Strand unter Palmen liegen und Ihr Körper unter den Fingern Ihres Partners schmilzt.

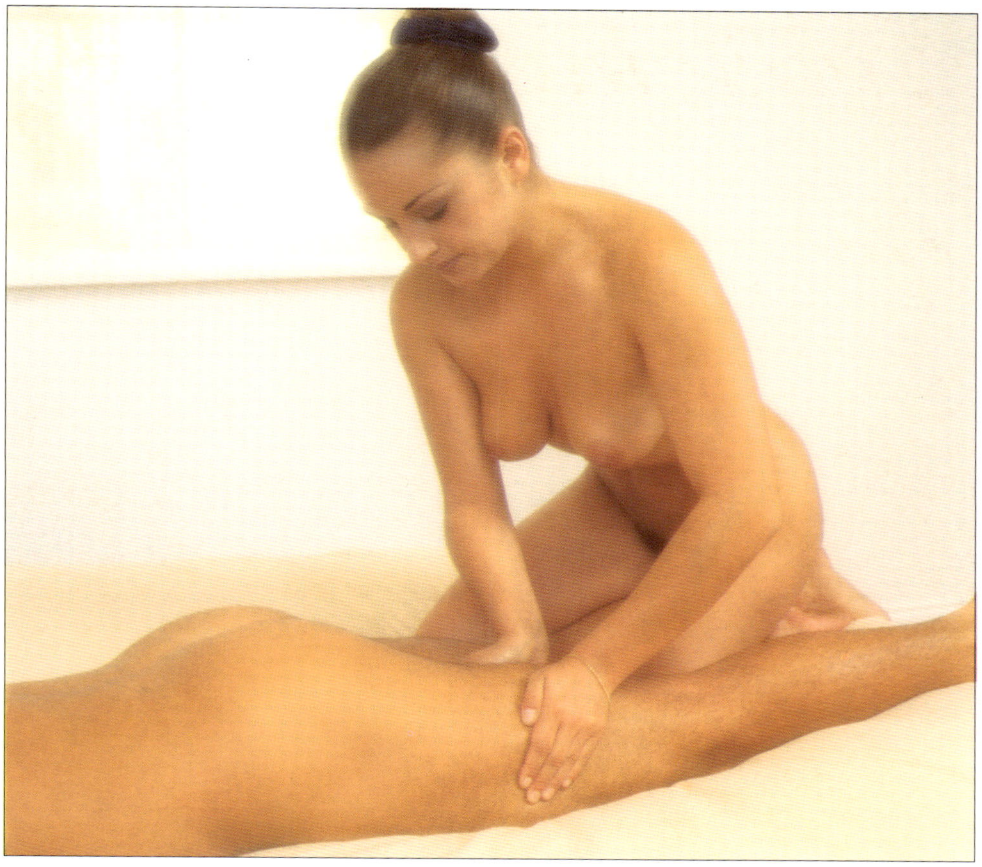

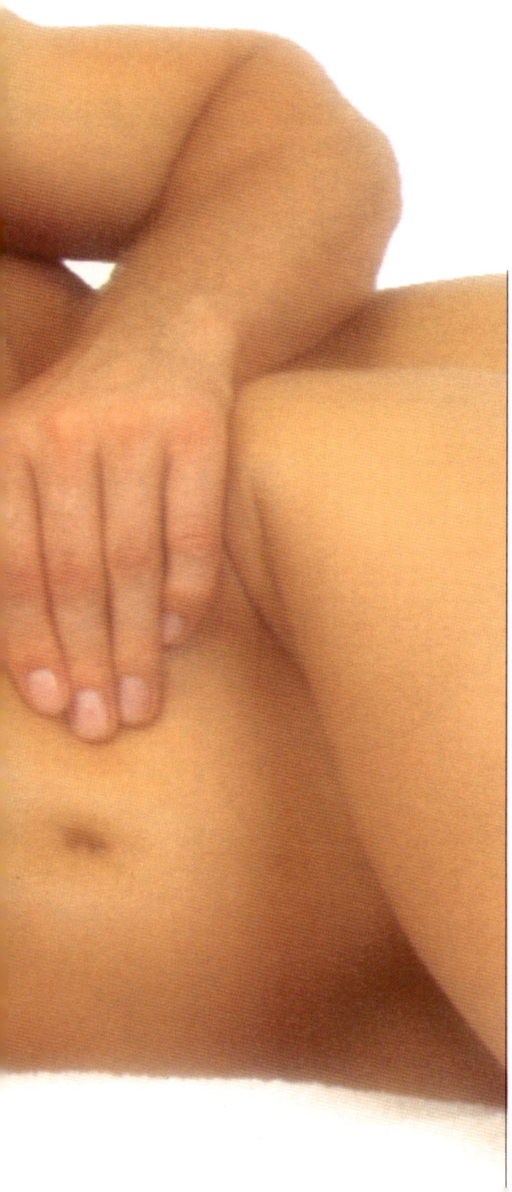

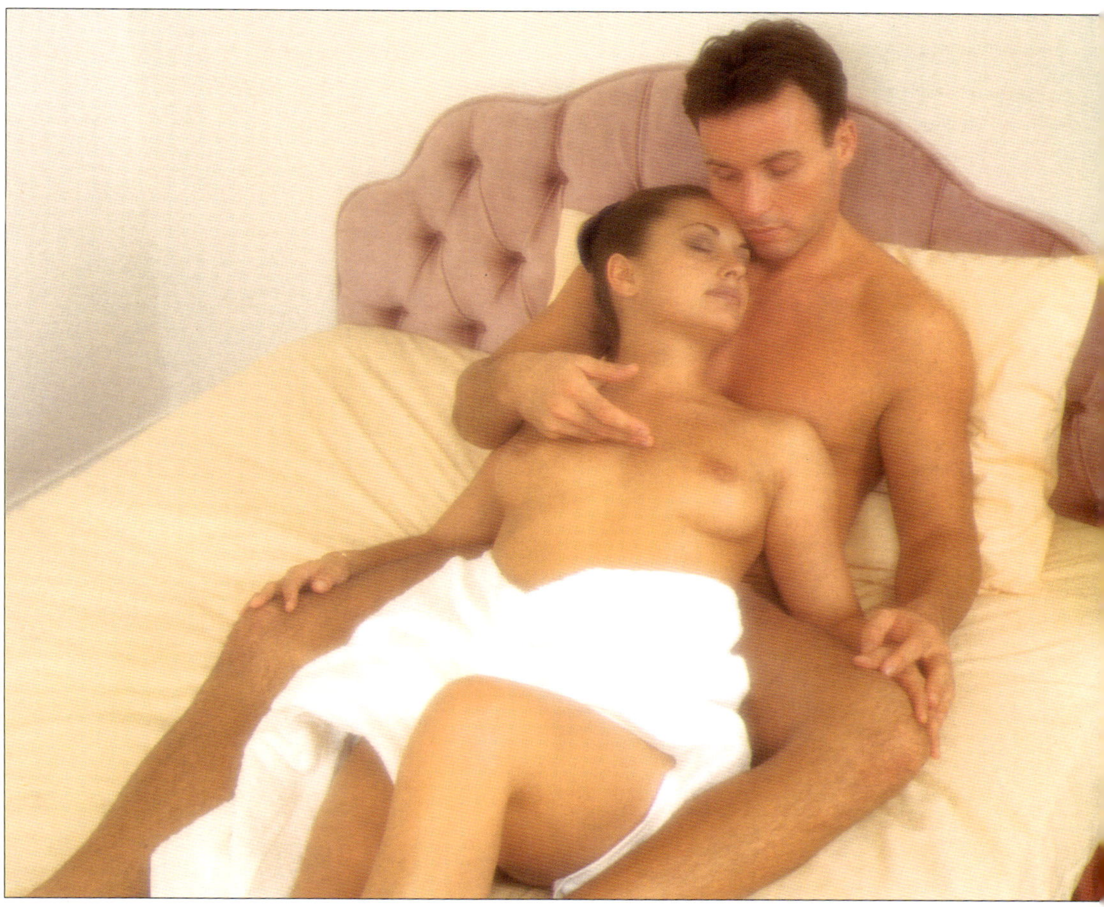

Massageöle

Auch ohne Massagetechniken ist gefühlvoll eingeriebenes Öl angenehm auf der Haut.

Öl macht auch die Massage angenehmer, da die Finger besser über die Haut gleiten. Die kleine Menge, die man verwendet, wird großteils von der Haut absorbiert. Die Überreste können Sie mit einem Tuch abwischen, wenn Sie fertig sind – oder Sie reiben das Öl einfach auf Ihren Partner ab...

Aromatherapie – die Verwendung von ätherischen Ölen – ist ein wichtiger Teil der Massage. Es gibt sehr viele verschiedene Öle, die alle unterschiedliche Wirkung haben sollen. Einige muntern auf, andere beleben, wieder andere machen schläfrig, geistig rege oder entspannen. Es klingt unglaublich, doch belegen wissenschaftliche Tests diese Behauptungen. Düfte wie Patschuli, Kardamom und Rose sollen außerdem auch Aphrodisiaka sein, was sie natürlich noch interessanter macht.

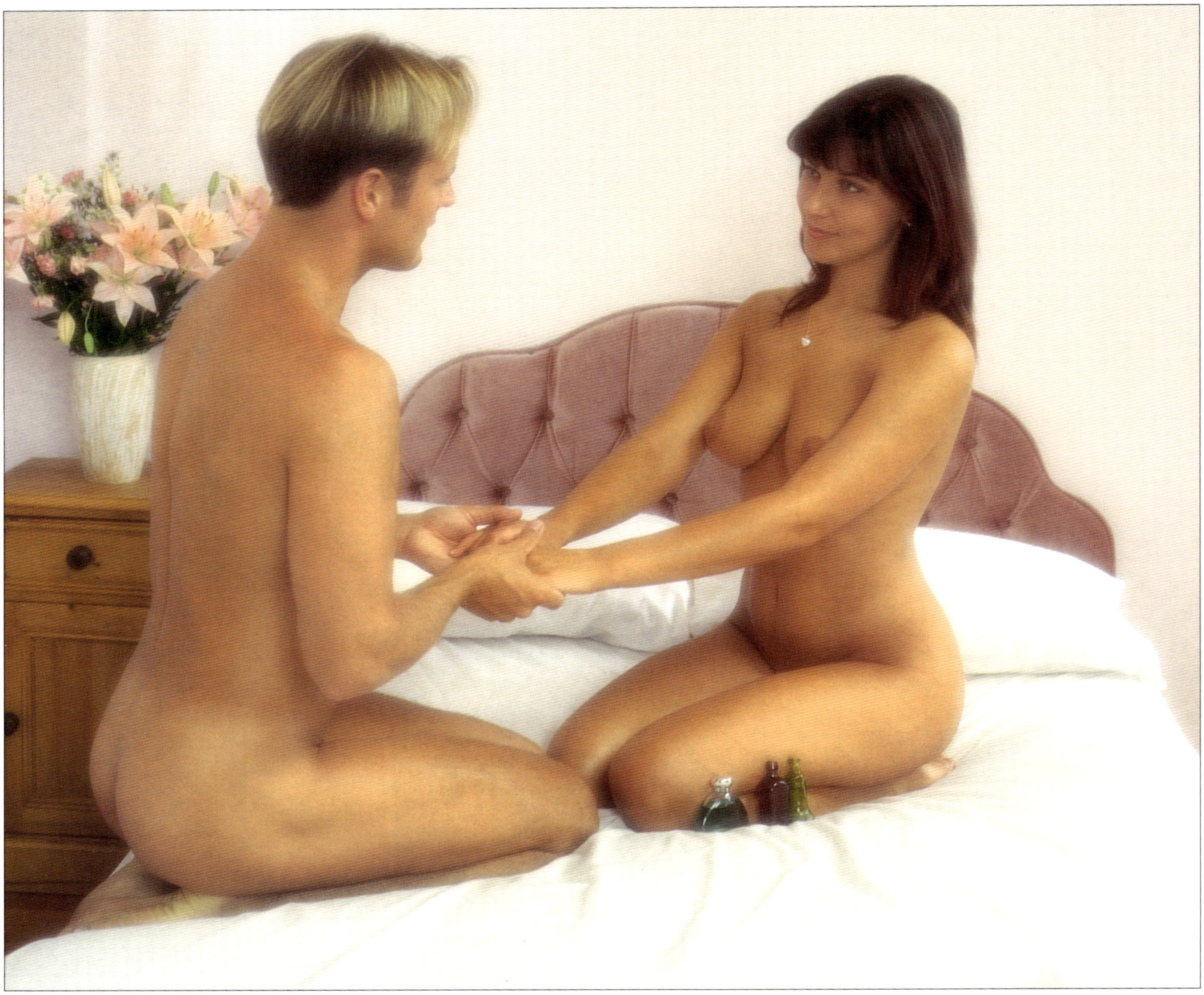

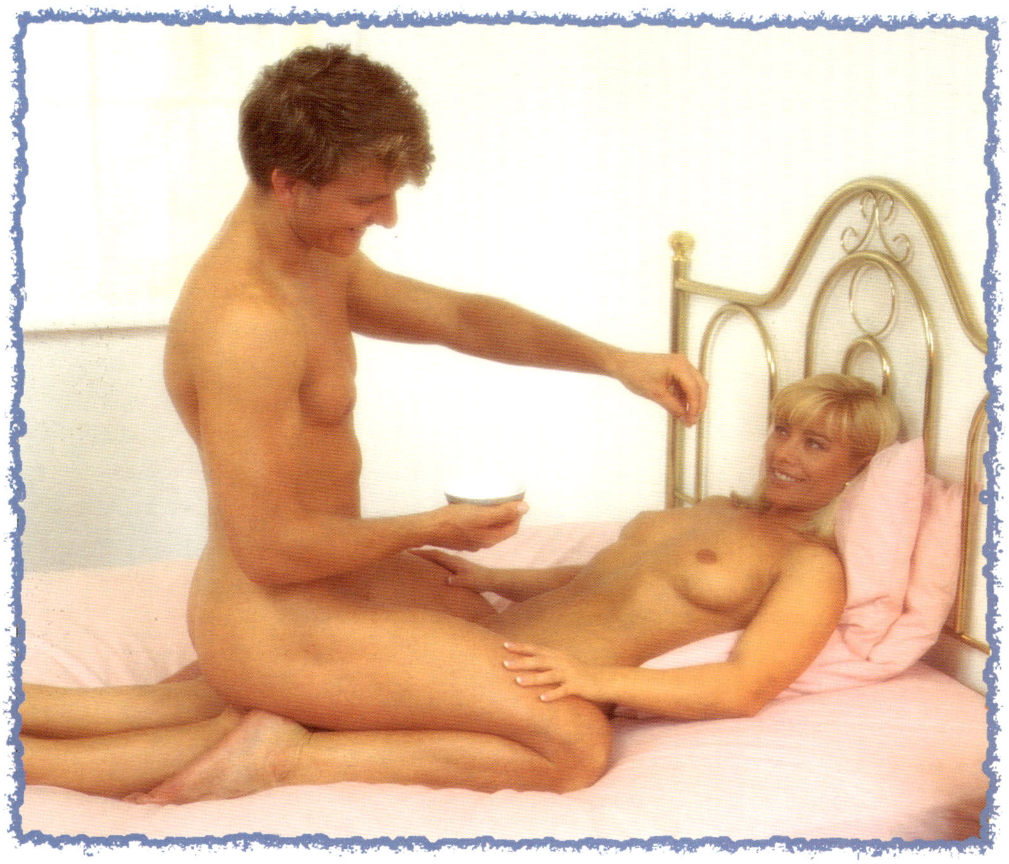

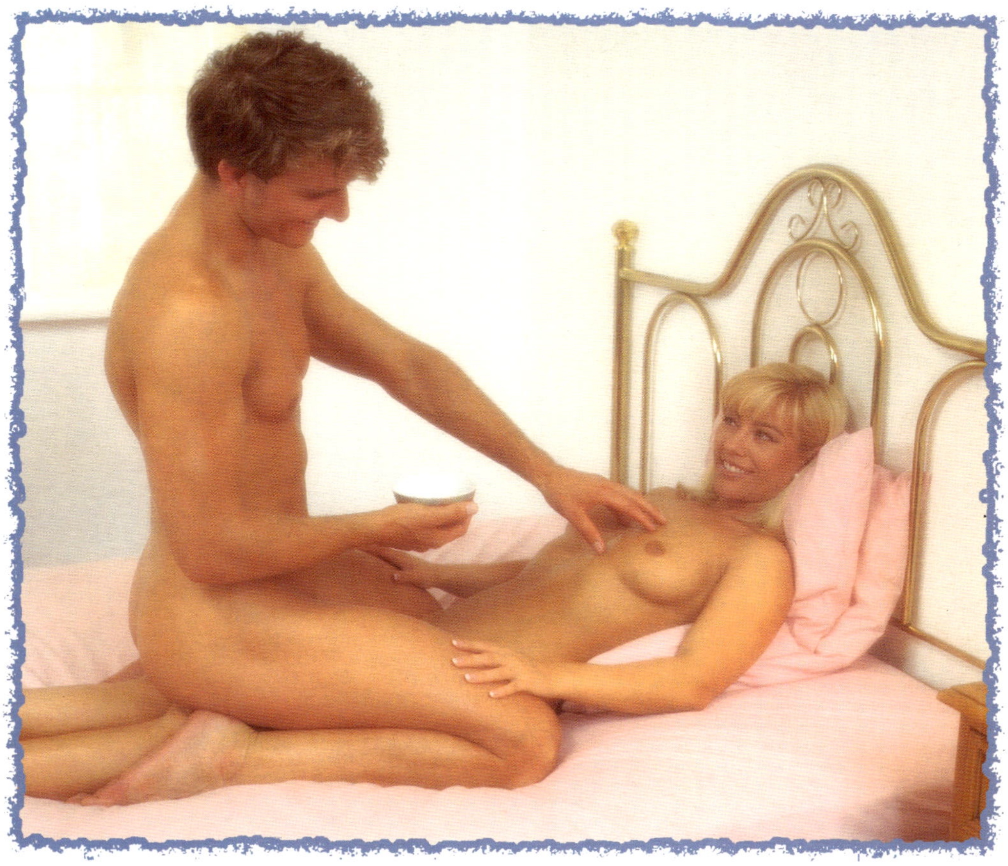

Leeren Sie etwas Duftöl auf die Hände und verreiben Sie es, damit das Öl handwarm ist, wenn Sie Ihren Partner damit einölen.

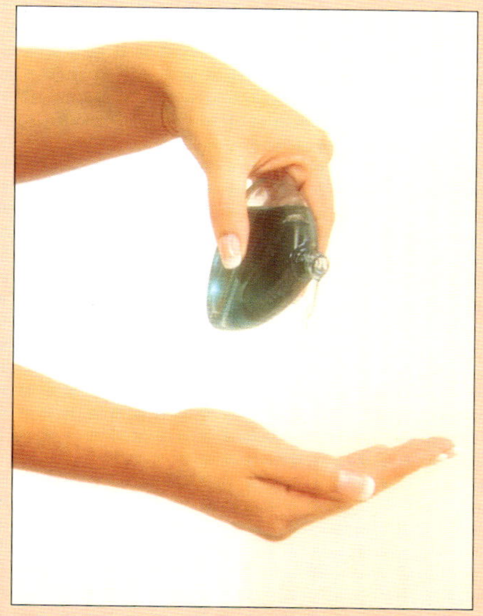

Um sich an Massageöl zu gewöhnen, verwenden Sie eines, das Sie beide mögen. Geben Sie eine kleine Menge Öl auf die Hand, und riechen Sie daran.

Reiben Sie das Öl auf die Handflächen und dann aufs Gesicht. Ihr Partner tut dasselbe.

Streichen Sie das Öl dem Partner auf Gesicht und Nacken, vermeiden Sie aber den Augenbereich. Reiben Sie mit Ihrem Körper etwas Öl auf seiner Brust ein.

Streicheln Sie einander von Kopf bis Fuß. Versuchen Sie, einander einzureiben, ohne die Hände zu heben – bald werden Sie ganz verwoben sein. Oder verstreichen Sie das Öl ohne Hände.

Diese Spiele erwecken alle Sinne zum Leben. Beobachten Sie, wo die Haut das Öl aufnimmt, und wo Sie nur wenig benötigen. Genießen Sie den Duft des Öls, der sich mit dem Körpergeruch vermischt.

Schließen Sie die Augen, und erforschen Sie den Körper Ihres Partners mit den Händen oder Ihrem Körper. Sie werden ihn durch die Berührung neu entdecken.

Ätherische Öle

Diese natürlichen Extrakte sind konzentrierte Öle bestimmter Pflanzen oder Blumen, die auf den Körper eine bestimmte Wirkung haben sollen. Setzt man ein passendes „Trägeröl" zu, werden sie von der Haut leicht aufgenommen. Sie fördern das Wohlbefinden und hinterlassen einen wunderbaren Duft.

Ätherische Öle sollten immer mit einem passenden Trägeröl vermischt werden, da sie sonst die Haut reizen können. Mischen Sie wenige Tropfen ätherisches Öl mit einem Kaffeelöffel (5 ml) Pflanzenöl. (Verwenden Sie verschiedene ätherische Öle, reicht eine kleinere Menge pro Öl – grundsätzlich nimmt man etwa drei Tropfen pro Kaffeelöffel Trägeröl). Traubensamen sind ein beliebtes neutrales, leichtes Öl, aber es eignet sich auch jedes andere Pflanzenöl. Hochwertiges Olivenöl wird sogar verwendet, um wunde Haut oder Gelenkschmerzen zu behandeln. Sie können aber auch mit anderen Ölen und Düften wie Mandel, Avocado, Soja, Weizenkeim oder Jojoba experimentieren. Chemische Öle (auch Babyöl) eignen sich weniger gut.

Eine kleine Menge reicht lange. Die benötigte Menge hängt nicht nur von der Körpergröße, sondern auch vom Hauttyp ab. Trockene Haut kann viel mehr Öl aufnehmen – und braucht es auch. Mischen Sie etwa 80 ml (16 Kaffeelöffel) Trägeröl mit 40 - 60 Tropfen ätherischem Öl, so reicht das für eine Ganzkörpermassage für zwei Personen. Sie werden schnell wissen, wieviel Öl Sie brauchen. Reste können Sie leicht in einer Flasche mit Schraubverschluß aufheben.

Echte ätherische Öle kosten mehr als fertig gemischte Zusätze, reichen aber länger. Sind Sie nicht sicher, ob es sich wirklich um, echtes und nicht verschnittenes ätherisches Öl handelt, drehen Sie die Flasche um, und prüfen Sie, wie dick das Öl ist, riechen Sie, oder leeren Sie etwas Öl auf ein Blatt Papier. Die meisten ätherischen Öle sind eher dünn, riechen stark und verflüchtigen sich schnell. Bewahren Sie sie immer in dunklen Glasflaschen an einem kühlen und dunklen Ort fest verschlossen auf. Vermischtes Öl sollten Sie schnell aufbrauchen.

Sie können die sinnliche Kraft des Duftes auch einsetzen, um Ihren Partner an einem öffentlichen Ort zu verführen.

Lieben Sie beide ein Öl oder einen Duft bei der erotischen Massage, verwenden Sie einen Tropfen davon anstatt eines Parfüms oder Aftershaves, wenn Sie gemeinsam ausgehen.

Erkennt Ihr Partner den Duft, ist das ein intimer Hinweis auf kommende Freuden.

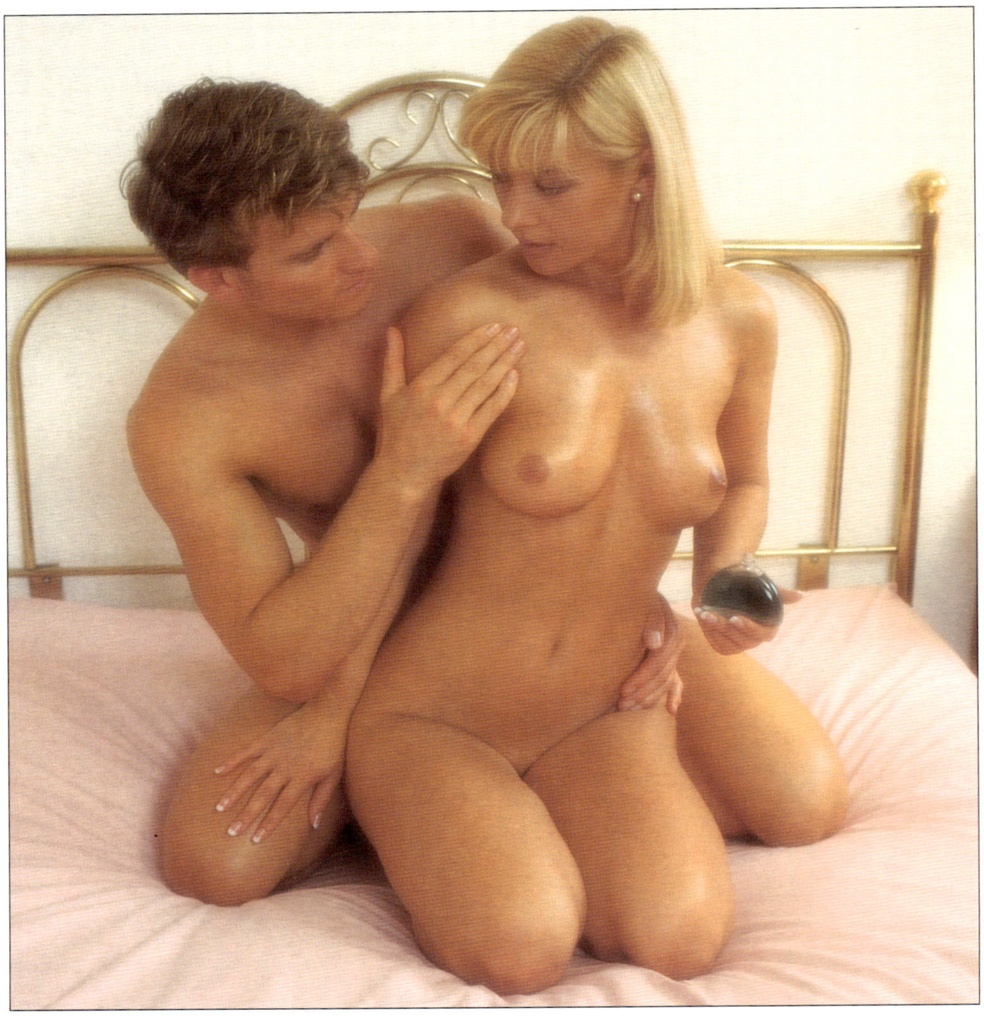

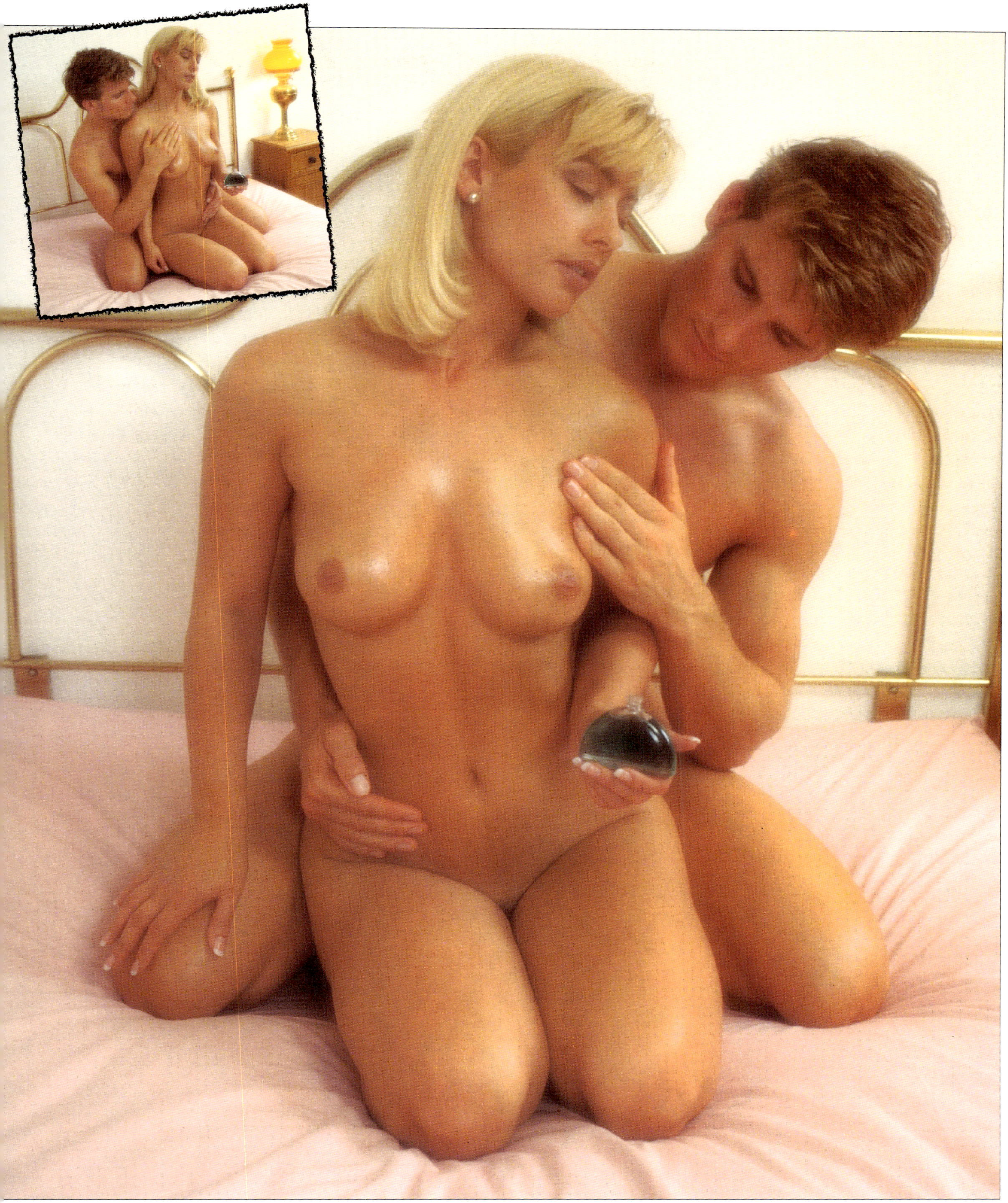

Aphrodisierende Öle

Seit dem Altertum ist bekannt, daß gewisse Düfte aphrodisierende Wirkung haben. Es ist bereits ein sinnliches Erlebnis, diese zu kaufen, wenn Sie das Öl gemeinsam wählen und sich vorstellen, wie Sie es auf die warme Haut reiben.

Riechen Sie, bevor Sie ein Öl kaufen, und vertrauen Sie nicht nur auf Namen oder Beschreibungen. So wie nicht jeder Mensch Erdbeeren mag, ist auch unser Geruchsempfinden verschieden.

Was für den einen angenehm duftet, empfindet jemand anders vielleicht als widerwärtig. Gerüche wecken auch Assoziationen. Ein Öl, das als „anregend" gilt, wird nicht wirken, wenn Sie es mit etwas Unangenehmen verbinden. Riechen Sie deshalb an allen Proben, und nehmen Sie die Öle, die Sie beide mögen. Testen Sie sie möglichst auf der Haut, um zu sehen, ob sich der Duft ändert.

Oft lieben Männer Sandelholz und Zedernholz, Rosenduft ist dagegen typisch weiblich. Aber warum versuchen Sie nicht etwas Außergewöhnlicheres? Für viele Menschen ist der süße, schwere Duft von Ylang Ylang Erotik pur.

Patschuli erinnert an die Geheimnisse des Orients – toll für Haremsträume. Geben

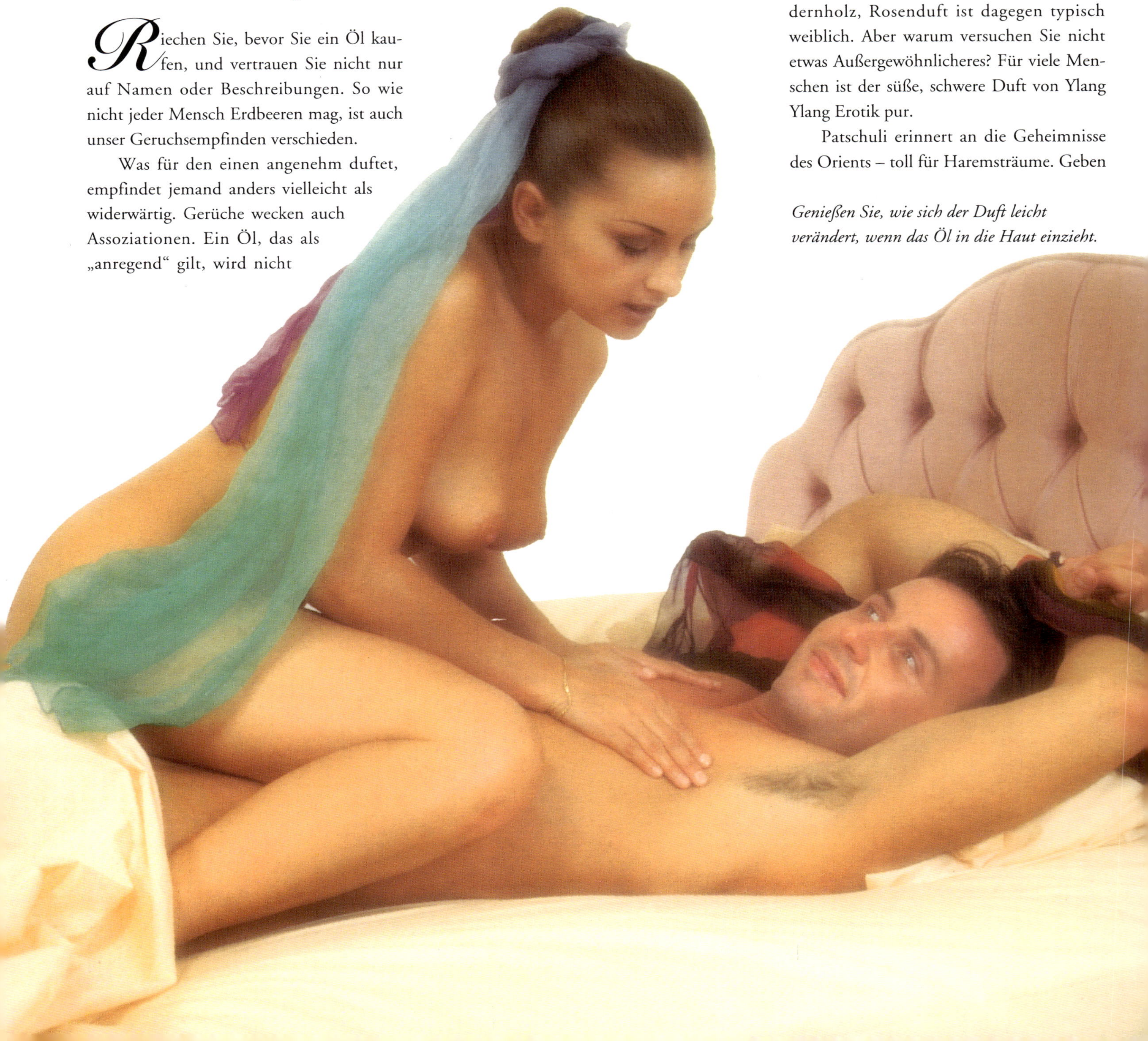

Genießen Sie, wie sich der Duft leicht verändert, wenn das Öl in die Haut einzieht.

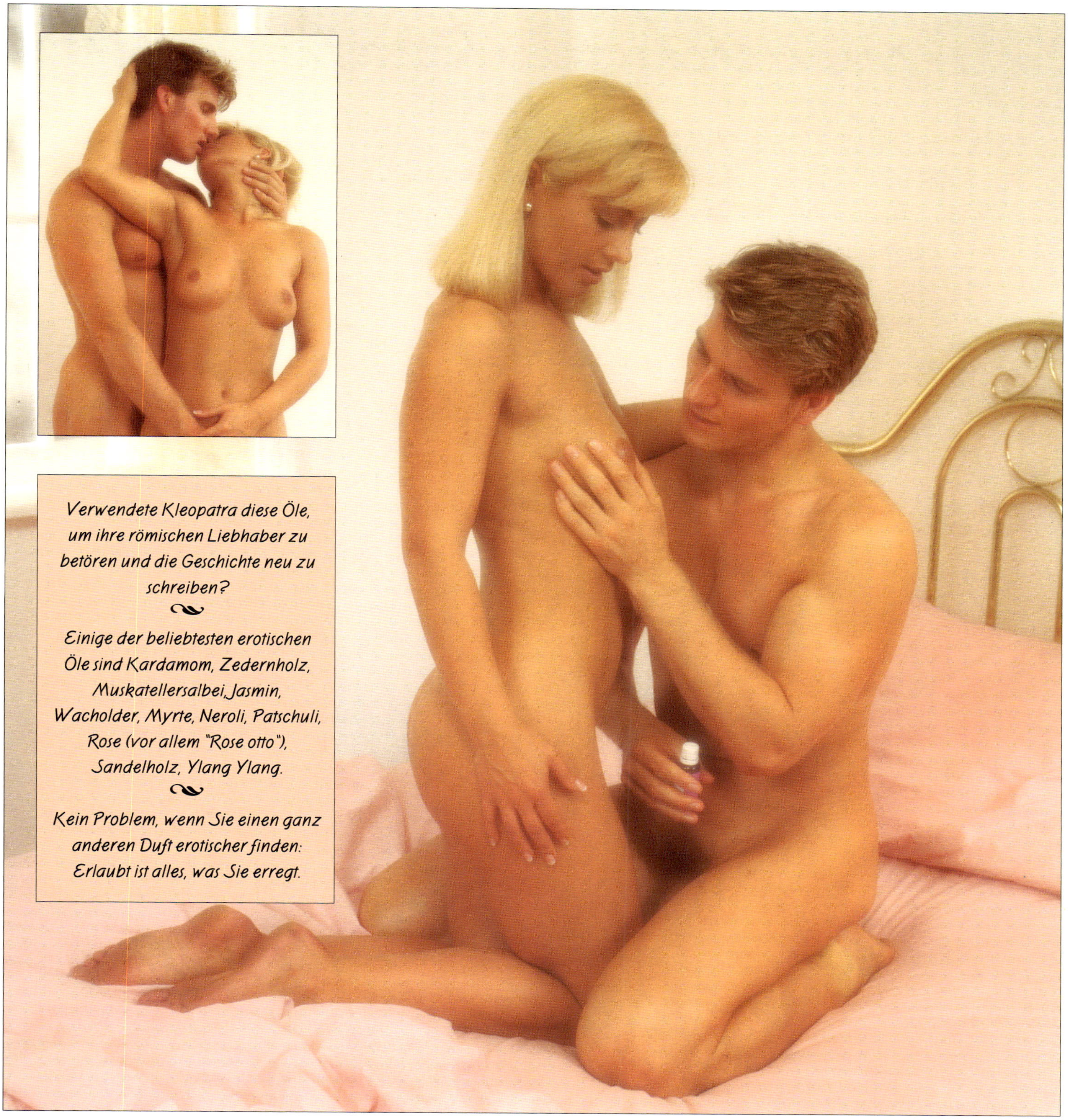

Verwendete Kleopatra diese Öle, um ihre römischen Liebhaber zu betören und die Geschichte neu zu schreiben?

Einige der beliebtesten erotischen Öle sind Kardamom, Zedernholz, Muskatellersalbei, Jasmin, Wacholder, Myrte, Neroli, Patschuli, Rose (vor allem "Rose otto"), Sandelholz, Ylang Ylang.

Kein Problem, wenn Sie einen ganz anderen Duft erotischer finden: Erlaubt ist alles, was Sie erregt.

Sie einige Tropfen auf den Körper, und beginnen Sie mit einem „Tanz der sieben Schleier", bei dem Ihre Chiffontücher seine Haut berühren, bevor Sie sie fallen lassen.

Sie können auch eigene Mischungen erfinden. Einige werden Sie zufällig entdecken, wenn Sie einen Blumenduft tragen und Ihren Partner mit einem scharfen Holzduft einreiben.

Die Düfte beginnen sich an den Händen zu mischen, doch ist bald der ganze Körper eingehüllt. Beine, Arme, Oberkörper verbinden sich, Instinkt ersetzt Techniken, und die Massage wird bald zu einem Spiel – Sie schlängeln, umarmen und lieben sich. Bald rollen Sie gemeinsam in leidenschaftlicher Umarmung am Boden, und die Duftmischung ist wunderbar.

Sinnliche Alternativen

Suchen Sie Öle für intime Massagen, werden Sie sicher zu den aphrodisierenden greifen. Allerdings gibt es noch Dutzende andere Öle, die entspannen, stimulieren oder anregen. (Wenn Sie danach suchen, werden Sie ätherische Öle für praktisch alle Wehwehchen finden).

Es wirkt etwas unglaubwürdig, wenn ein einziges Öl beruhigend, stimulierend, depressionshemmend, aufputschend und schlaffördernd sein soll. Experten meinen jedoch, daß einige Öle, wie Rose und Neroli, das Gehirn stimulieren und gleichzeitig die Nerven beruhigen können. Andere, darunter Geranie und Baldrian, wirken ausgleichend. Sie beleben bei Depressionen und beruhigen bei Streß. Und außerdem können die Öle auf verschiedene Menschen auch unterschiedlich wirken.

Wie wissen Sie, ob ein Allroundöl wie Neroli oder Ylang Ylang Sie anregt oder zum ungünstigsten Zeitpunkt müde macht? Die einzige Antwort ist ausprobieren. Vergessen Sie nicht, daß Sie zwei oder drei Öle kombinieren können.

Einige ätherische Öle eignen sich besonders für trockene Haut. Dazu gehören Kamille, Muskatellersalbei, Lavendel, Neroli,

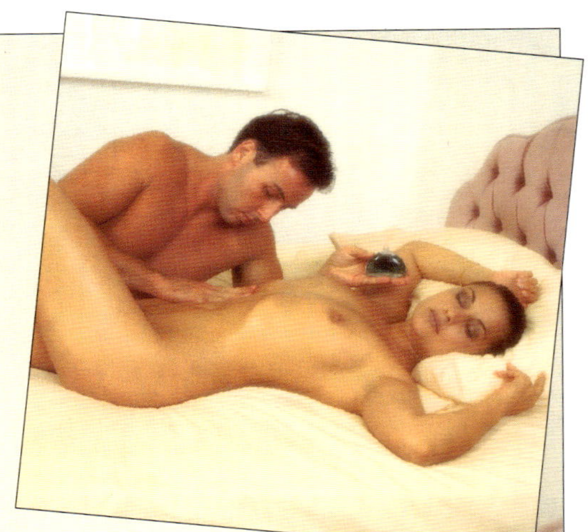

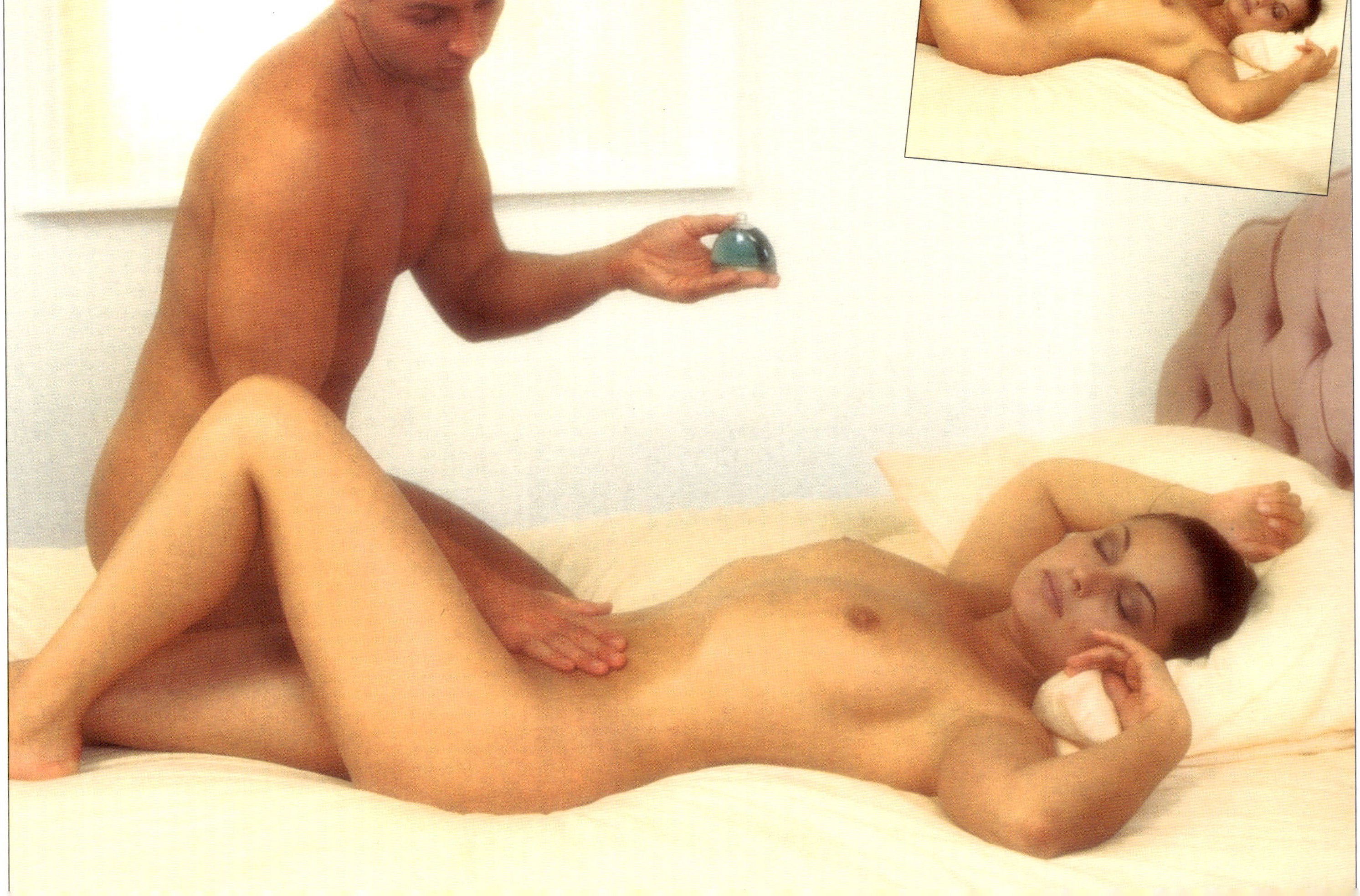

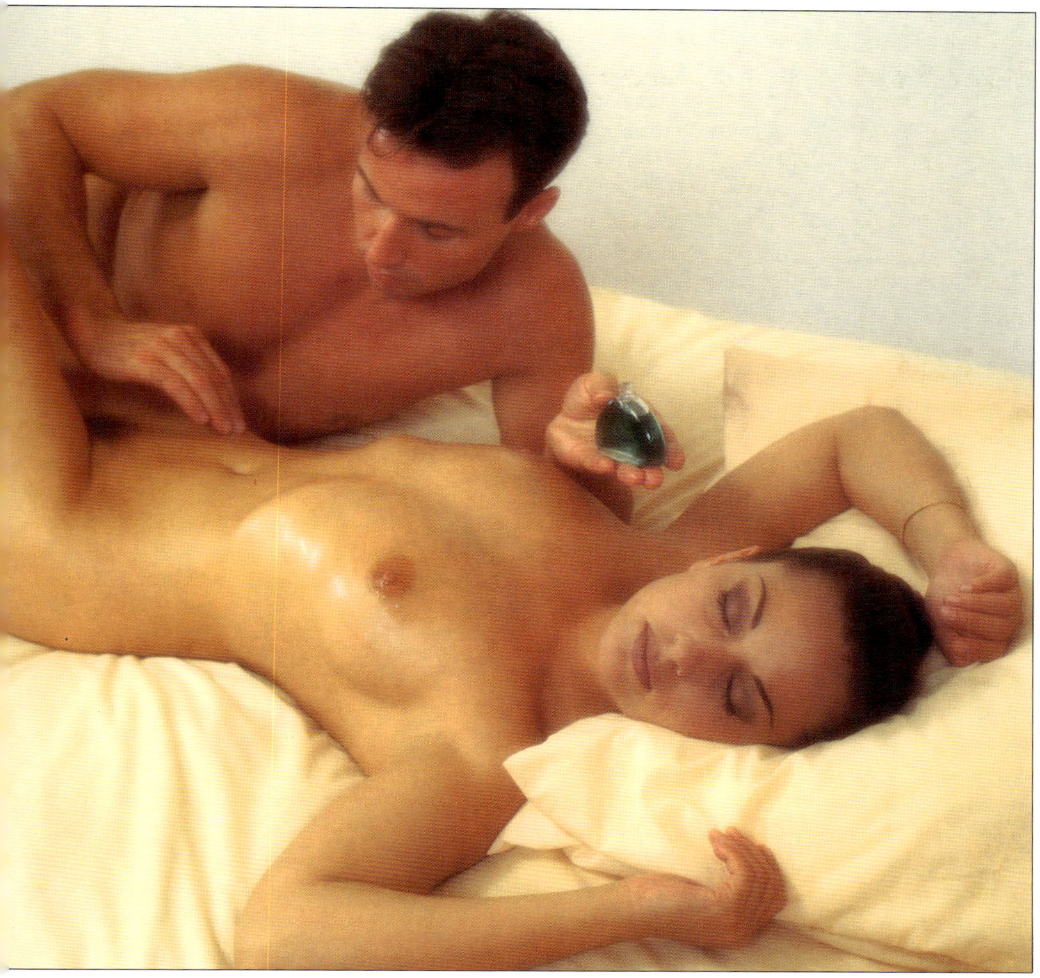

Die richtige Mischung ätherischer Öle kann Sie beleben, wenn Sie müde sind, oder entspannen, wenn Sie unter Streß stehen oder schlechte Laune haben.

Rose, Sandelholz und Ylang Ylang. Weihrauch, Rose und Sandelholz sind gut für ältere Haut. Bei fettiger Haut helfen Bergamotte, Zedernholz, Zypresse, Weihrauch, Geranie, Wacholder, Lavendel, Patschuli oder Rosmarin. Hat Ihr Partner Pickel, versuchen Sie es mit Kamille, Zedernholz, Zypresse, Lavendel, Patschuli, Rosmarin oder Vetiveröl.

Bei Müdigkeit können folgende Öle Wunder wirken: Benzoin, Kardamom, Zeder, Muskatellersalbei, Koriander, Geranie, Jasmin, Zypresse, Lavendel, Majoran, Neroli, Rosenöl, Rosmarin, Rosenholz (bois de rose), Baldrian oder Ylang Ylang.

Streß? Entspannen Sie sich mit Anis, Lorbeer, Benzoin, Bergamotte, Cajeput, Kalmus, Calendula, Kamille, Kümmel, Karotten, Muskatellersalbei, Zypresse, Weihrauch, Geranie, Weißdorn, Heliotrop, Jasmin, Zypresse, Lavendel, Limone, Ringelblume, Majoran, Melisse (Zitronenkraut), Neroli, Opopanax, Patschuli, Petitgrainöl, Rosenöl, Rosenholz, Sandelholz, Targetes, Baldrian, Vanille, Vetiveröl, Veilchenblatt, Schafgarbe oder Ylang Ylang.

Zur Aufmunterung nach einem harten Tag setzen Sie Ihrem Massageöl diese Substanzen zu: Benzoin, Bergamotte, Kamille, Muskatellersalbei, Koriander, Weihrauch, Geranie, Jasmin, Lavendel, Majoran, Melisse, Neroli, Patschuli, Petitgrainöl, Rosenöl, Sandelholz oder Ylang Ylang.

Und für sanften Schlummer verwenden Sie Benzoin, Bergamotte, Kamille, Muskatellersalbei, Zypresse, Weihrauch, Geranie, Jasmin, Wacholder, Lavendel, Melisse, Myrrhe, Myrte, Neroli, Patschuli, Rosenöl, Sandelholz oder, – natürlich – Ylang Ylang.

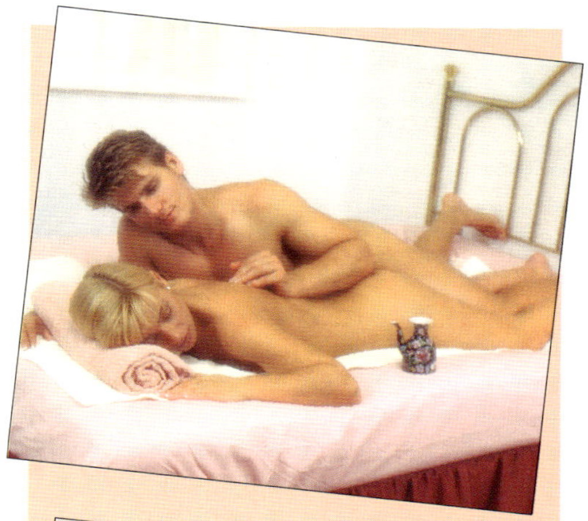

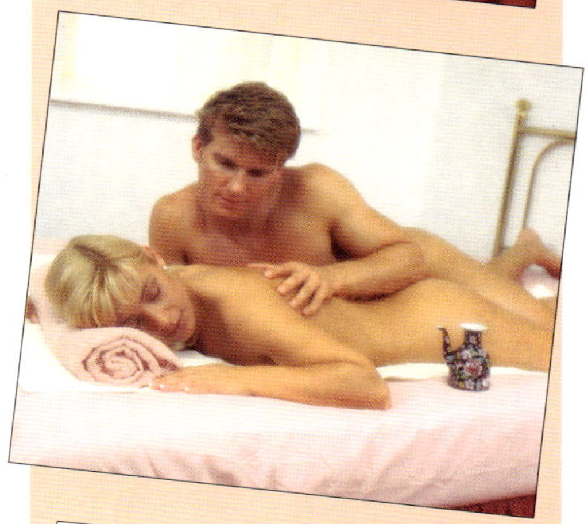

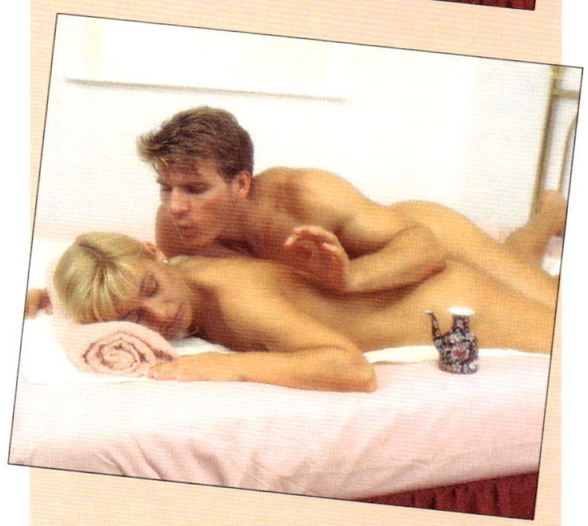

Es hat auch Auswirkungen, wie Sie die Öle verwenden. Möchte sie Sex haben, ist aber todmüde, versuchen Sie es mit sanftem Kneifen, und streichen Sie zart mit den Fingerspitzen über ihre Haut.

Ist er müde, streichen Sie etwas Öl auf Ihre Brust, und reiben Sie ihn damit ein, ohne daß er die Hände bewegt.

Sie sehen: Das Bett ist nicht nur zum Schlafen da!

Sicher und sinnlich

Beachten Sie einige Sicherheitshinweise, wird die Massage ein reines Vergnügen sein. Ätherische Öle sollten immer mit einem Trägeröl gemischt werden, bevor sie auf die Haut kommen, da sie sehr intensiv sind. Nehmen Sie sie deshalb auch nicht in den Mund. Verdünnen Sie stärkere Öle wie Zedernholz, Kamille, Melisse, Geranie, Neroli, Ylang Ylang und Zitrusöle mit der doppelten Menge Trägeröl.

Massage ist für gewöhnlich angenehm, aber bei einigen Krankheiten wie Krebs, Arterienverkalkung oder Geschwüren kann sie unerträglich sein. Sind Sie krank, fragen Sie Ihren Arzt, ob Ihnen Massage oder ätherische Öle schaden können. (Ist der Arzt bei den Ölen nicht sicher, verwenden Sie nur Trägeröl oder die fertigen Mischungen aus der Drogerie.) Bei Epilepsie oder Bluthochdruck sollten Sie einen Arzt konsultieren, bevor Sie ätherische Öle verwenden.

All diese Öle sind meist völlig harmlos. Kommt es dennoch zu Hautreizungen, sollten Sie das Öl sofort abwaschen. Bei Bergamotte und anderen Zitrusölen sollten Sie duschen, bevor Sie ins Freie gehen, da sie die Haut reizen oder brennen können.

Lange Nägel mögen elegant sein, aber kurze sind zum Massieren eindeutig besser geeignet. Setzen Sie immer die Fingerkuppen, nicht die Spitzen, ein, und machen Sie nichts, was den Partner schmerzt. Eine ausgebildete Masseurin mag sehr fest auf einen harten Muskel drücken, um die Verspannung zu lösen – versuchen Sie dies aber nie daheim!

Darauf sollten Sie achten: Drücken Sie nie direkt auf Wirbelsäule oder Gelenke, massieren Sie verletzte oder gereizte Haut, Krampfadern, entzündete Stellen oder eine frische Verstauchung nicht. Hacken oder trommeln Sie auch nie auf Brust, Bauch oder Nieren (am Rücken unter dem Brustkorb). Achten Sie auch auf die eigenen Muskeln, wenn Sie massieren. Mit den Händen zu drücken strengt an, benutzen Sie deshalb Ihr Körpergewicht, um über die Arme Druck auszuüben.

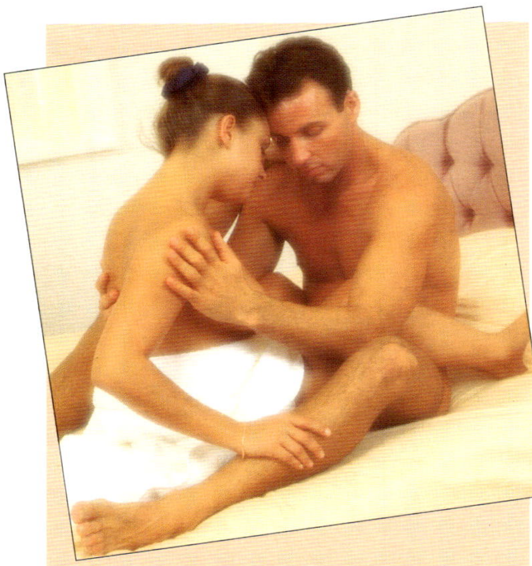

Erinnern Sie Ihren Partner, sofort zu sagen, was unangenehm ist, aber fragen Sie auch, wenn Sie glauben, daß Sie zu hart drücken.

Prüfen Sie von Zeit zu Zeit, ob Ihrem Partner warm genug ist; wenn nicht (man kühlt leicht aus, wenn man ruhig liegt und massiert wird), decken Sie die Körperteile zu, die Sie gerade nicht bearbeiten.

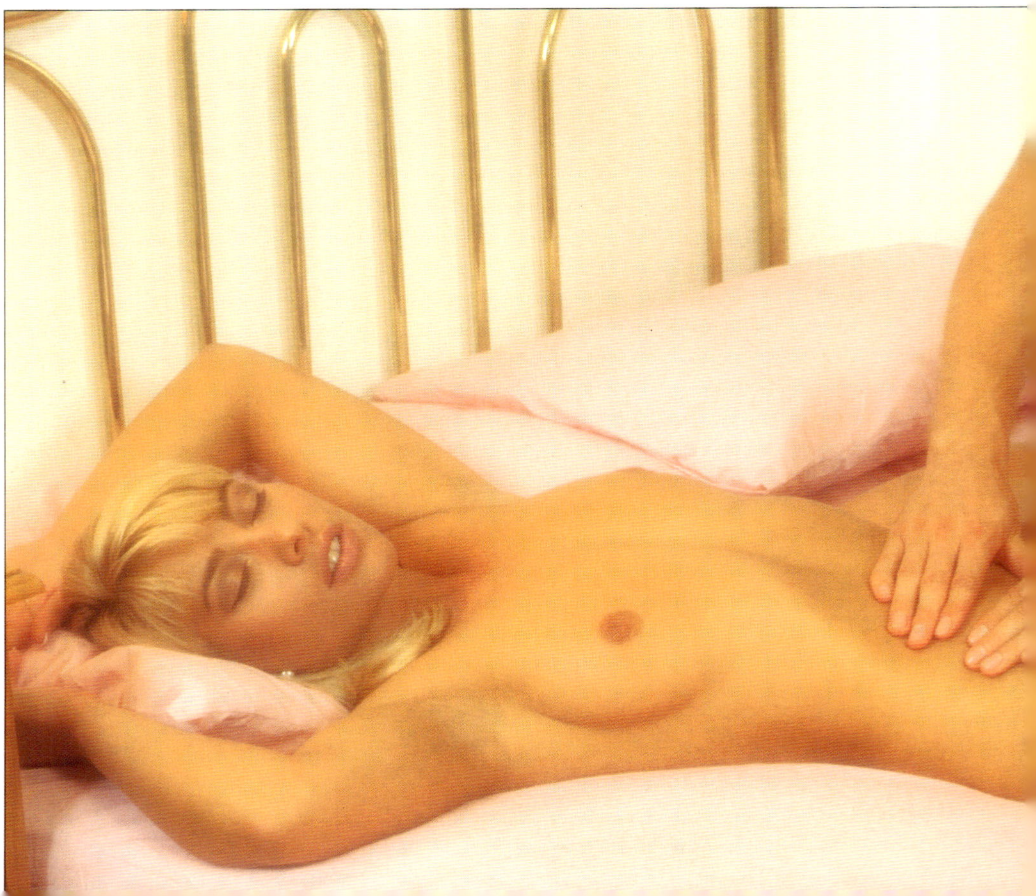

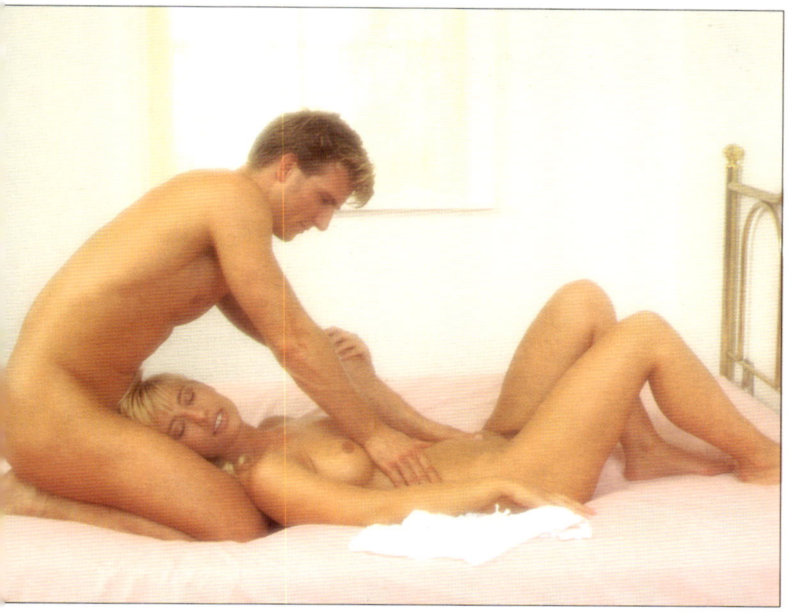

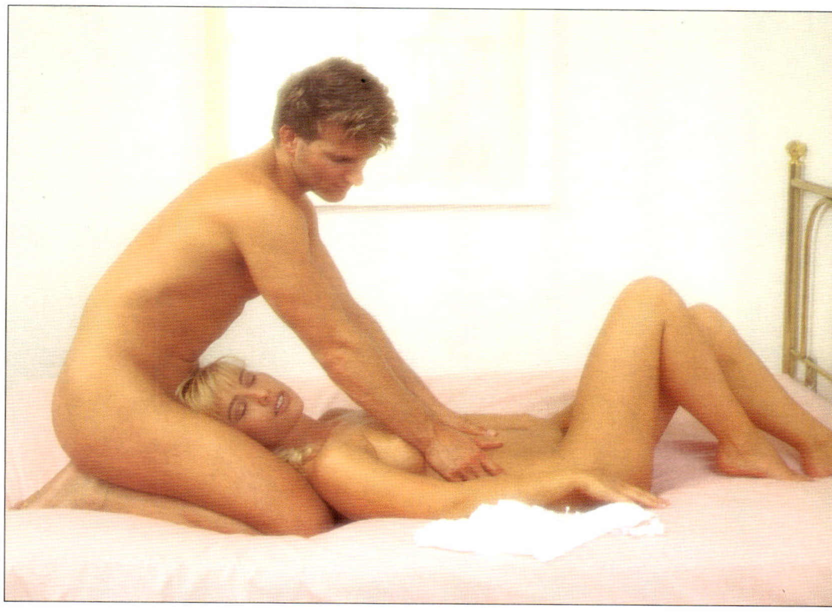

Oben links und rechts: Vermeiden Sie bei der Massage schmerzende Stellen, Gelenke und wunde Haut. Konsultieren Sie den Arzt, wenn Sie krank sind.

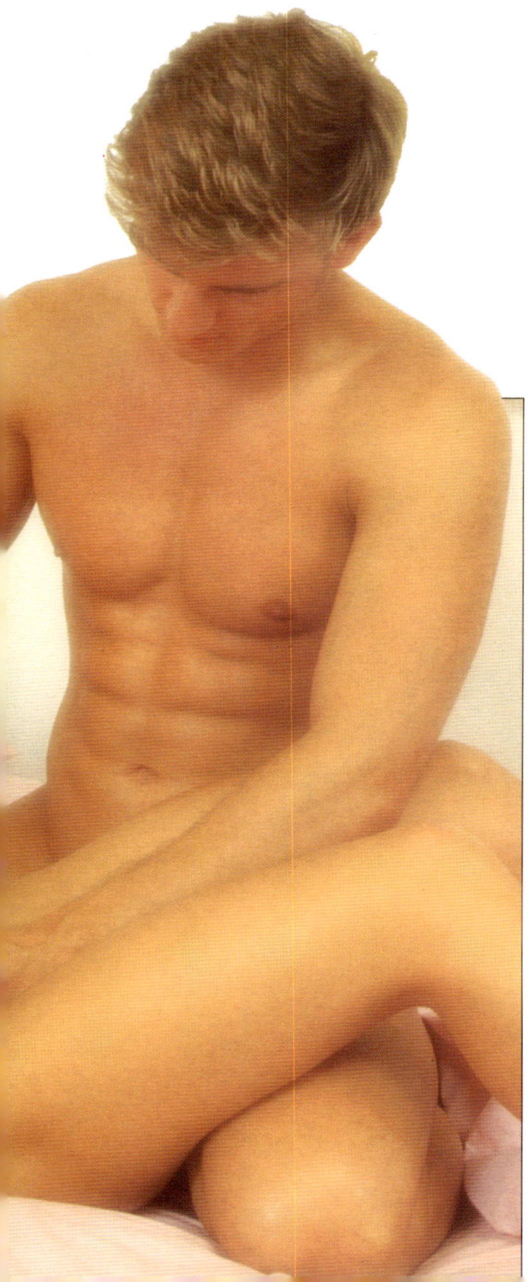

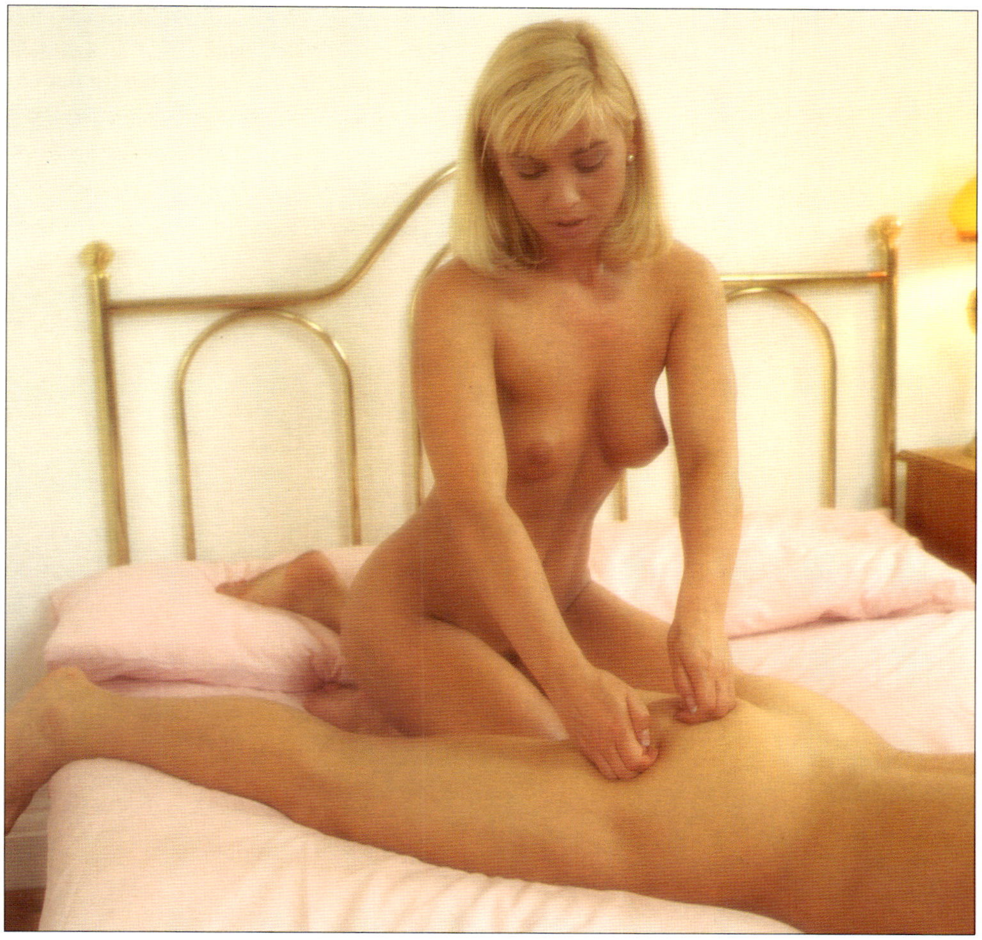

Oben: Erotische Massage beinhaltet leichte, zarte Bewegungen und tieferes, sinnliches Streicheln. Arbeiten Sie mit genug Druck, um verspannte Muskeln zu lösen, ohne aber weh zu tun.

Ölfreie Massage

Was tun, wenn Sie kein Öl auf der Haut mögen? Sie können trotzdem eine Ganzkörpermassage genießen, wenn auch mit weniger Techniken.

Die meisten Menschen lassen sich gerne massieren, doch einige mögen kein Öl auf der Haut. Zum Glück braucht man für viele Massagetechniken kein Öl. Sie benötigen nur Fett, wenn Sie mit der Hand oder den Fingern über die Haut Ihres Partners streichen, damit sie nicht spannt. Das gilt natürlich nicht nur für Ihre Hände, sondern für alle Körperteile, mit denen Sie massieren!

Ein Kompromiß ist die Verwendung von Körperlotion oder Talkumpuder. Zu den ölfreien Techniken gehört der Daumendruck, den Sie bei der Kopfmassage anwenden. (Auch wenn Sie Öl verwenden, wischen Sie es ab, bevor Sie den Kopf massieren – Öl im Haar ist unangenehm.)

Shiatsu ist eine ölfreie orientalische Massage, bei der Sie auf verschiedene Körperpunkte drücken. Bei einer anderen traditionellen chinesischen Technik trommeln Sie mit den Fäusten auf einige große Muskeln, die sehr verspannt sind. Und zur schwedischen Massage gehören die Hackbewegungen, die wir von Sportlern in Filmen kennen. Beim Schütteln, Drücken, Ziehen, Kneten und Daumenrollen bewegen Sie nicht die Finger über die Haut, deshalb brauchen Sie für keine dieser Techniken Öl.

Wenn Sie nicht alle Techniken verwenden, können Sie selbst bei einer Ganzkörpermassage vollkommen ohne Öl auskommen. Drücken Sie sanft die Füße, und ziehen Sie leicht an den Zehen, dann am Fuß, um das Bein zu dehnen. Kneten Sie die großen Beinmuskeln, schütteln Sie das Gesäß, arbeiten Sie sich mit den Fäusten neben der Wirbelsäule hinauf, kneten Sie die Schultern, dehnen Sie den Rücken, machen Sie eine Kopfmassage, und gehen Sie vorne wieder nach unten. Wenn Sie kein Öl mögen, brauchen Sie deshalb keineswegs auf die Massage zu verzichten.

Für einige der spielerischsten, erotischsten Techniken braucht man kein Öl – lassen Sie die Finger mit sanften, federnden Bewegungen über die Haut des Partners gleiten, so daß die Berührung beinahe schon kitzelt. Setzen Sie auch Fingerkuppen oder Haarspitzen ein – eine exquisite Stimulation.

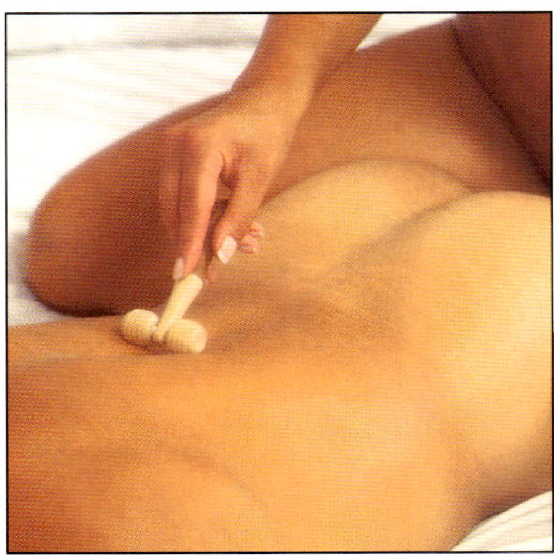

Variieren Sie die Massage, indem Sie Holzroller mit unterschiedlichen Strukturen verwenden.

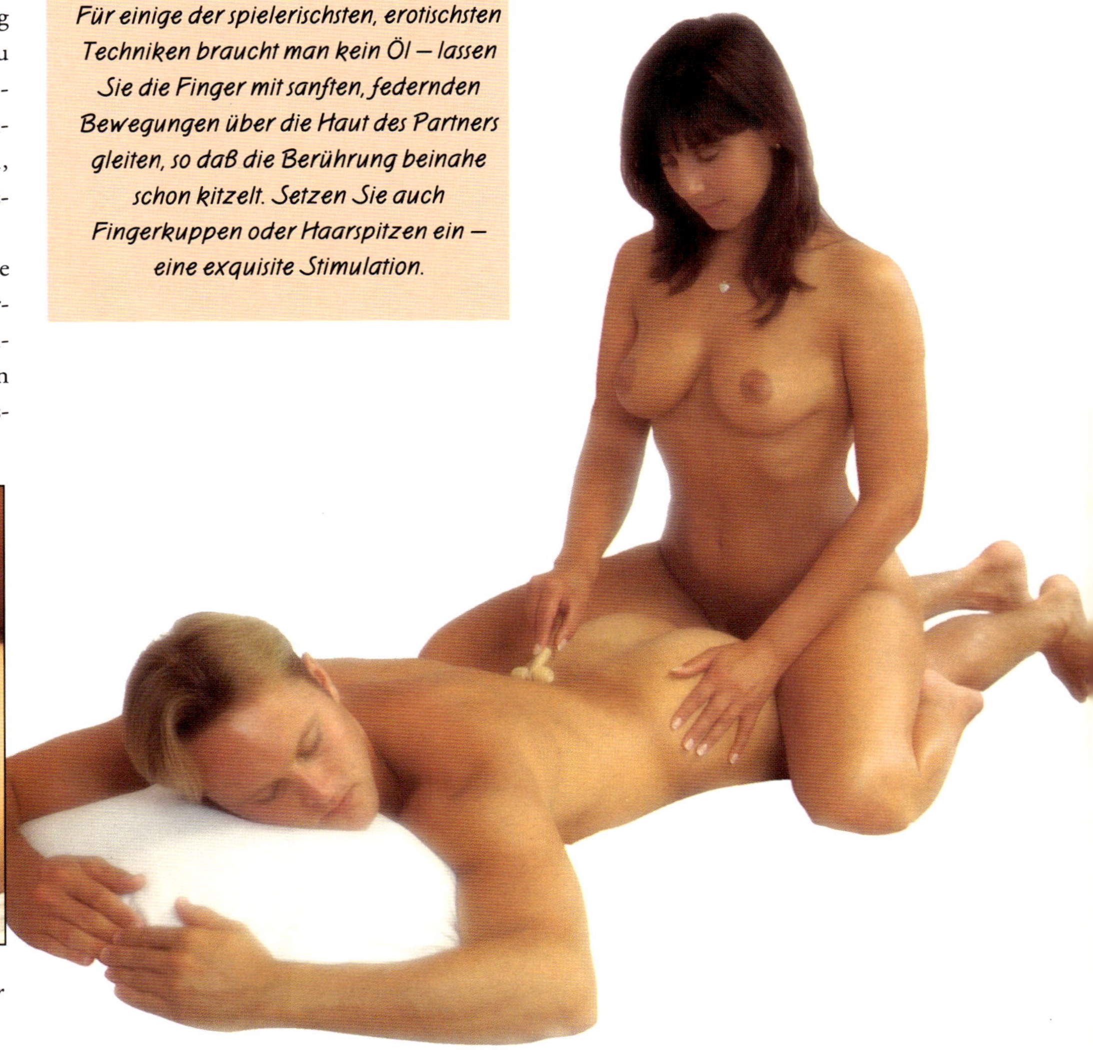

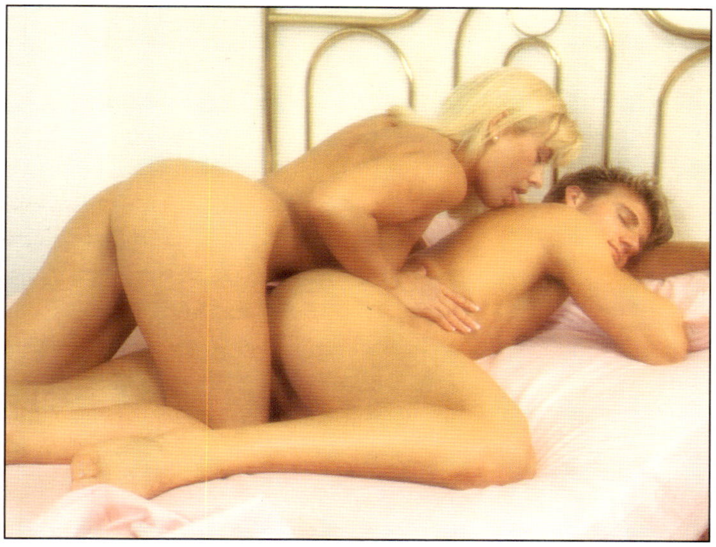

Niemand hat gerne Öl im Mund. Probieren Sie also bei einer ölfreien Massage auch sanfte Berührungen mit der Zunge.

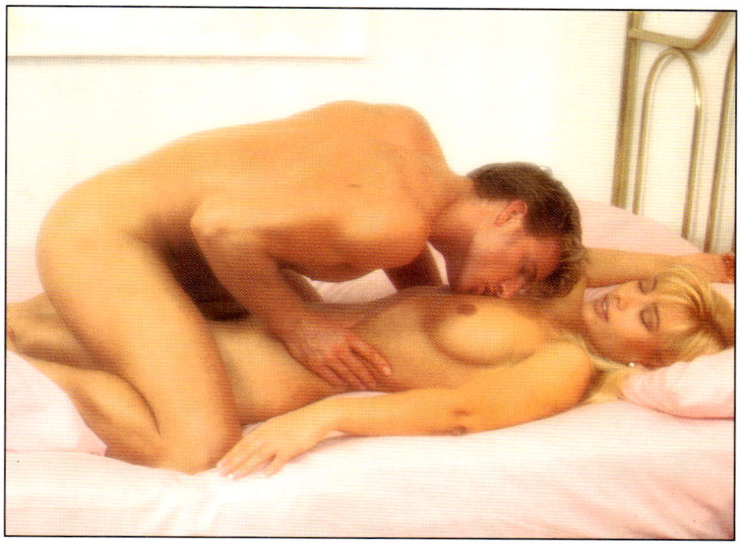

Erforschen Sie mit der Zunge die empfindlichen Stellen Ihrer Partnerin – Schlüsselbein, Brustwarzen, Knöchel, Innenseite der Arme und Kreuz.

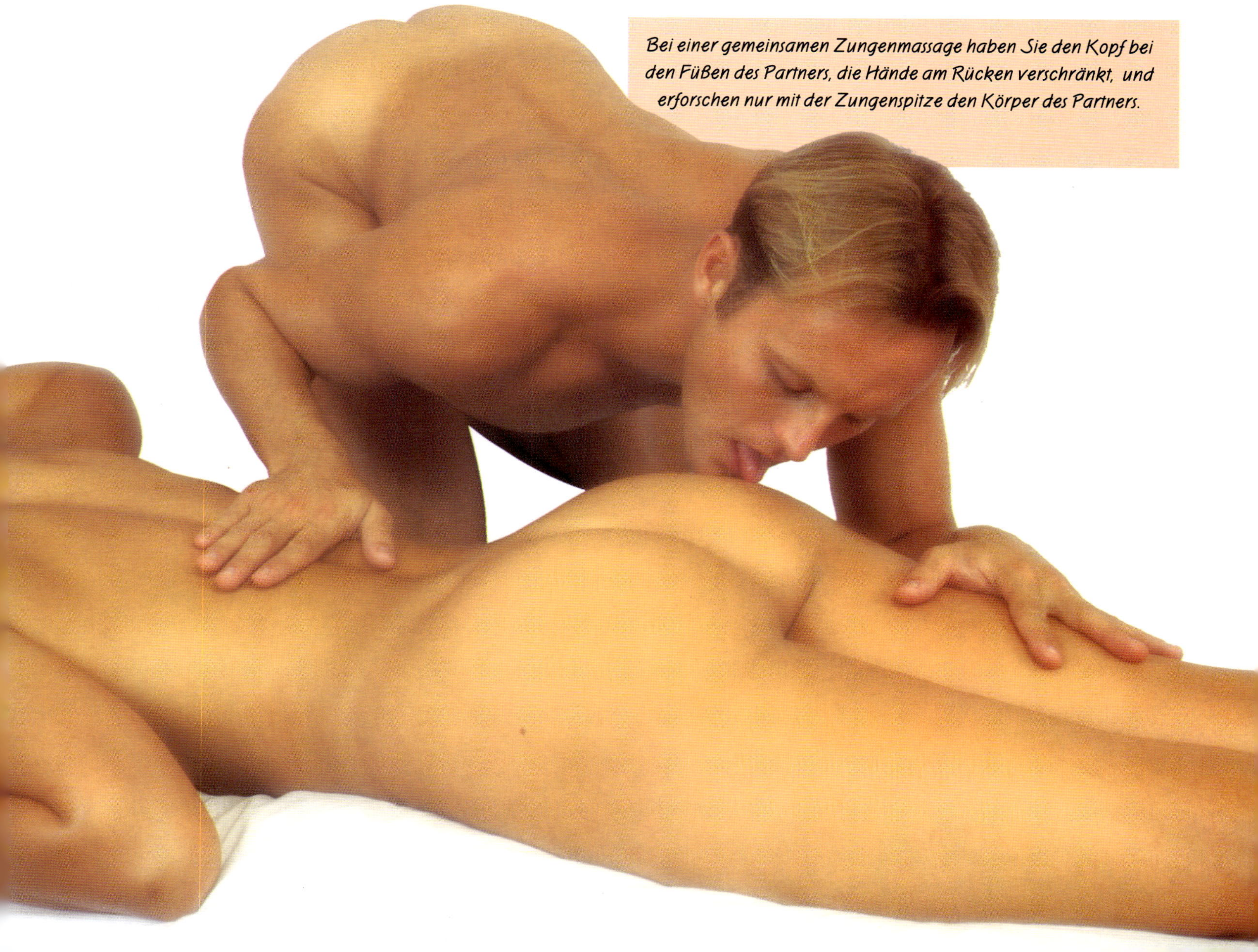

Bei einer gemeinsamen Zungenmassage haben Sie den Kopf bei den Füßen des Partners, die Hände am Rücken verschränkt, und erforschen nur mit der Zungenspitze den Körper des Partners.

Nicht nur Hände

Erotische Massage stößt nicht an dieselben Grenzen wie andere Massageformen. Es ist leicht möglich, daß jemand, der zu Beginn nicht mag, daß gewisse Körperstellen berührt werden, bald alle Möglichkeiten ausschöpfen möchte. Sie werden den Körper Ihres Partners nach kurzer Zeit so gut und intim kennen wie nie zuvor.

Sie können den Körper Ihres Partners durchaus auch einmal mit anderen Körperteilen als Ihren Händen erkunden. Mit geschlossenen Augen rückt der Tastsinn in den Vordergrund, und wenn die Massage mit Sex endet, sind der Phantasie keine Grenzen gesetzt.

Eine Frau kann Ihren Partner immer erregen, wenn sie ihre Brustwarzen sanft über seinen Körper gleiten läßt. Das gibt Selbstvertrauen, wenn Sie glauben, daß Ihre Brüste zu klein sind. Sie werden merken, daß es nicht auf die Größe ankommt. Eine federleichte Berührung mit den Fingerspitzen kann ebenfalls sehr aufregend sein.

Haben Sie langes Haar, knien Sie über Ihrem Partner, und lassen Sie die Spitzen über seine Haut gleiten – auch das ist erregend. Kurzes Haar kann ebenfalls stimulierend sein, wenn Sie Ihrem Partner mit dem Kopf über die Haut streichen. Gleiten Sie mit Lippen und Zunge sanft über Ihren Partner.

Lehnen Sie sich zurück, und fühlen Sie den Atem Ihres Partners, bevor Sie Schultern und Arme gegeneinander reiben. Oder halten Sie mit geschlossenen Augen ihre Gesichter zueinander und erkunden Sie Ohren, Augen, Wangen und Lippen.

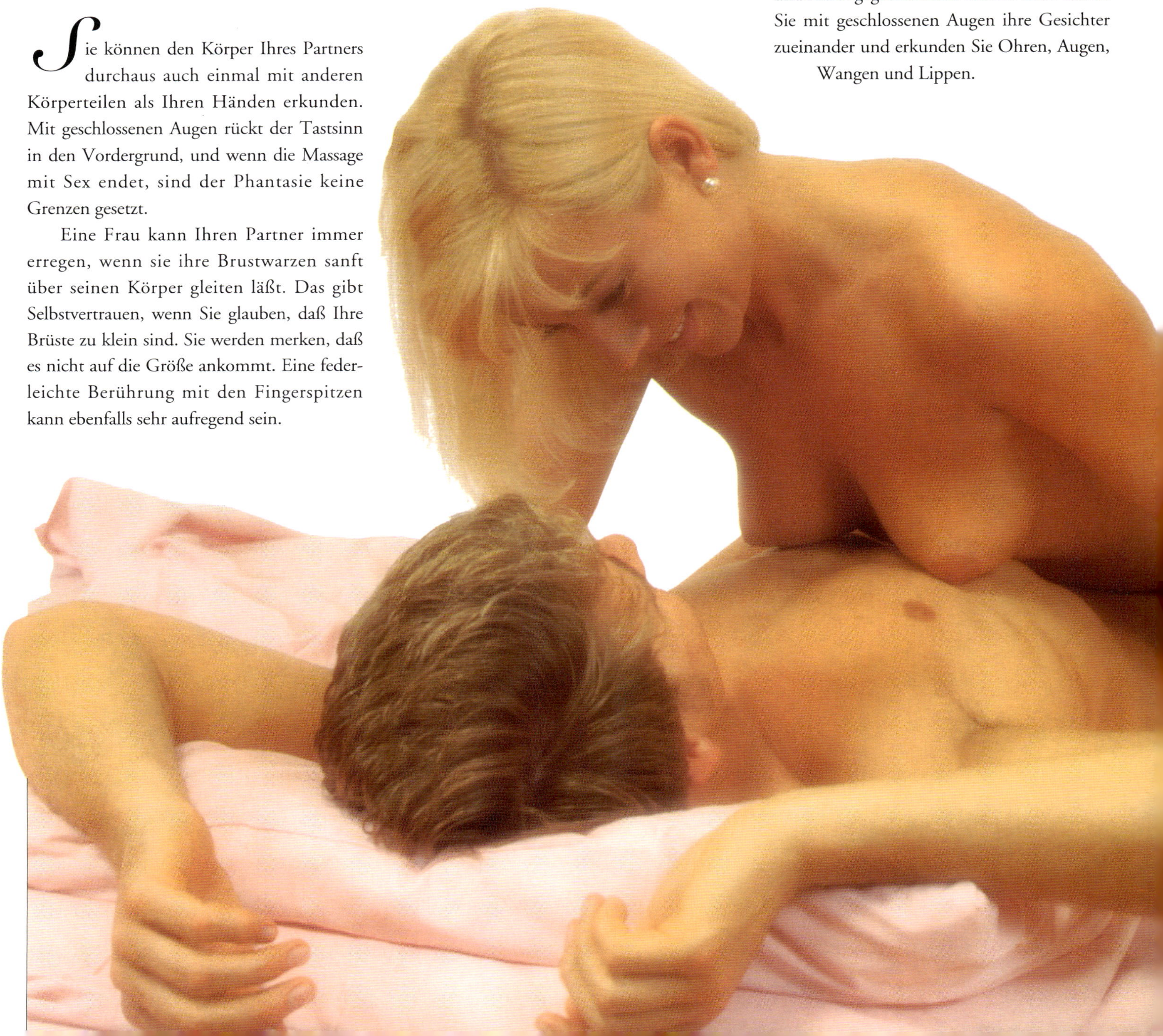

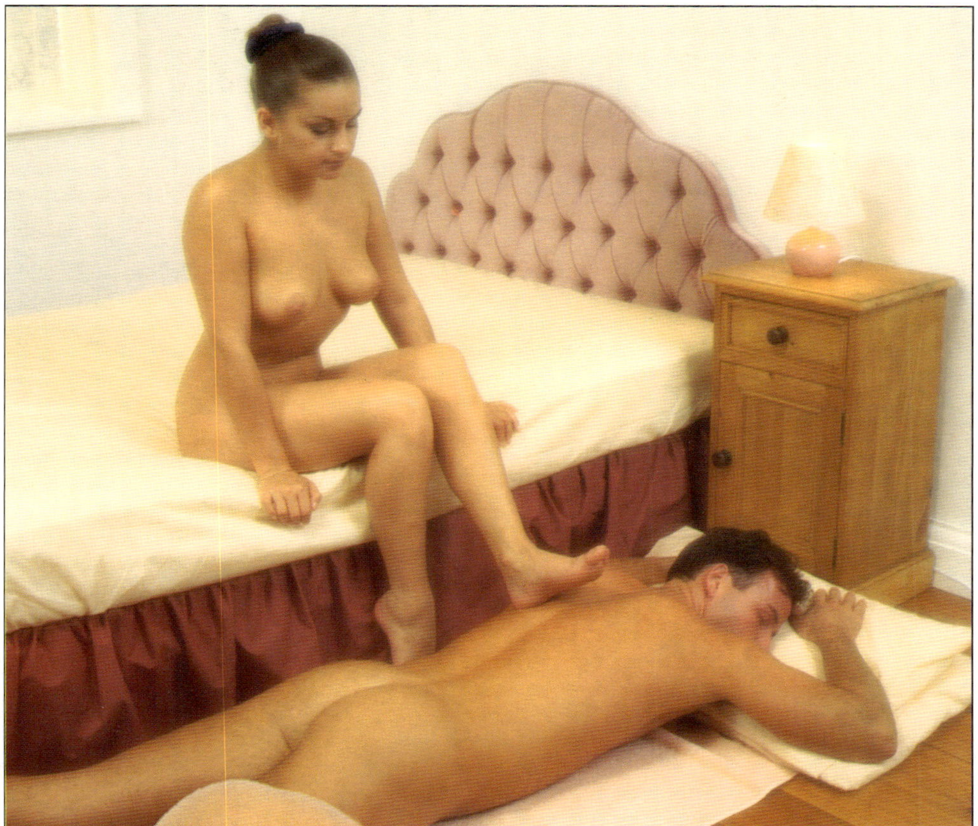

Die Füße können so gefühlvoll sein wie die Hände, können aber noch kräftiger massieren.

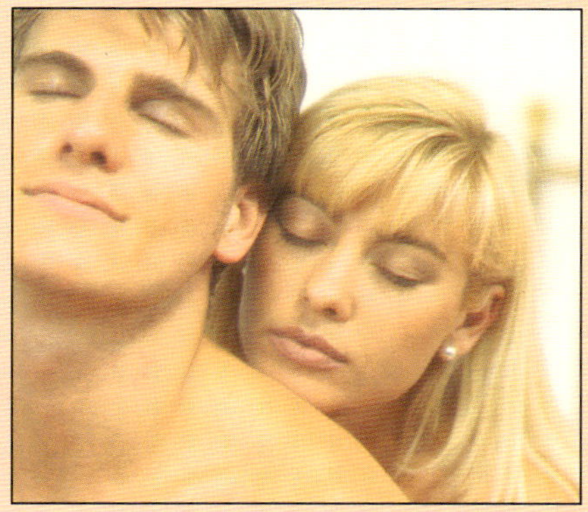

Schließen Sie die Augen, und berühren Sie die Partnerin mit anderen Körperteilen. Das stärkt auch Ihre eigene Empfindungsgabe.

Massieren Sie einander gleichzeitig mit dem ganzen Körper. Während Sie vorsichtig über den Partner gleiten, fühlen Sie mit den Innenseiten der Schenkel, den Brustwarzen und dem Nacken. Spüren Sie die Muskeln des Partners, den Druck der Haut und die Spur, die Haare oder Fingerspitzen ziehen.

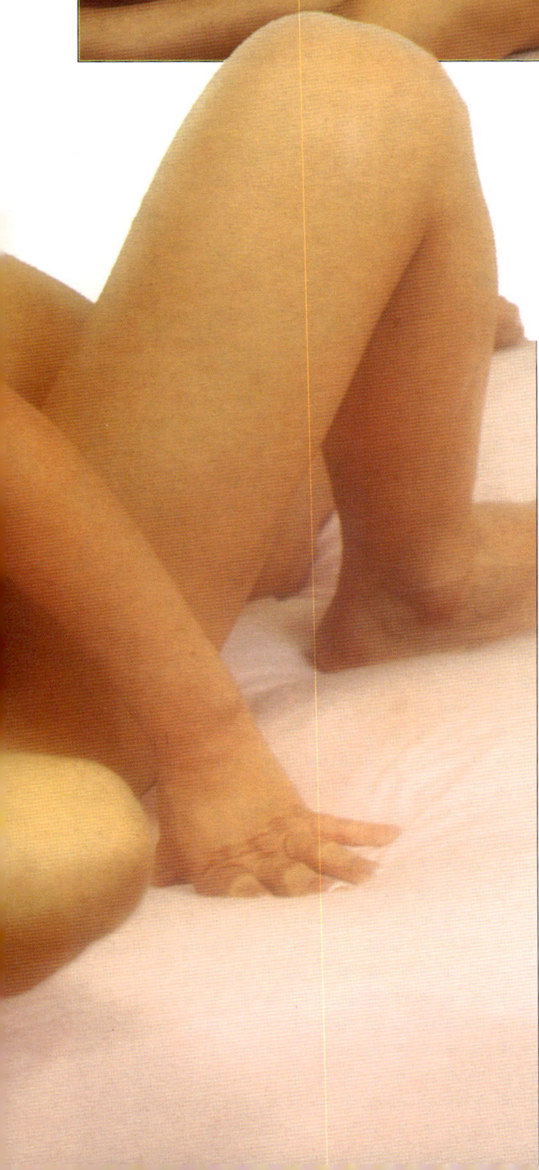

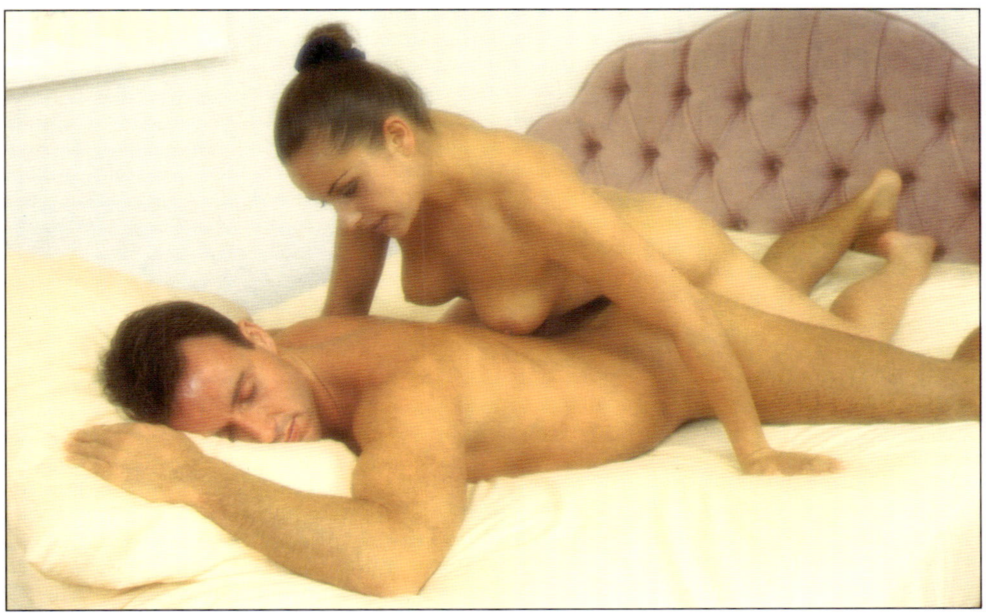

Massieren Sie liebevoll den Rücken des Partners mit den Füßen. Ziehen Sie mit den Fersen Kreise, so ergibt das eine kräftige Massage, und mit den Zehen kann man überraschend gut greifen. Erforschen Sie die Füße Ihres Partners mit Ihren eigenen. „Gehen" Sie über den Partner, wenn Sie beide auf der Seite liegen – die Fußsohlen werden schnell weniger kitzlig sein.

Badespiele

Ein gemütliches Bad eignet sich gut als Vorbereitung auf eine Massage. Entspannen Sie sich, und lassen Sie sich von der Wärme einlullen. Lassen Sie den Streß abfallen, und machen Sie sich bereit für die Nacht. Warum beginnen Sie nicht bereits im Wasser mit der Massage?

Gleiten Sie hinter Ihrer Partnerin ins Wasser, und lassen Sie sie an Ihre Brust lehnen. Fahren Sie ihr durchs Haar, solange Sie noch trockene Hände haben, massieren Sie ihre Kopfhaut mit den Fingerspitzen, drücken Sie dann mit den Handballen, wenn Sie sich vom Haaransatz entfernen. Streichen Sie über Gesicht und Nacken nach oben zu den Haaren. Lassen Sie Ihre Handflächen langsam an ihrer Seite herabgleiten, umfangen Sie ihre Hüften, und streichen Sie über ihren Bauch zu den Brüsten. Fühlen Sie, wie diese im Wasser schweben, heben Sie sie sanft auf, und streichen Sie weiter zum Hals. Kreuzen Sie die Arme vor der Brust Ihrer Partnerin, und lassen Sie die Hände über ihre Arme gleiten, bevor Sie wieder zu ihrem Nacken streichen. Warm und entspannt durch das Wasser werden die Nacken- und Schultermuskeln unter Ihrer sanften Berührung locker.

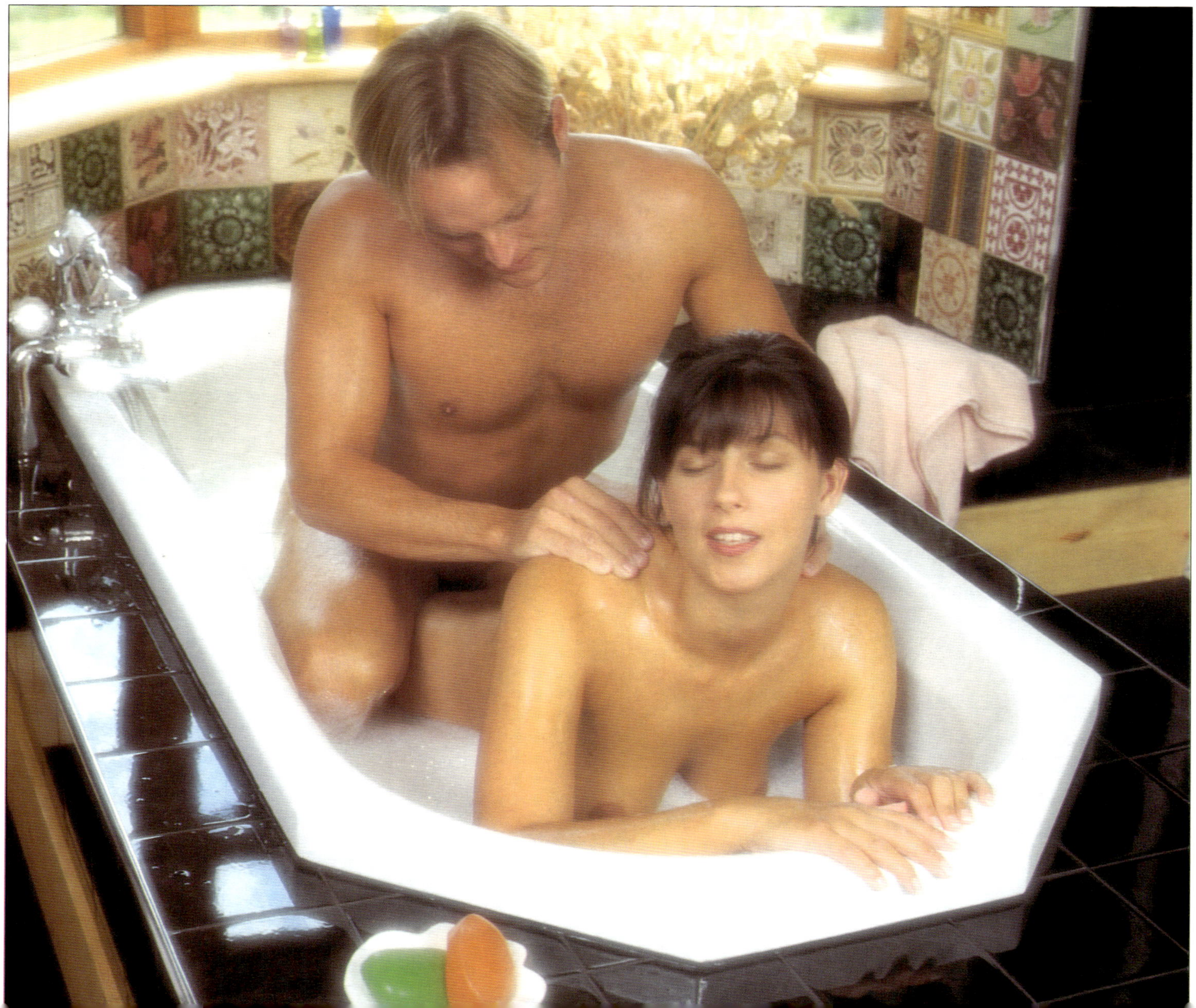

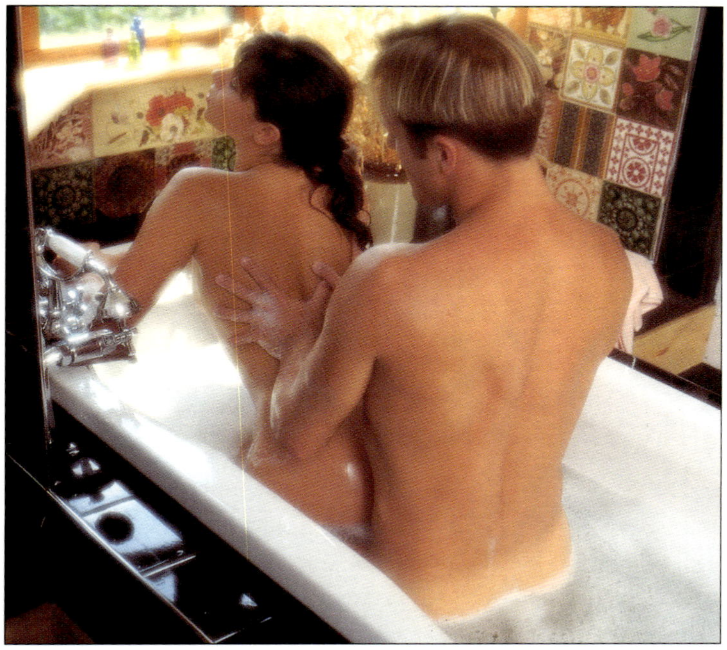

Genießen Sie die exotische Atmosphäre eines duftenden Bades.

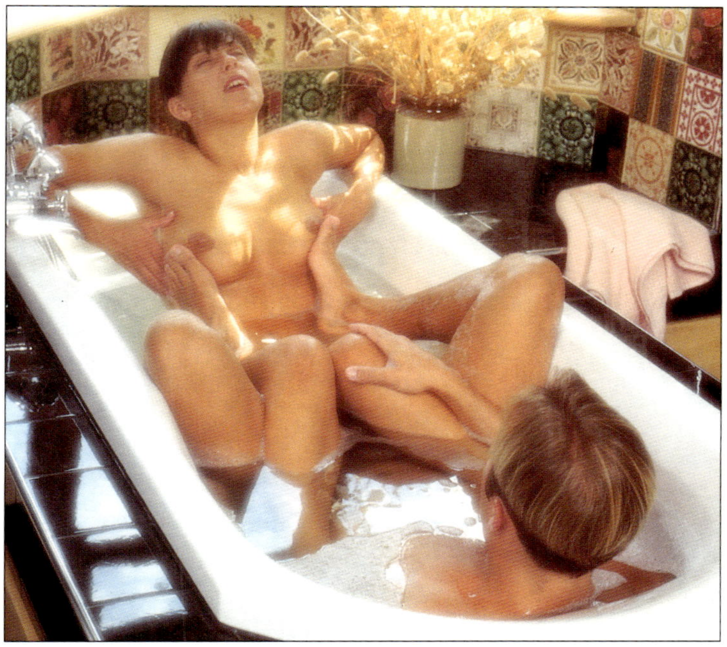

Sie brauchen kein Öl, Seife ist ideal für sinnliche Hautspiele.

Die weiteren Schritte bleiben Ihnen überlassen. Versuchen Sie verschiedene der hinten beschriebenen Gleit- und Knettechniken. Machen Sie aber im trägen Fluß des Wassers lange, langsame Bewegungen. Lassen Sie die Hände an ihrer Seite und den Schenkeln hinabgleiten, und berühren Sie leicht ihr Schamhaar. Fahren Sie mit den Fingern sanft über ihre Brüste, dann den Rücken entlang, streicheln Sie Hüften und Gesäß, und fahren Sie mit den fließenden Bewegungen auf der Rückseite ihrer Schenkel fort. Sie wird sicher begeistert mitmachen.

Experimentieren Sie mit den verschiedensten Oberflächen. Probieren Sie Bürsten, Schwämme, Waschlappen, Seife und schäumendes Duschgel. Gleiten Sie Ihrem Partner sanft mit Bürsten über den Rücken, während Brustwarzen und Bauch einander unter Schaumbergen berühren.

Gleiten Sie nach dem Bad auf einem Schaumfilm über Ihren auf einem Badetuch liegenden Partner.

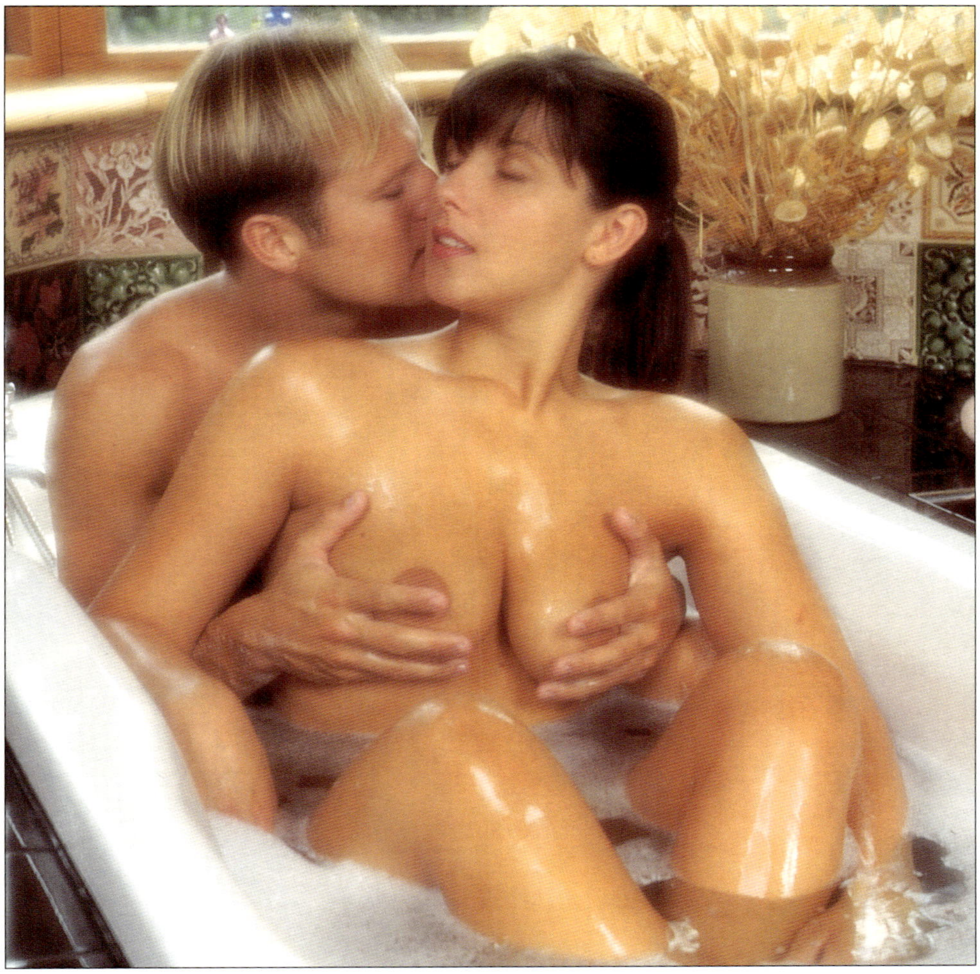

Eingehüllt im duftenden Wasser sinken Sie Ihrem Partner in die Arme.

Erste Schritte

Das Zimmer ist vorbereitet und warm, das Öl steht bei Raumtemperatur in einer Flasche oder einem flachen Gefäß so bereit, daß es nicht sofort umfällt. Während sich Ihr Partner entkleidet, machen auch Sie sich fertig.

Setzen Sie sich auf die Fersen, und halten Sie sich so gerade, als ob Ihre Wirbelsäule an einer Schnur vom Hals hängen würde. Strecken Sie die Arme über den Kopf, und vollführen Sie damit eine großen Kreis. Heben Sie die Schultern einige Male bis zu den Ohren, und senken Sie sie wieder, bis Sie entspannt sind.

Üben Sie nun eine wichtige Bewegung – lehnen Sie sich mit geradem Rücken (und ohne den Kopf zu bewegen) nach vorne und danach zur Seite, und kreisen Sie den Oberkörper. Die Unterschenkel müssen so fest tragen, daß Sie nicht das Gleichgewicht verlieren. Haben die Beine festen Halt, können Sie Ihr Körpergewicht besser für die tiefen Griffe einsetzen, ohne die Muskeln zu überfordern – eine leichte Berührung irritiert manchmal. Können Sie das eigene Gewicht richtig einsetzen, massieren Sie nicht aus den Handgelenken, die schnell ermüden und so weit weniger effizient arbeiten. Wenn Sie sich aus den Hüften heraus aufrichten und nach vorne lehnen, riskieren Sie außerdem nicht äußerst unromantische Rückenmerzen.

Ändern Sie die Position, wenn es für Sie unangenehm wird, so daß Sie sich nicht gegen Ihren Schwerpunkt lehnen – das ist unbequem und nicht effektiv, da Sie Ihre Bewegungen nicht kontrollieren können.

Je nachdem, was Sie machen, kann es einfacher sein, neben, vor oder hinter dem Partner zu knien, bei den Füßen oder beim Kopf. Vielleicht wollen Sie auch ein Knie oder einen Fuß auf den Boden stellen, um höher zu stehen, wenn Sie einen großen Bereich massieren.

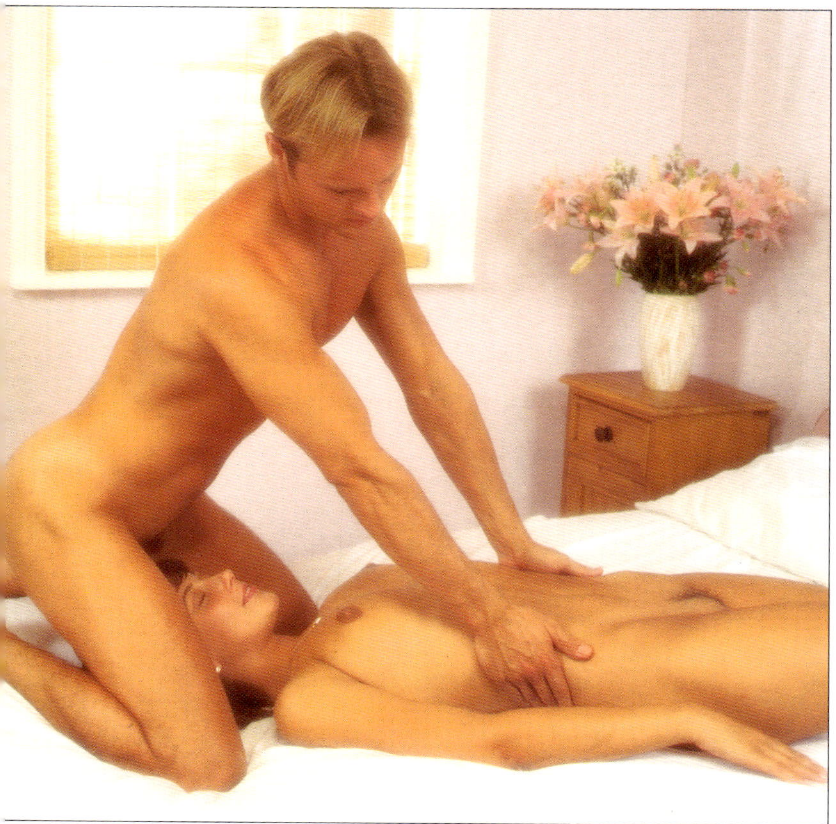

Halten Sie das Gewicht unten in den Beinen, damit Sie gut knien und nicht das Gleichgewicht verlieren, wenn Sie sich vorlehnen.

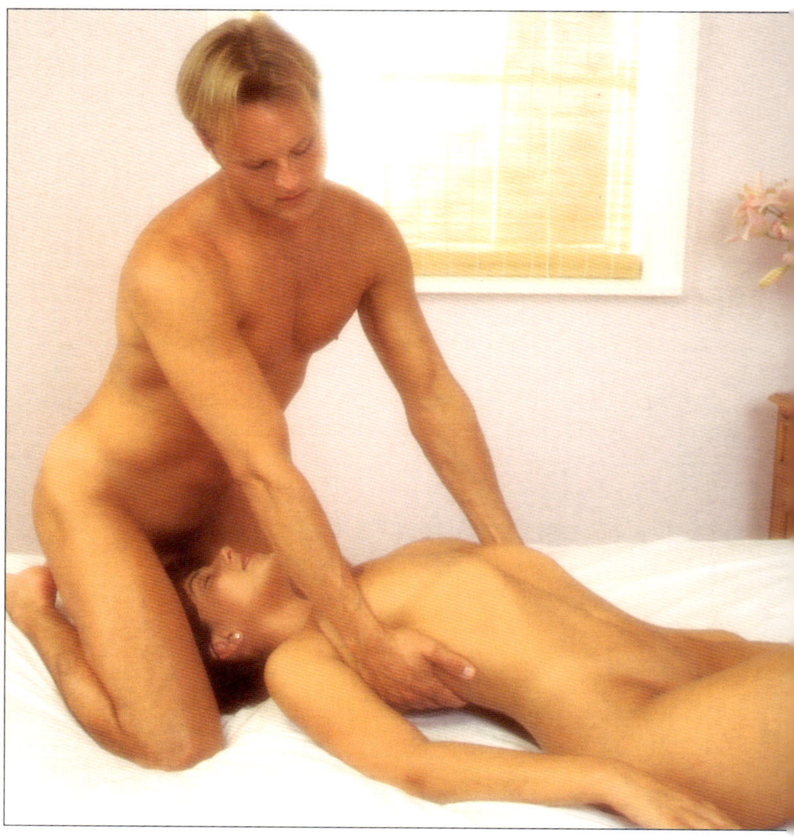

Mit geradem und gestrecktem Rücken haben Sie eine größere Reichweite und können dabei noch immer mit genügend Druck massieren.

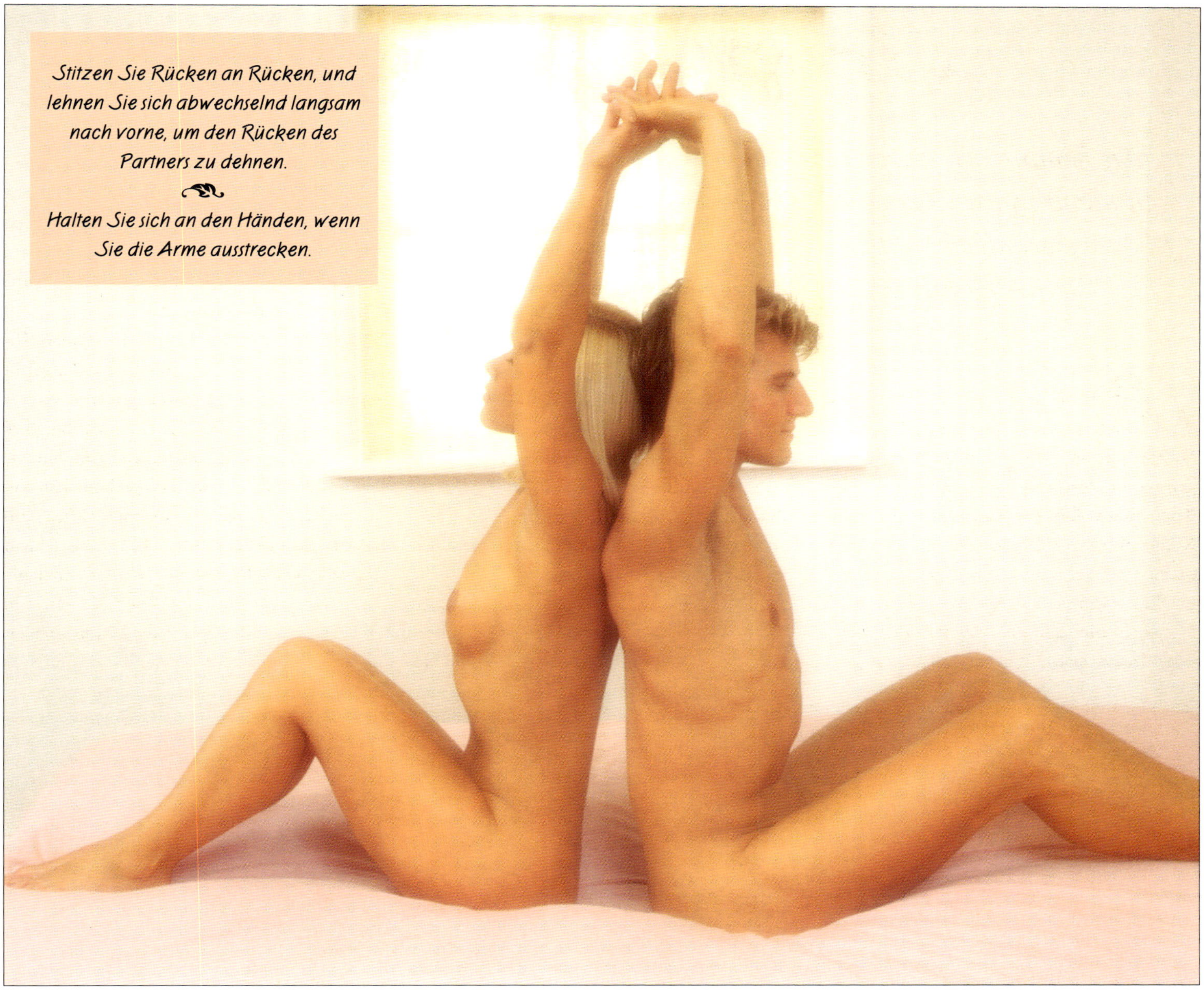

Stützen Sie Rücken an Rücken, und lehnen Sie sich abwechselnd langsam nach vorne, um den Rücken des Partners zu dehnen.

Halten Sie sich an den Händen, wenn Sie die Arme ausstrecken.

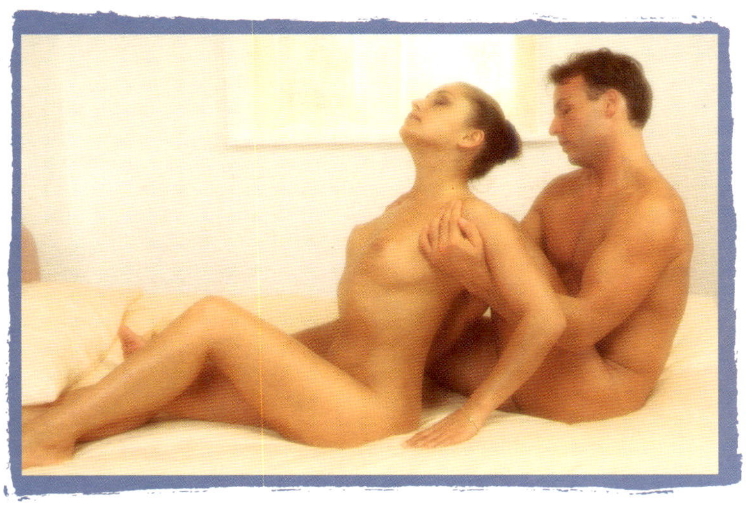

Stützen Sie den Partner beim Zurücklehnen an den Schultern.

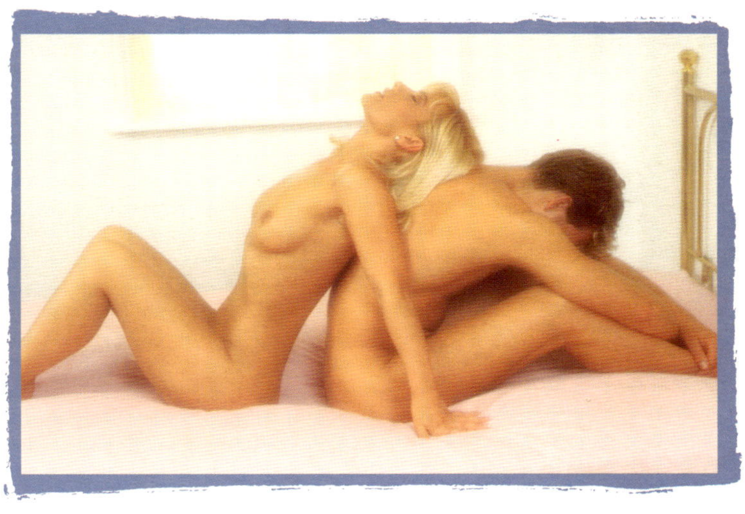

Das stärkt das Gefühl von Vertrauen und Intimität zwischen Ihnen.

Massagegriffe

Jedes feste Reiben entspannt die Muskeln und steigert die Durchblutung. Mit verschiedenen Techniken wird die Massage vielfältiger, und Sie können sich individueller auf die Bedürfnisse des Partners einstellen.

Große Muskeln verlangen härtere Arbeit als zum Beispiel die zarten Hände oder Füße, die sanfter gebeugt und gedehnt werden müssen. Lassen Sie sich nicht von Techniken abschrecken, die kompliziert aussehen oder Übung erfordern. Bereits einfaches Streicheln wirkt, und Sie sollten die Massage immer damit beginnen und beenden. Erotische Massage ist am einfachsten, da sich die Bewegungen natürlich ergeben. Wenn Sie die Fingerspitzen über den Körper Ihres Partners gleiten lassen, ist dies allein schon stimulierend – alle anderen Techniken machen die Massage allerdings noch vielfältiger und reizvoller.

Versuchen Sie, weiche, rhythmische Bewegungen zu machen. Anfangs werden Sie vielleicht im Buch nachschlagen müssen, doch können Sie eine Hand auf dem Rücken des Partners lassen oder sanft weiterstreicheln, während Sie nachlesen.

Es ist vorteilhaft, immer mit dem Körper Ihres Partners Kontakt zu halten. Sie sollten daher, wenn Sie Ihre Stellung wechseln, den Partner mit Handtüchern zudecken oder zum Öl greifen, immer eine Hand auf seinem Rücken lassen. Das kann allerdings ziemlich schwierig werden, wenn Sie natürliche, fließende Bewegungen und keine akrobatischen Verrenkungen wollen. Wenn

Unten: Überkreuzen am Rücken trägt zur Muskelentspannung bei.

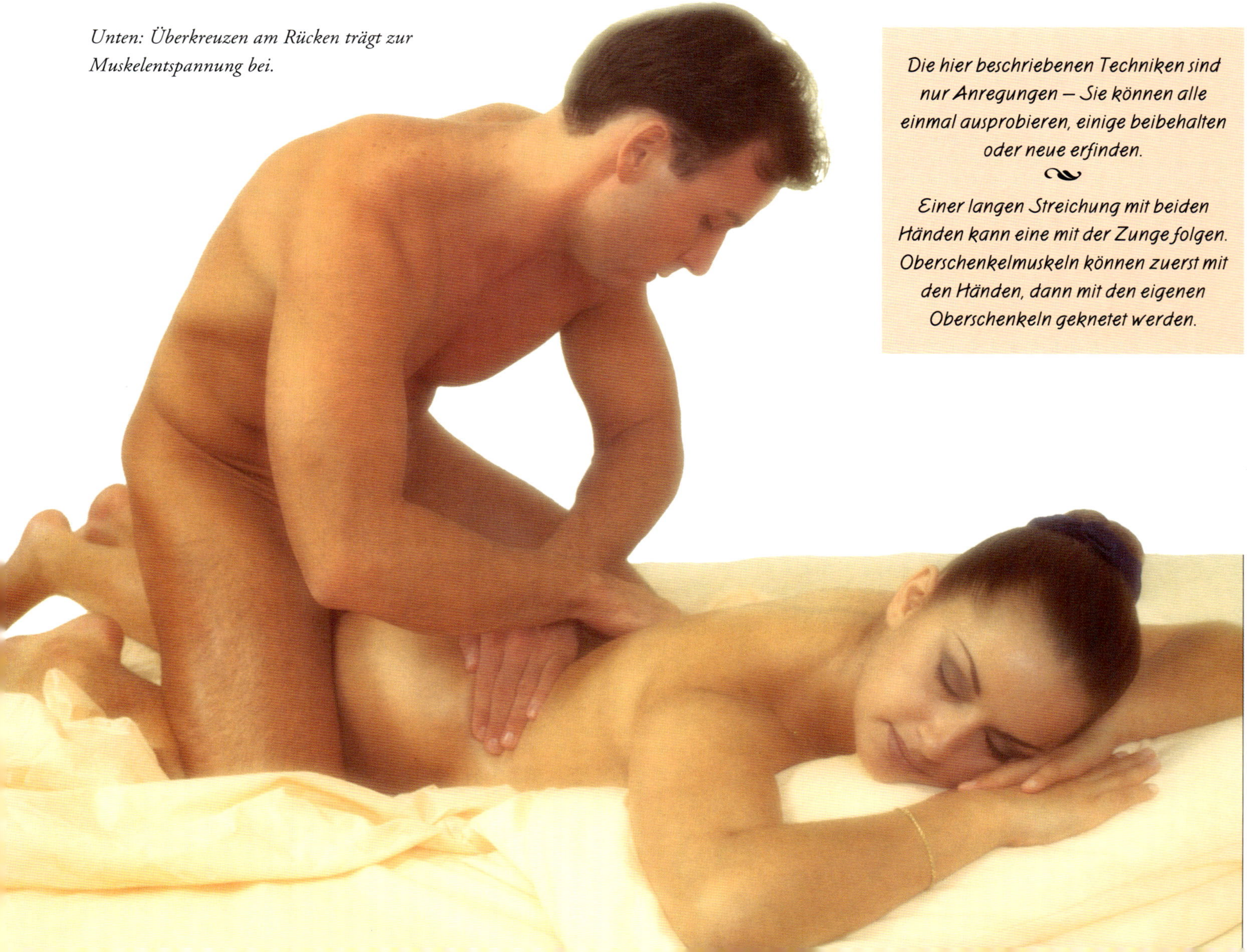

Die hier beschriebenen Techniken sind nur Anregungen – Sie können alle einmal ausprobieren, einige beibehalten oder neue erfinden.

Einer langen Streichung mit beiden Händen kann eine mit der Zunge folgen. Oberschenkelmuskeln können zuerst mit den Händen, dann mit den eigenen Oberschenkeln geknetet werden.

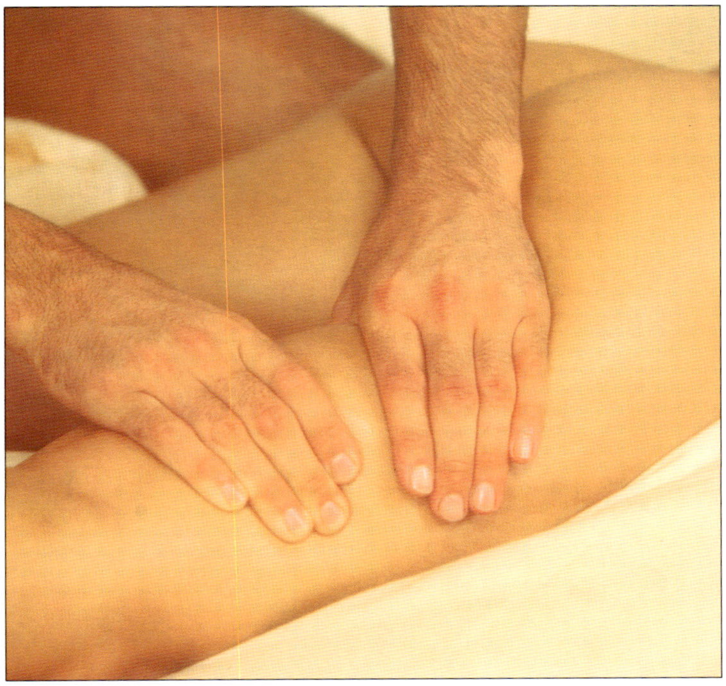

Oben: Eine intime Berührung am Oberschenkel.

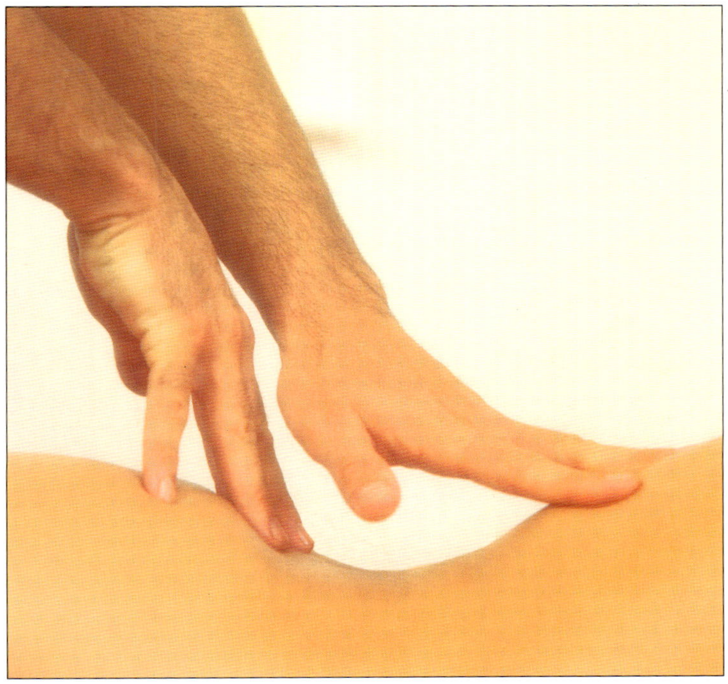

Oben: Erregen Sie sie, indem Sie sanft den Rücken ausstreichen.

Erotische Massage soll Spaß machen, sie ist keine Prüfung. Sie kann also mit Lachen oder Sex enden.

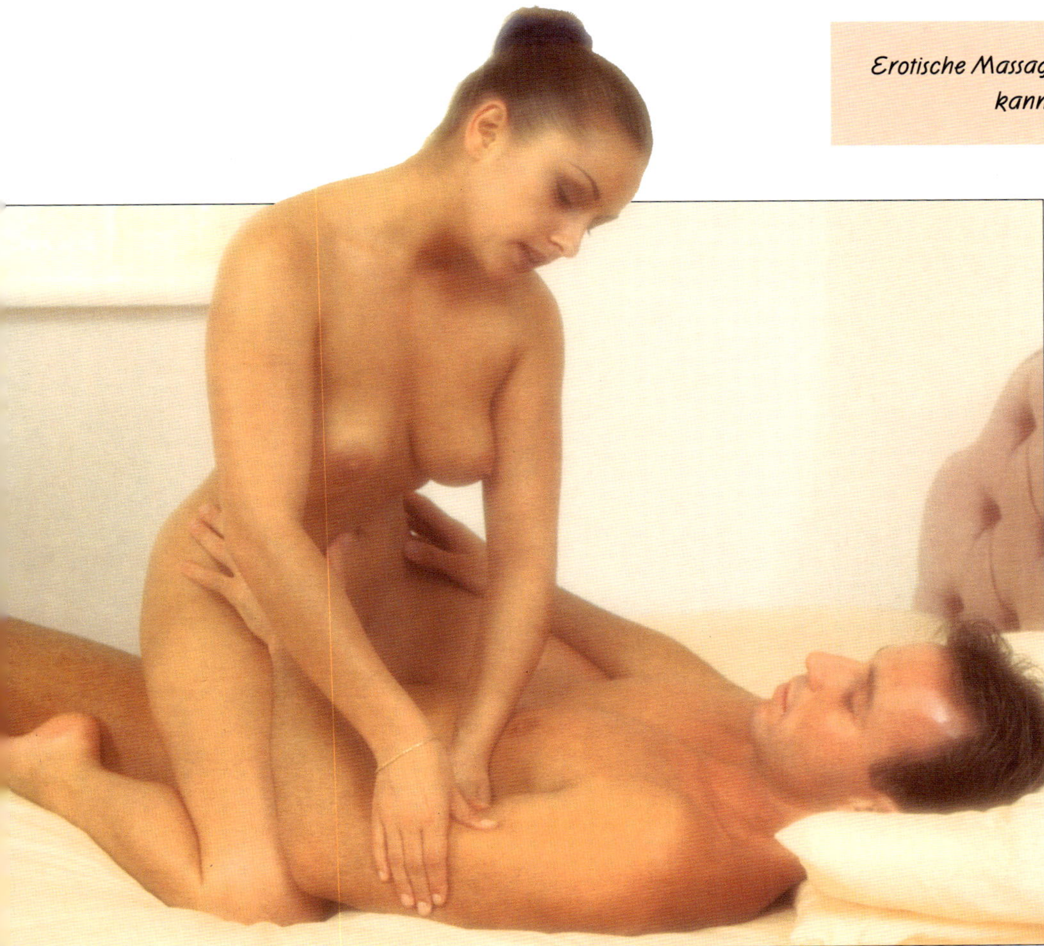

Oben: Vier Hände können die erotische Magie der Berührung teilen.

Sie dazwischen einmal Ihre Arme oder den Rücken strecken wollen, legen Sie den Kopf des Partners in Ihren Schoß, oder stützen Sie die Beine an seiner Seite ab – auch so können Sie den Körperkontakt halten. Wenn Sie zur anderen Seite seines Körpers wechseln, bleiben Sie nahe, und vermeiden Sie abrupte Bewegungen.

Eine Ganzkörpermassage kann bis zu einer Stunde dauern. Sie können natürlich variieren und ganze Abschnitte auslassen. Doch ist eine Ganzkörpermassage von Zeit zu Zeit wunderbar, und sie verhindert, daß manche Körperteile vernachlässigt werden. Es versteht sich von selbst, daß Sie kein Wort über die körperlichen Schwachstellen Ihres Partners verlieren – das macht Vertrauen und Entspannung unmöglich. Sprechen Sie während der Massage so wenig wie möglich, sagen Sie nur, was unangenehm ist. Vertrauen Sie Ihrem Gefühl.

Streichen

Streichen ist die einfachste Massagetechnik, die überall am Körper angewendet werden kann. Am Anfang und Ende der Massage sollten Sie die Hände immer entspannend über den jeweiligen Körperteil gleiten lassen. Stimulierender sind schnellere und leichtere Bewegungen.

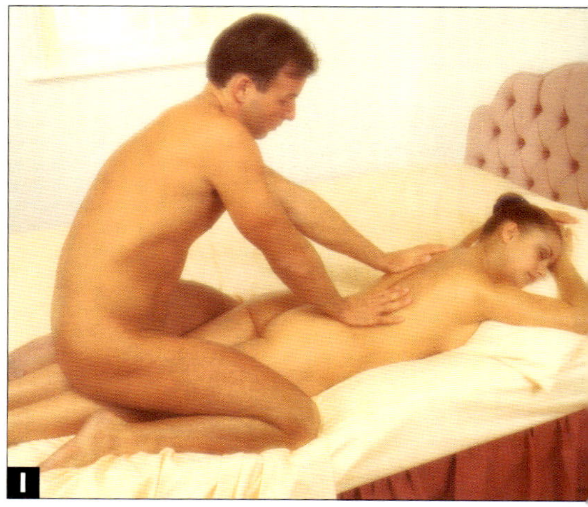

1. *Die Finger folgen der Hüftform mit spielerischer Leichtigkeit.*

Streichen heißt auf Französisch, der internationalen Sprache der Massage, *effleurage*. Bei dieser Technik sind die Aufwärtsbewegungen fester als die Abwärtsbewegungen. Experimentieren Sie aber, um den idealen Druck zu finden.

Eine zu sanfte Berührung ist eher erregend, oder sogar irritierend, als beruhigend und entspannend, und kann leicht kitzeln. Fragen Sie also Ihre Partnerin, wie es ihr gefällt. Die Gleitmassage (S. 47) soll aber aufreizend leicht und erotisch sein.

Streichung

Legen Sie die Hände flach mit den Fingerspitzen nach vorne auf die Haut, und streichen Sie von sich weg. Fahren Sie sanfter mit den Handballen wieder zurück. Beide Hände arbeiten gemeinsam. Sie sollten immer die festeren Bewegungen Richtung Herz machen: Beine, Po und Bauch hinauf und über Nacken, Schultern und Brust nach unten. Das soll Sie aber nicht hindern, langsam und lang über das Rückgrat hinauf oder hinunter zu streichen.

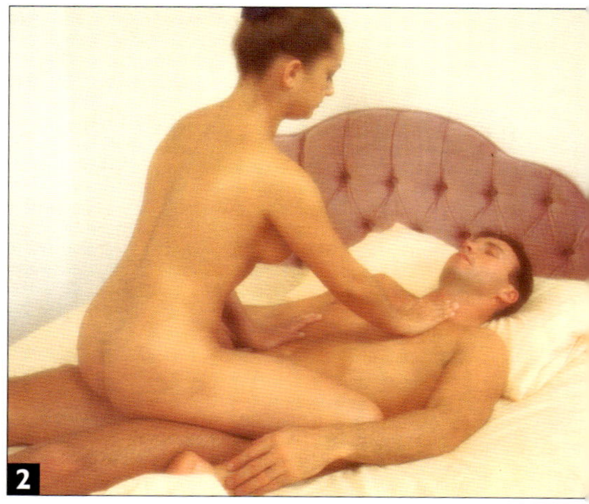

2. *Heben Sie die Hand, wenn Sie Ihren eigenen Körper erreicht, im Fluß der Bewegung.*

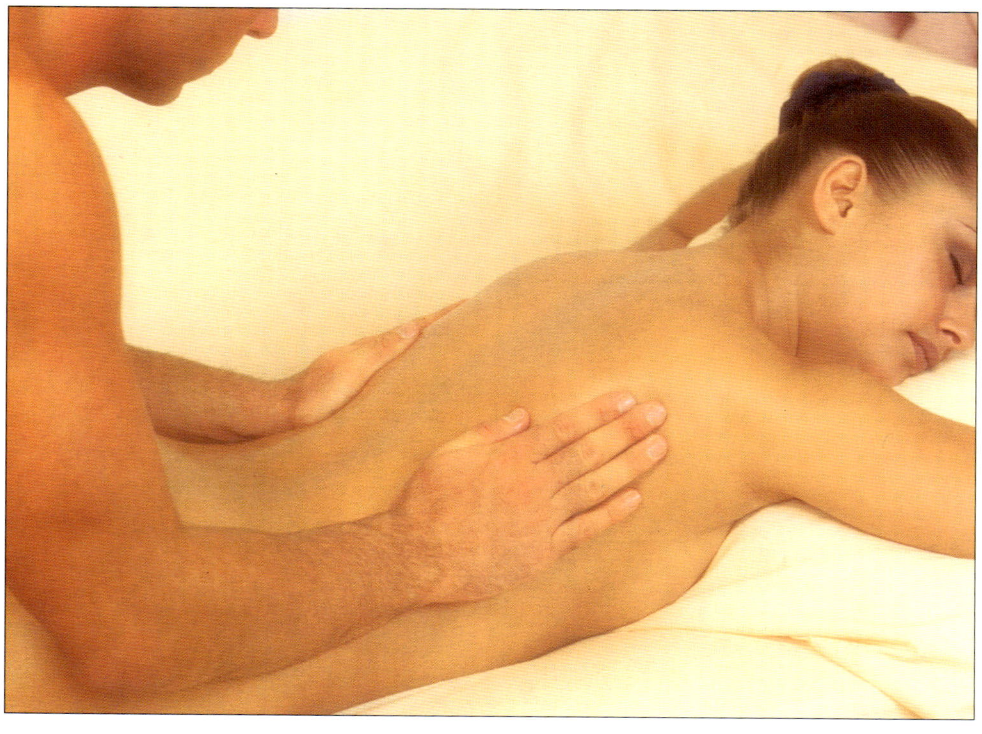

Oben: Die Streichung, bei der beide Hände in einer festen Bewegung zum Kopf des Partners gleiten, ist ein intensiver Beginn für Entspannung und Stimulation.

Ausstreichen

Gehen Sie den umgekehrten Weg von der Streichung: Die Finger zeigen noch immer nach vorne, doch Sie bewegen die Hände zu sich. Abwechselndes Ausstreichen ist besonders angenehm: Sie bewegen eine Hand zu sich und ziehen die andere nach, wenn die erste beinahe am Ziel ist. Die Bewegungen sollten fließend, kreisend und mit leichtem Druck ausgeführt werden – ein wunderbarer Abschluß einer Massage!

Überkreuzen

Diese Bewegung eignet sich gut für Arme und Beine. Legen Sie die Hände mit den Fingerspitzen nach innen auf den jeweiligen Körperteil. Bewegen Sie eine Hand mit stärkerem Druck ein Stück nach oben, und heben Sie sie, um die andere nachzuziehen. Bearbeiten Sie so das ganze Körperglied.

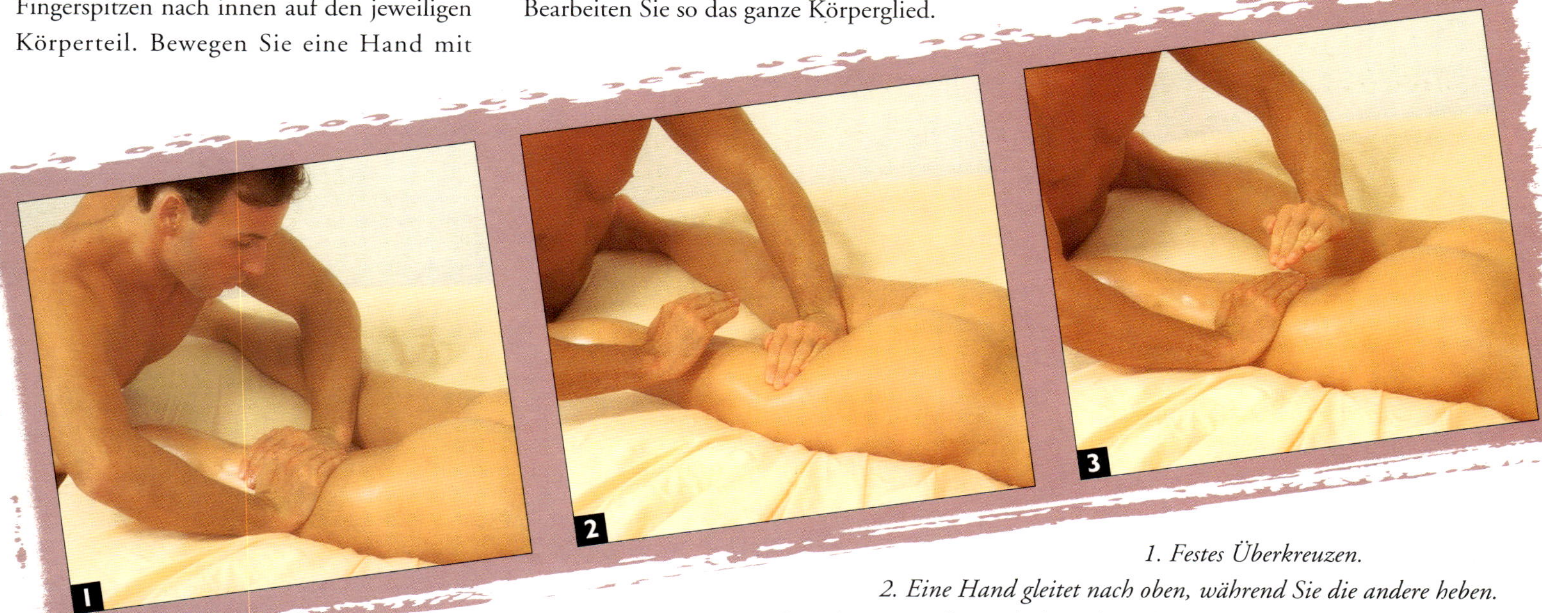

1. Festes Überkreuzen.

2. Eine Hand gleitet nach oben, während Sie die andere heben.

3. Sie arbeiten mit festen, doch geschmeidigen und fließenden Bewegungen.

Kreisen

Eine Variante der Streichung. Sie ziehen auf einer großen Fläche wie Rücken oder Bauch weite, einander überschneidende Kreise mit den Händen.

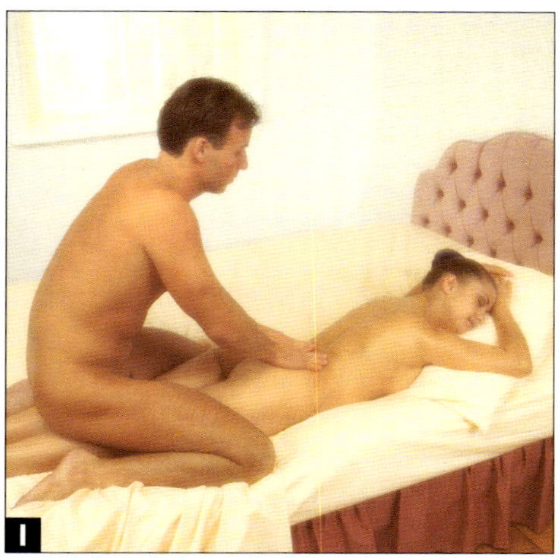

1. Kreisen ist vor allem am Rücken eine der angenehmsten Massagetechniken. Starker Druck ist entspannend, eine leichtere Berührung kann erregen.

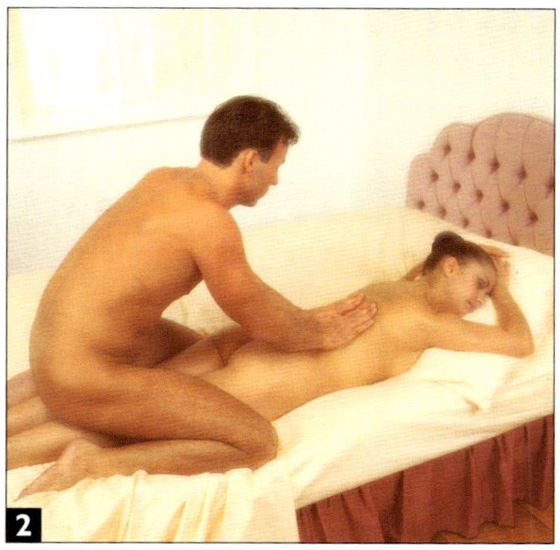

2. Beginnen Sie unten beim Steißbein, und bewegen Sie die Hände zum Nacken.

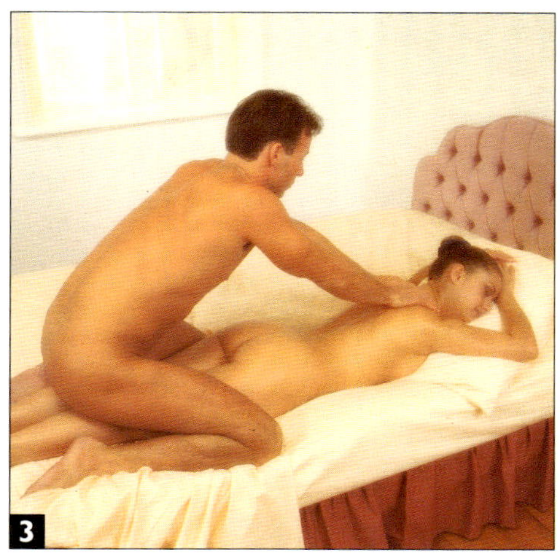

3. Streichen Sie mit den Händen über die Schultern aus.

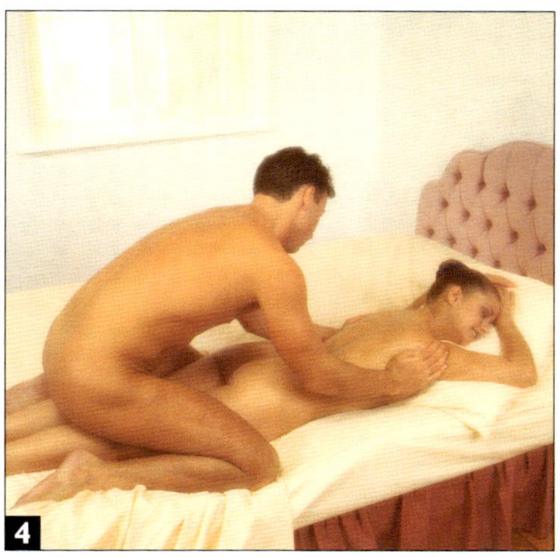

4. Fahren Sie an der Seite mit leichtem Druck nach unten und ab der Hüfte wieder nach oben.

Feste und sanfte Bewegungen

Streicht man mit unterschiedlichem Druck, ändert sich auch die Wirkung. Kraftvolles Streichen wirkt auf die Muskeln, schnelle, sanfte Bewegungen können beleben und erregen, und Federn kann stimulieren. Die Freuden, die eine Berührung durch den Partner bringt, sind unendlich.

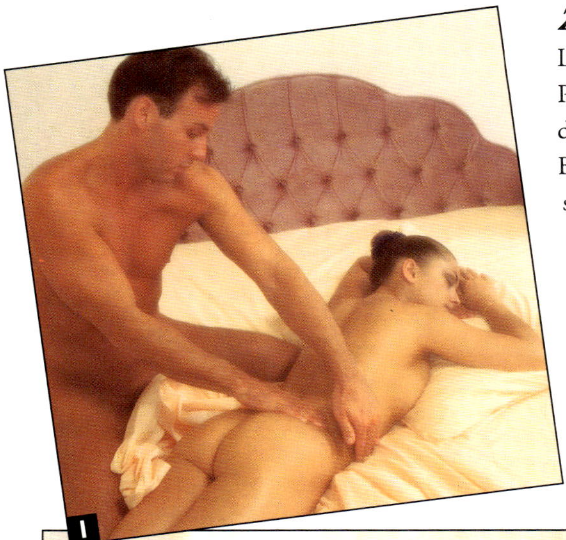

Ziehen

Legen Sie die rechte Hand flach auf Ihren Partner, und ziehen Sie sie zu sich. Heben Sie die rechte Hand, und beginnen Sie dieselbe Bewegung mit der linken. Der Druck sollte so groß sein, daß Sie den Muskel bewegen, nicht nur die Haut verschieben. Knien Sie auf einer Seite Ihres Partners, und bearbeiten Sie die gegenüberliegende Seite von der Hüfte zur Achsel oder die Beine nach oben. Das hat fast dieselbe Wirkung wie Kneten (siehe S. 48), und sollte den Streichbewegungen folgen.

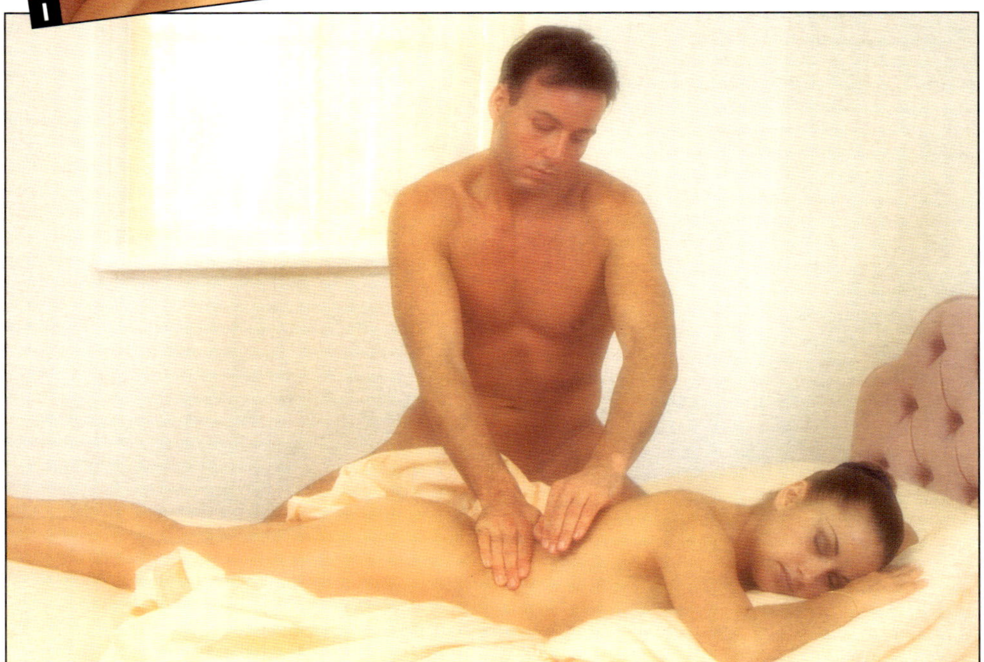

1 und 2 oben: Stecken Sie die Finger unter den Körper, bevor Sie zu ziehen beginnen.

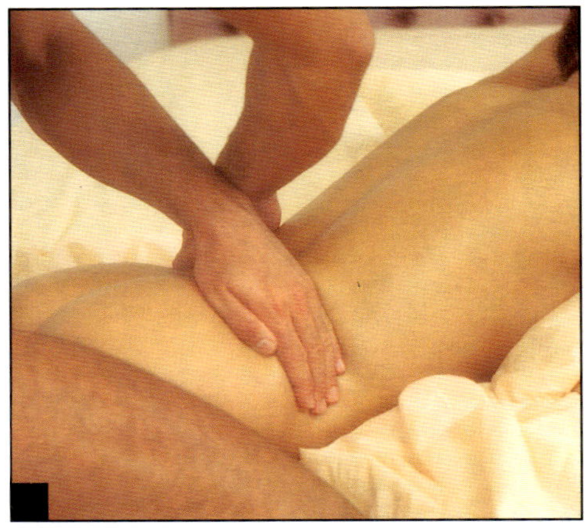

Warum nicht die Geschwindigkeit ändern und ziemlich rasch überkreuzen?

Überkreuzen

Wie das Ziehen. Arbeiten Sie wieder mit einer Hand, und legen Sie dem Partner die andere Handfläche an die Seite. Gleiten Sie dann mit beiden Händen über den Rücken, und überkreuzen Sie auf der Wirbelsäule.

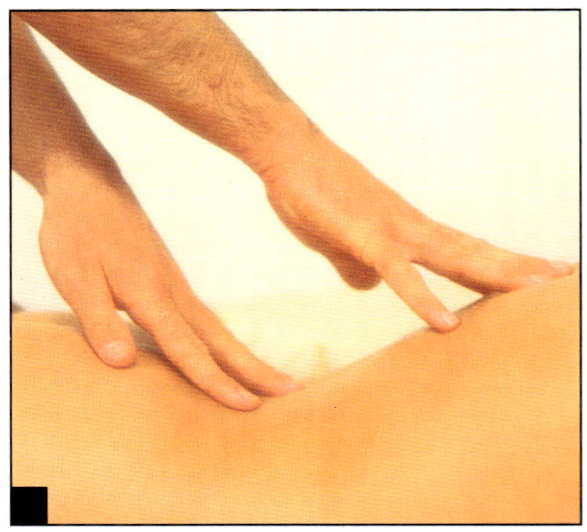

Mit sanften Fingerspitzen alleine kann man angenehmen, stimulierenden Druck ausüben.

Federn

Bewegen Sie die Hände mit leichten Streichbewegungen zu sich hin; beginnen Sie mit der zweiten Hand, wenn Sie mit der ersten beinahe fertig sind. Bleiben Sie nicht an einer Stelle, massieren Sie große Flächen.

Fingernägel

Eine sehr erotische Bewegung. Lassen Sie die Finger ganz sanft von sich weg oder zu sich hin gleiten, was sofort stimuliert und etwas verrucht wirkt.

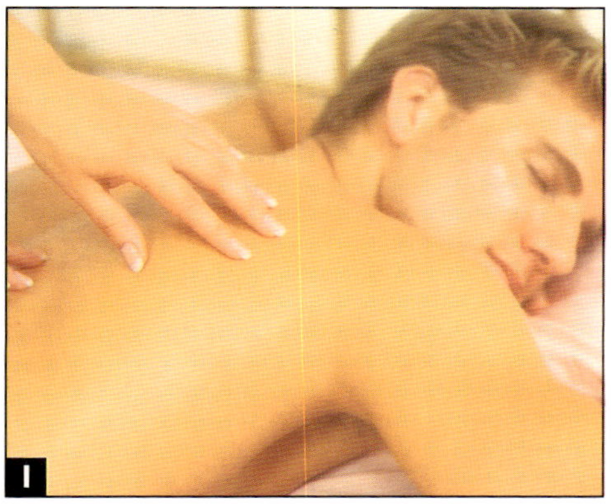

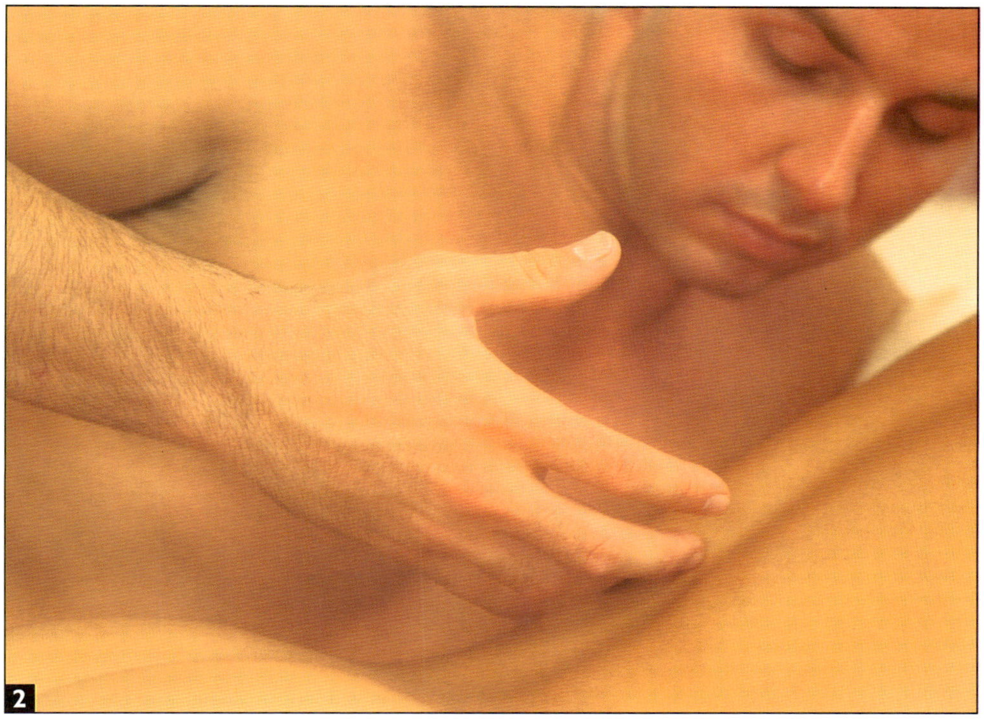

1 und 2: Setzen Sie die Fingernägel sanft ein, wird Ihr Partner vor Erregung erschauern.

Gleitmassage

Lassen Sie die Fingerspitzen ganz sanft von oben nach unten über ein Körperglied oder den Rücken gleiten. Sie können mit beiden Hände gleichzeitig oder nacheinander arbeiten, um ein Gefühl des Flusses zu erwecken. Diese Bewegung ist stimulierend und erotisch. Kitzeln Sie Ihren Partner damit, versuchen Sie es später nochmals, wenn er entspannter – und somit weniger empfindlich – ist. Ist die Berührung noch immer zu leicht, drücken Sie etwas fester auf.

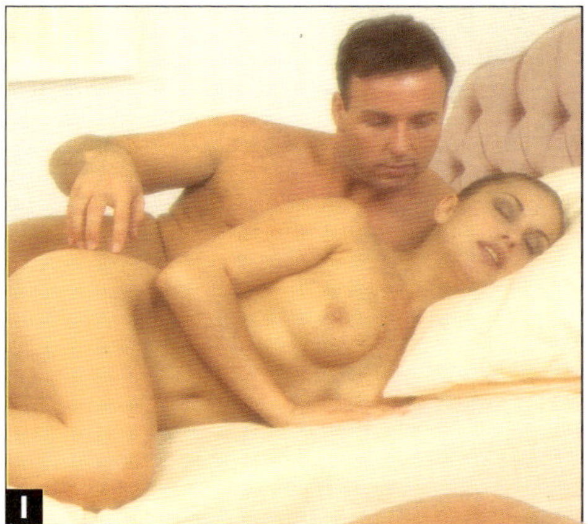

1. Die Gleitmassage kann kitzeln – mag sie es, oder unterdrückt sie ein Kichern?

2. Viele der beschriebenen Techniken müssen nicht nur erotisch sein.

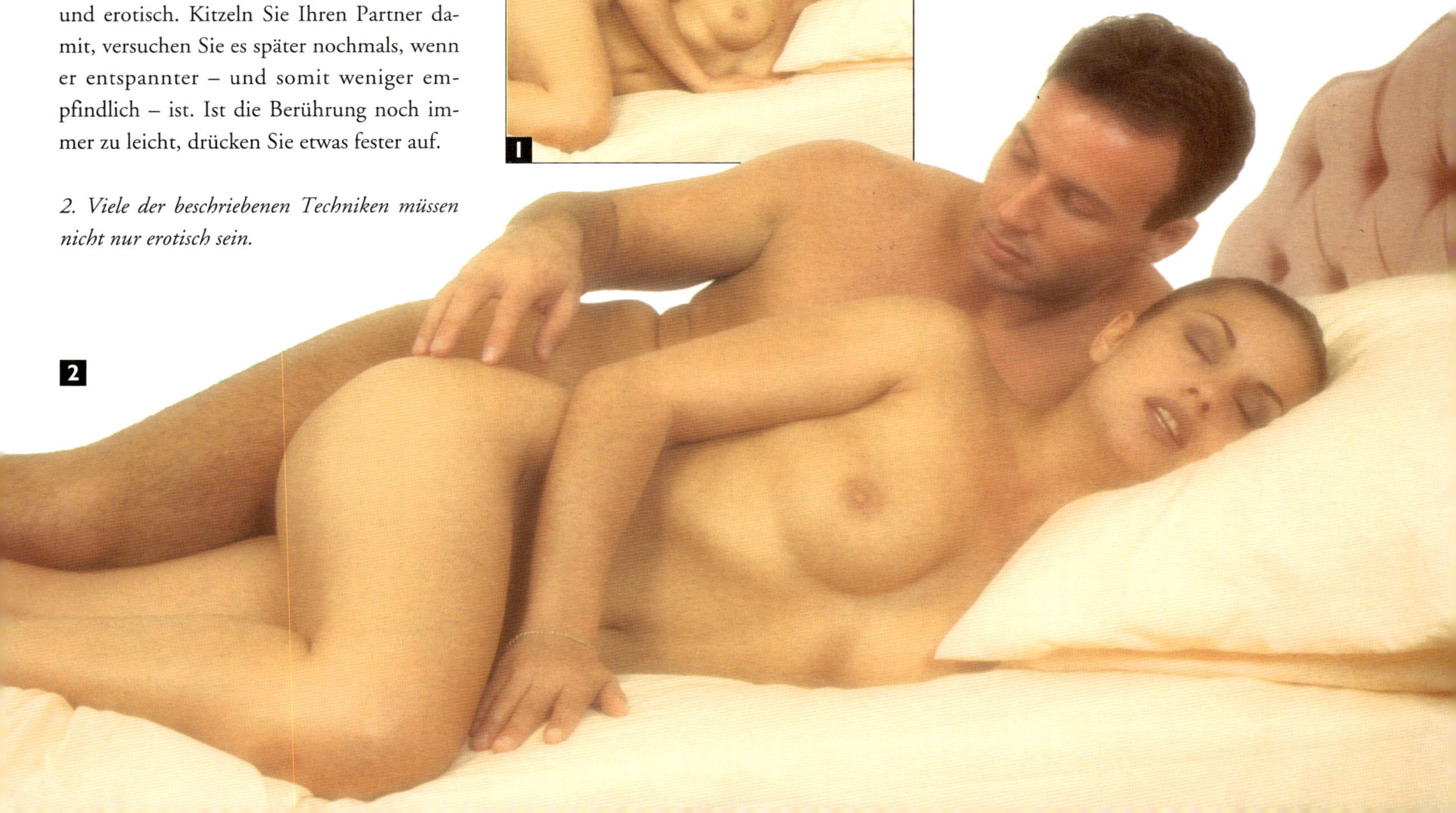

Kneten

Kneten ist sehr entspannend, auch wenn es während der Massage anstrengend sein kann. Möchten Sie eine belebende Massage, machen Sie einige Bewegungen sanfter und schneller, als ob Sie zupfen würden.

Beim Kneten *(petrissage)* fassen Sie den Körperteil fest an, als ob Sie die Spannung aus den Muskeln pressen möchten. Man kann alle muskulösen Bereiche kneten, nicht aber die knochigen. Sie werden automatisch kneten, wenn Sie nach dem Streichen die Muskeln erreichen.

Kneten

Nehmen Sie so viel Muskel wie möglich, und kneten Sie ihn wie Brot. Drücken Sie mit den nebeneinander liegenden Ballen fest auf, und kneten Sie rhythmisch mit den Fingern. Achten Sie darauf, daß Sie nicht zwicken. Diese Technik eignet sich sehr gut für alle weichen oder muskulösen Bereiche, vor allem für die Schultern.

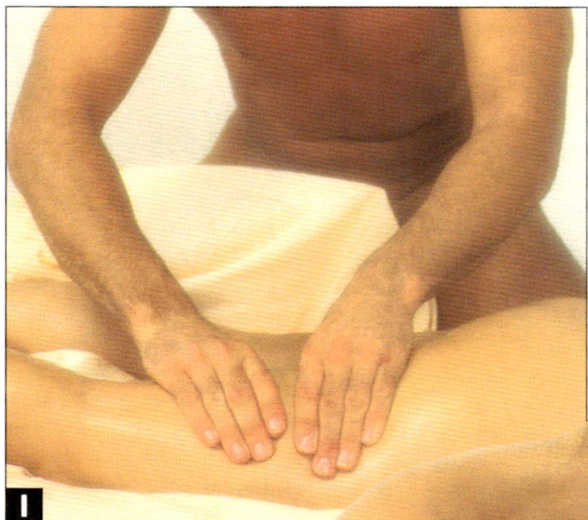

1. Kneten Sie große Muskeln fest mit der ganzen Hand.

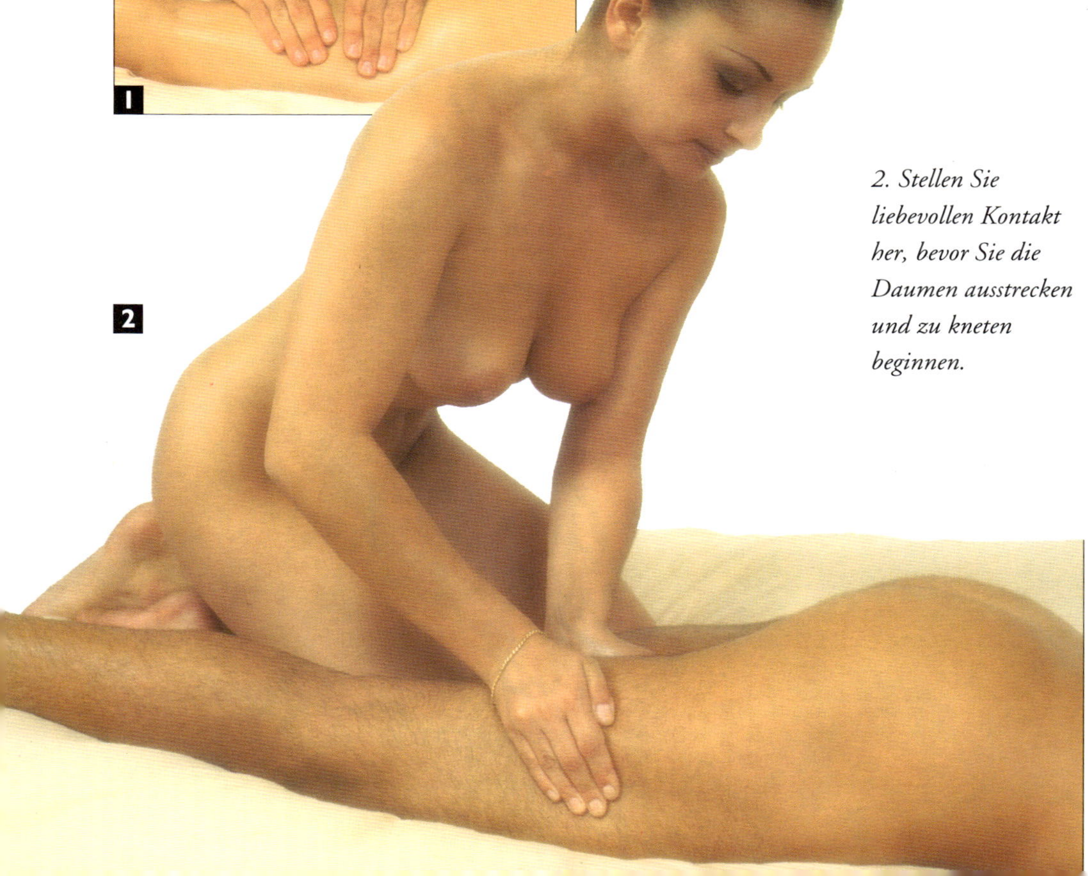

2. Stellen Sie liebevollen Kontakt her, bevor Sie die Daumen ausstrecken und zu kneten beginnen.

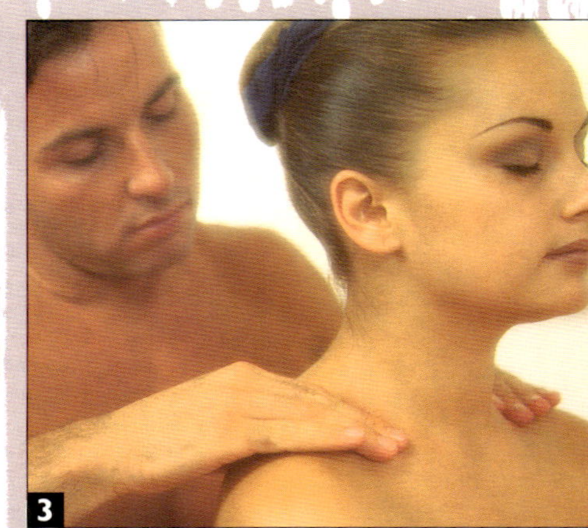

3. Kneten ist toll für Nacken und Schultern.

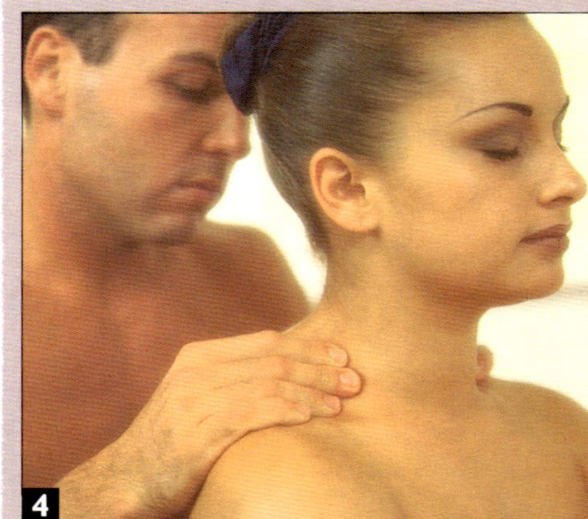

4. Nehmen Sie genug Muskeln auf einmal.

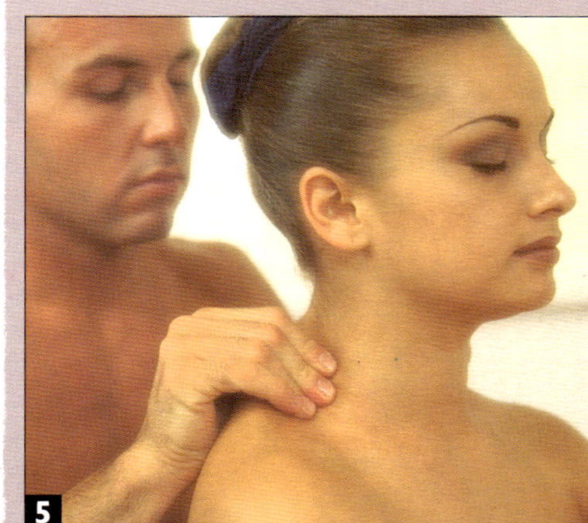

5. Kneten Sie Spannung aus den Muskeln, ohne zu zwicken oder die Haut zu dehnen.

Kneifen

Kneifen Sie ein paar Muskeln (oder die Weichteile auf Fingern und Zehen), und lassen Sie rasch aus.

1. Am Oberarm ist sanftes Kneifen äußerst angenehm.

2. Heben Sie Haut und Muskel.

3. Achtung – graben Sie die Finger nicht ein.

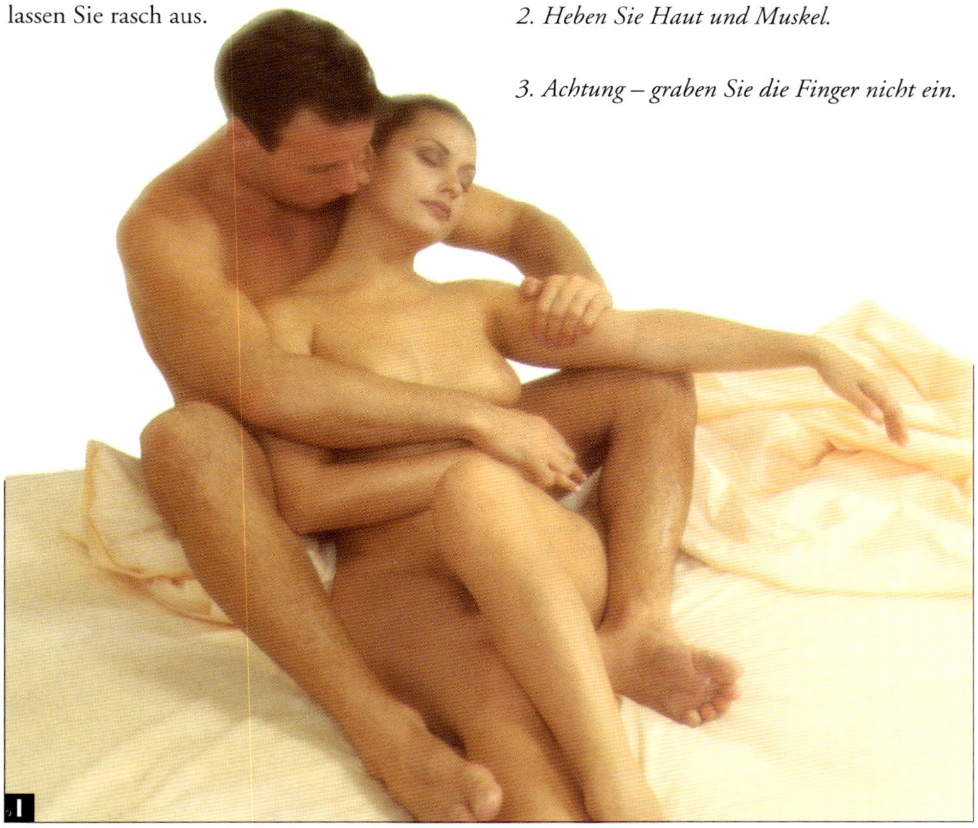

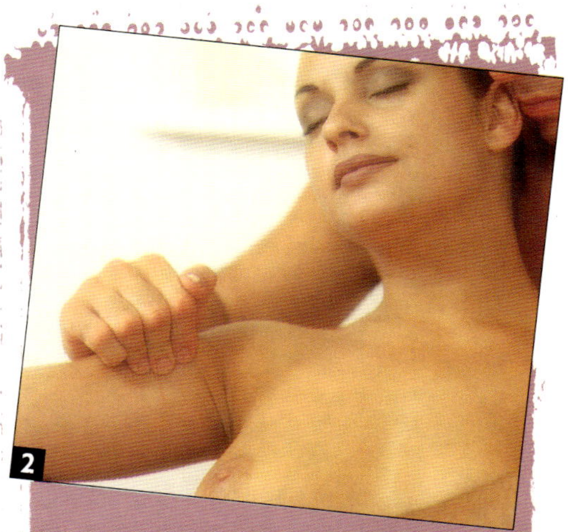

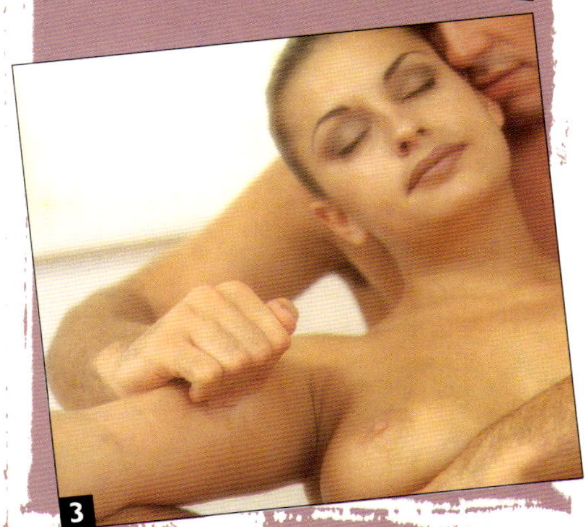

Klopfen

Legen Sie die Fäuste mit den Knöcheln nach unten auf die Haut Ihres Partners, und „kneten“ Sie mit kreisenden Bewegungen der mittleren Fingerglieder. Fragen Sie, ob dies Ihrem Partner gefällt.

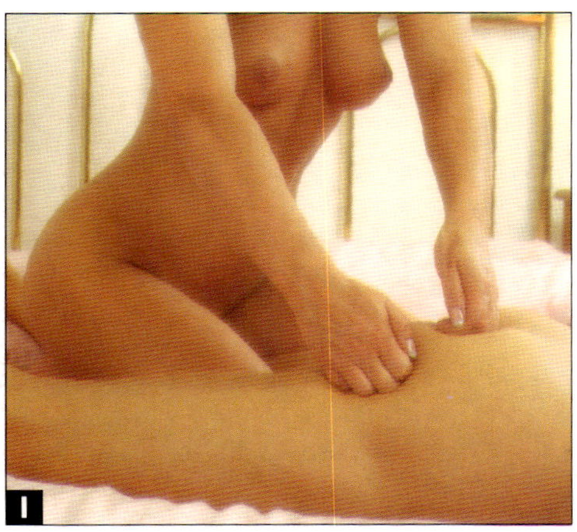

1 und 2. Klopfen ist die festere Version von Kneten und eignet sich für verspannte Muskeln oder wenn der Partner eindöst.

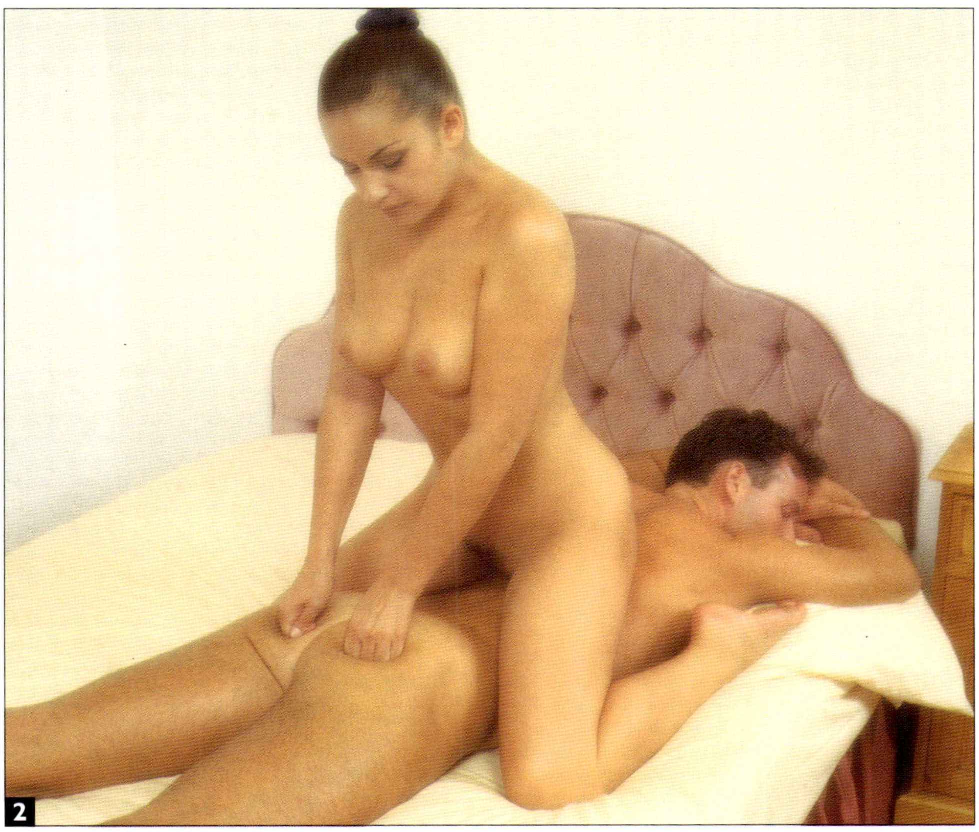

Mehr über das Kneten

Während Sie Ihre Partnerin massieren, werden Sie ihre Haut kennenlernen. Bewundern Sie die sanften Kurven und elastischen Muskeln, wenn Sie langsam die Landschaft erforschen, die sie individuell und einzigartig macht.

Zupfen

Eine sanfte, beinahe spielerische Variante, bei der Sie etwas Fleisch zwischen Daumen und Finger nehmen, leicht anziehen und dann auslassen. An den Oberschenkeln, Hüften, Oberarmen oder Schultern löst diese Technik Verspannungen. Sie stimuliert und weckt Ihren Partner, wenn es zu entspannend wird.

Federn

Eine leichtere, schnellere Variante des Zupfens. Setzen Sie die Hände abwechselnd ein, öffnen Sie schnell Finger und Daumen, und schließen Sie sie, als ob Sie etwas von der Haut wegnehmen möchten. Sie werden ein Streichen und Klopfen hören, wenn der Daumen die Finger berührt. Diese Technik wirkt sehr belebend!

Wringen

Eine festere Form des Knetens, bei der Sie das Gewebe mehr verformen, als wollten Sie ein nasses Handtuch auswringen. Wie alle tieferen Griffe eignet sich diese Technik zur Muskelentspannung. Wenn Sie aber etwas falsch machen, erinnert sie eher an rauhe Kinderspiele.

Beginnen Sie sehr sanft und achten Sie darauf, ob Ihrem Partner auch stärkerer Druck noch angenehm ist. Wenden Sie diese Technik statt des Ziehens an, wenn Ihr Partner tiefere Massage möchte.

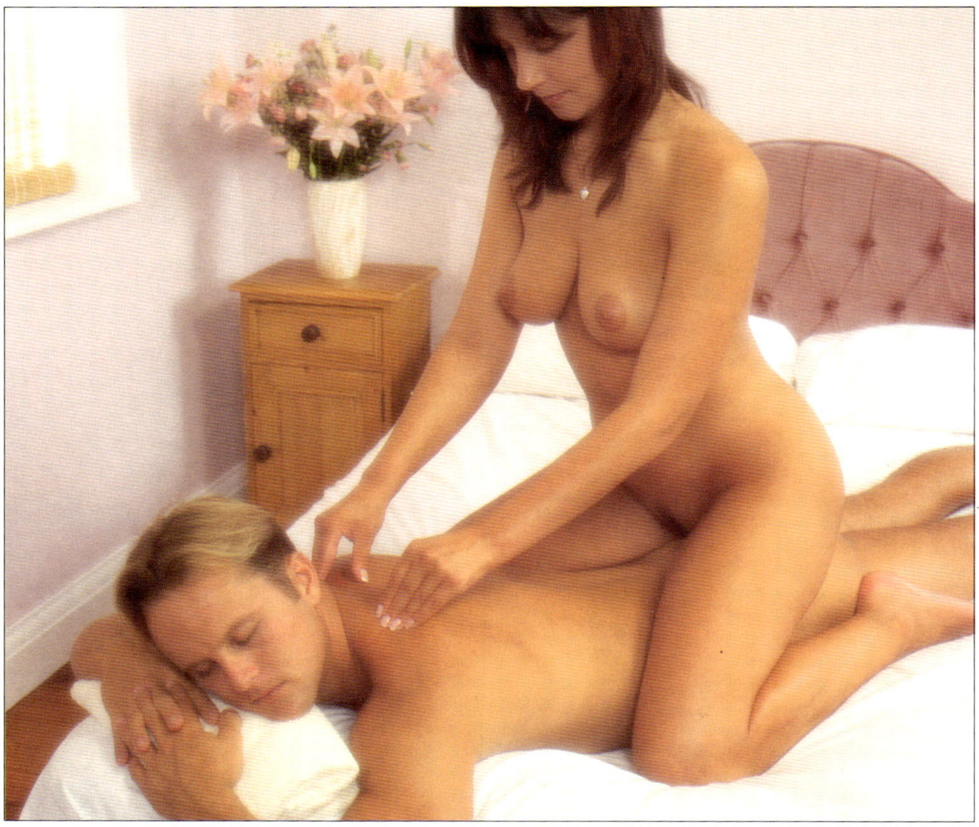

Oben: Zupfen und Federn sind erotische, stimulierende Techniken, die sich auch für knochige Bereiche gut eignen.

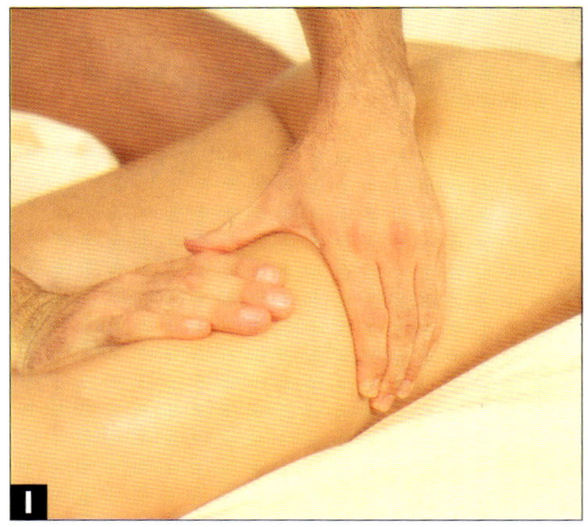

1. Wringen ist eine tiefe Bewegung.

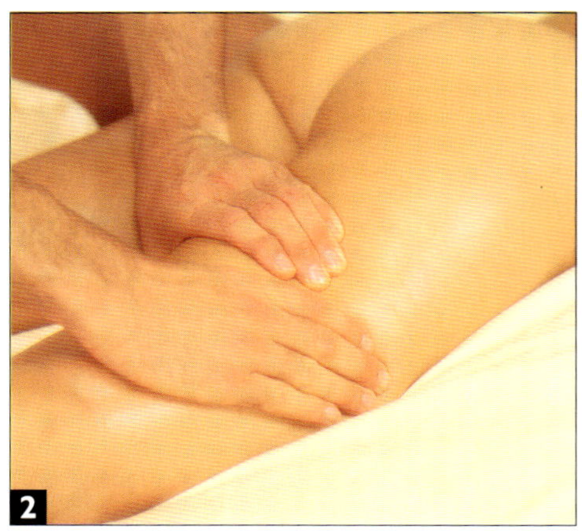

2. Das kann nach dem Sport müde Muskeln beleben, aber beginnen Sie sanft.

Rollgriff

Nehmen Sie eine Handvoll Muskeln in jede Hand, und ziehen Sie die Finger zum Daumen. Hören Sie aber auf, bevor Sie zwicken. Bearbeiten Sie auf diese Weise weiche oder muskulöse Bereiche.

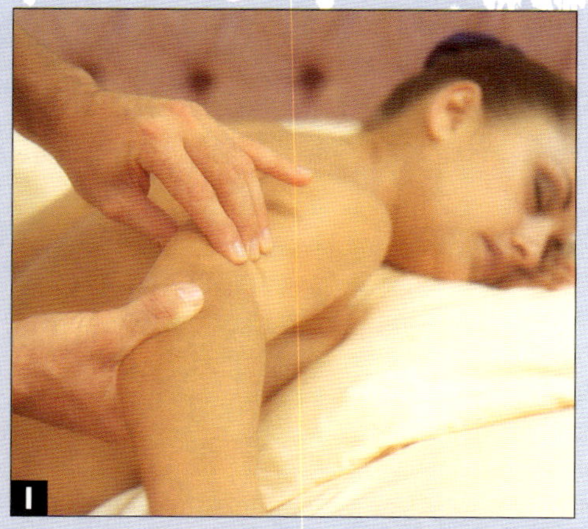

1. Beim Kneten zählt jeder Finger.

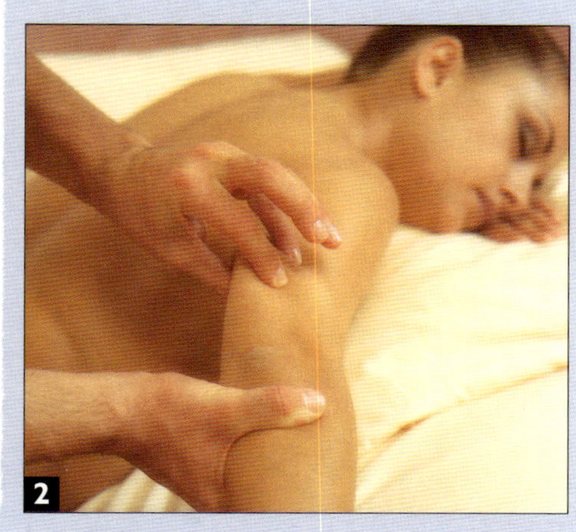

2. Es ist fast, als ob Sie ein Instrument spielten.

Kneten mit der ganzen Hand

Halten Sie am Nacken, den Armen oder vorne an den Oberschenkeln eine Handvoll Fleisch auf einer Seite des Knochens mit den Fingern und auf der anderen mit dem Daumen. Ziehen Sie dann Daumen und Finger zusammen.

Rechts: Kneten ist gut zur Entspannung. Es ist, als ob Sie die Haut vom Knochen wegziehen würden.

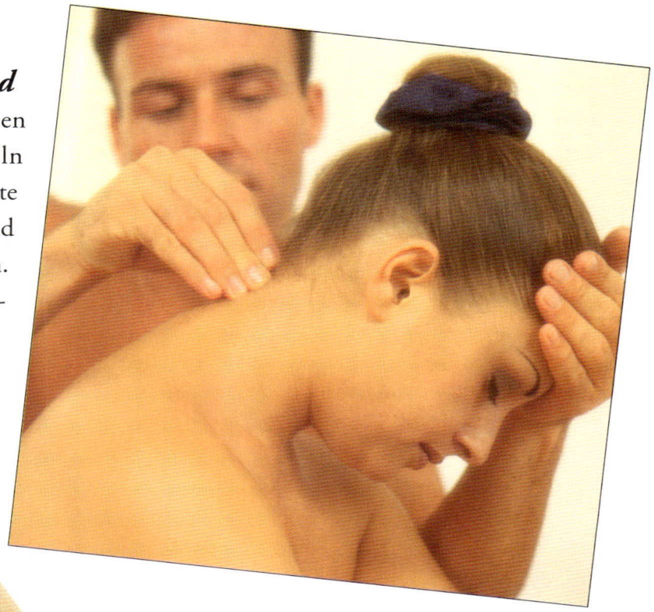

Schütteln

So bewegen Sie die Muskeln ohne den Druck des Knetens. Sie können Arme und Beine ganz sanft schütteln, um Spannung zu lösen, ohne die Gelenke zu beanspruchen.

Halten Sie eine Hand oder einen Fuß über dem Boden, und ziehen oder schütteln Sie sanft, bevor Sie das Körperglied wieder zurücklegen. Spreizen Sie die Hand über einen großen Muskel – zum Beispiel Gesäß oder Beine – und schütteln Sie kräftig einige Sekunden. Diese spielerische Bewegung wirkt sehr stimulierend.

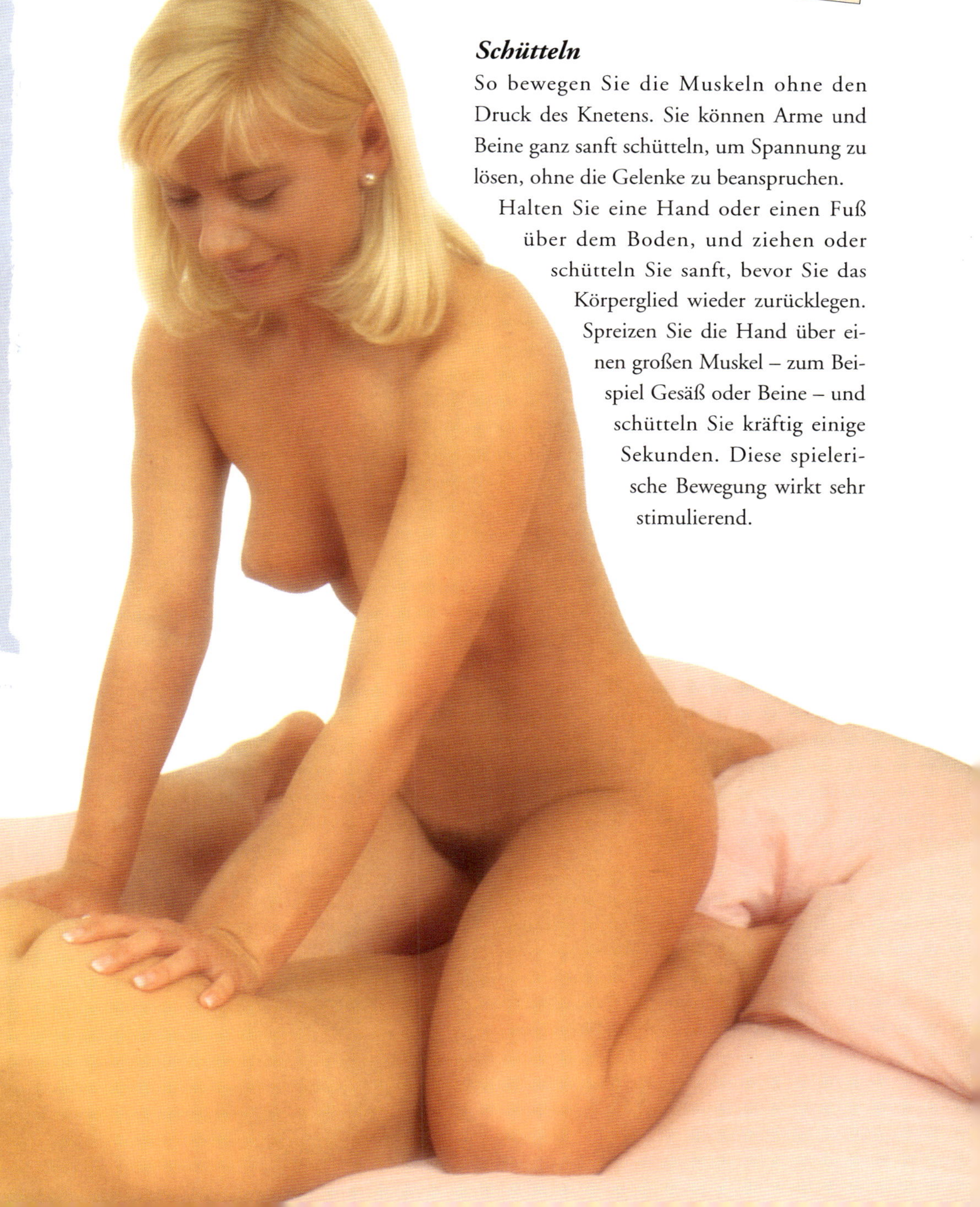

Rechts: Schütteln Sie mit festem Druck Spannung aus einem Muskel oder sanft, wenn Sie eine Hand oder einen Fuß halten.

Reiben

Wie das Kneten entspannt Reiben die Muskeln. Da man aber beim Reiben über die Haut gleitet, brauchen Sie genug Öl, um die Haut nicht zu ziehen – fetten Sie sie aber nicht zu sehr ein. Da bei diesen Griffen die Muskeln tiefer bearbeitet werden, kann man sie statt des Knetens anwenden.

Arbeiten Sie auch bei dieser Technik mit lockeren Schultern, und setzen Sie Ihr Körpergewicht ein, anstatt Hände und Handgelenke anzuspannen. Massage soll Spannung abbauen, nicht von einer Person auf die andere übertragen.

Viele Menschen mögen anfangs nur die sanfteste Massage, doch sobald sie sich daran gewöhnen, finden Sie auch an den entspannenden Nachwirkungen tieferer Massage Gefallen.

Da die Massage Vergnügen bereiten soll, sollten Sie die Techniken beibehalten, bei denen Sie sich beide entspannen, und neue versuchen, wenn Sie beide abenteuerlustig sind. Sie werden überrascht sein, wie wunderbar tiefere Massage sein kann.

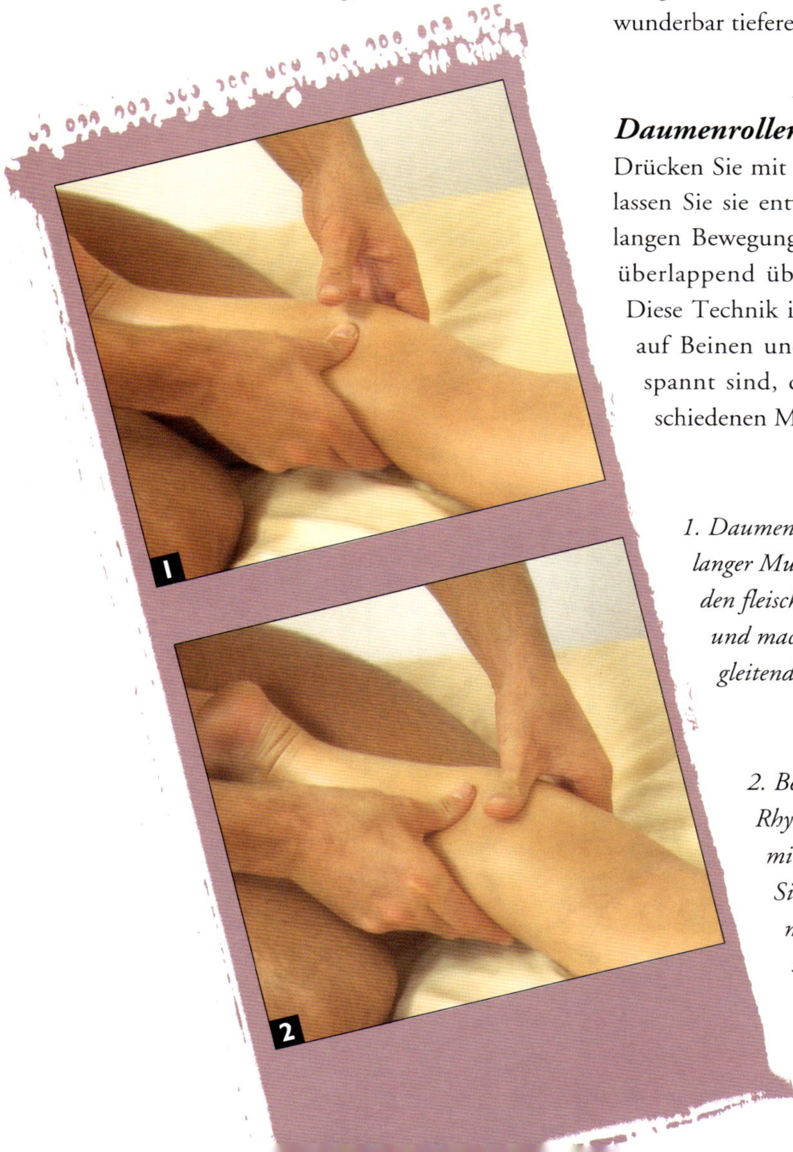

Daumenrollen

Drücken Sie mit den Daumen fest auf, und lassen Sie sie entweder gleichzeitig in einer langen Bewegung oder hintereinander und überlappend über einen Muskel gleiten. Diese Technik ist ideal für lange Muskeln auf Beinen und Rücken, die oft so verspannt sind, daß man sie nur mit verschiedenen Methoden lockern kann.

1. Daumenrollen lockert die Spannung langer Muskeln. Drücken Sie fest mit den fleischigen Stellen der Daumen, und machen Sie eine lange, gleitende Bewegung.

2. Behalten Sie einen fließenden Rhythmus bei. Beginnen Sie mit einem Daumen, während Sie den anderen heben und mit einer Kreisbewegung senken.

Handballen-Druck

Streichen Sie mit einem Handballen ein kurzes Stück über den Muskel. Heben Sie die Hand, wenn Sie mit der anderen dieselbe Bewegung beginnen. Diese Technik eignet sich für lange Muskeln wie Waden und Oberschenkel.

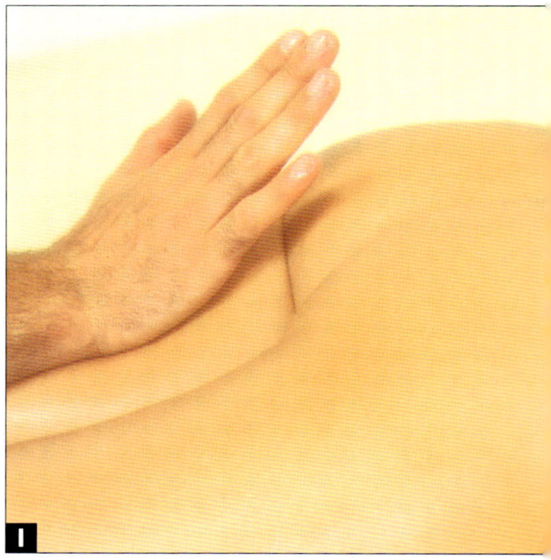

1. Handballen-Druck – oder folgen Sie nur einem natürlichen Instinkt?

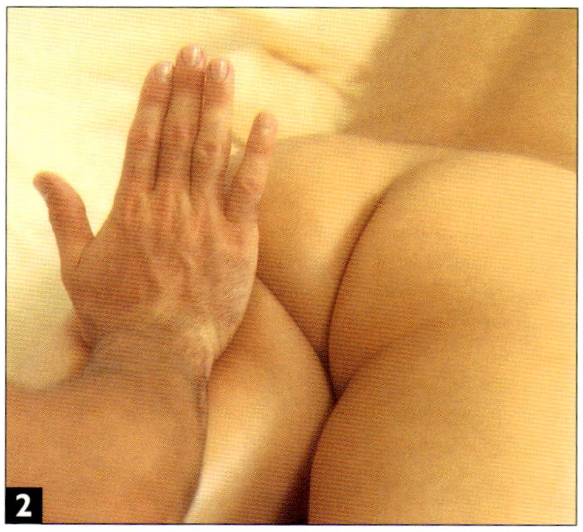

2. Reiben Sie kräftig mit einer Hand oder mit beiden abwechselnd nach oben, und sparen Sie nicht mit Öl, damit die Hand gleitet.

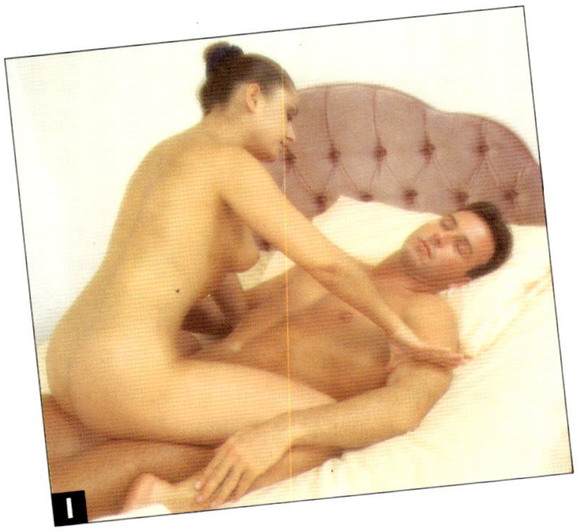

Reiben

Wie das Streichen, aber mit mehr Druck. Man verwendet dafür häufig die Haut zwischen Daumen und Zeigefinger.

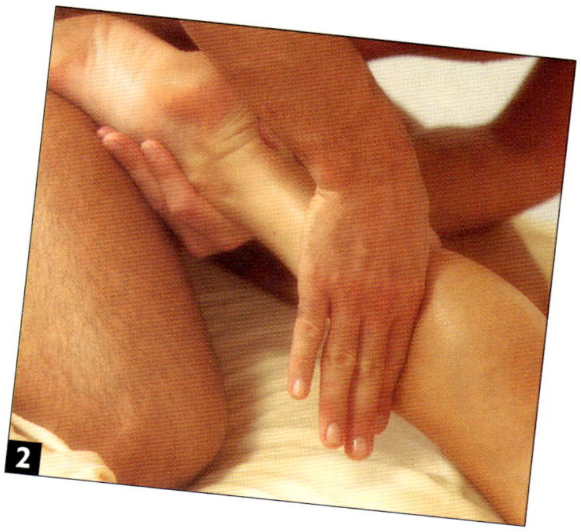

2. Reiben kann Knoten in sehr stark verspannten Muskeln lösen…

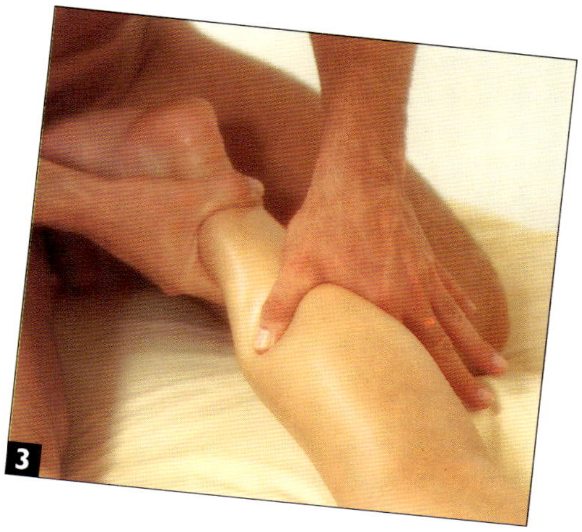

3. … aber es kann auch ein komisches Gefühl sein. Sexy oder seltsam? Finden Sie es einfach selbst heraus.

1. Die Haut zwischen Daumen und Zeigefinger ist überraschend widerstandsfähig.

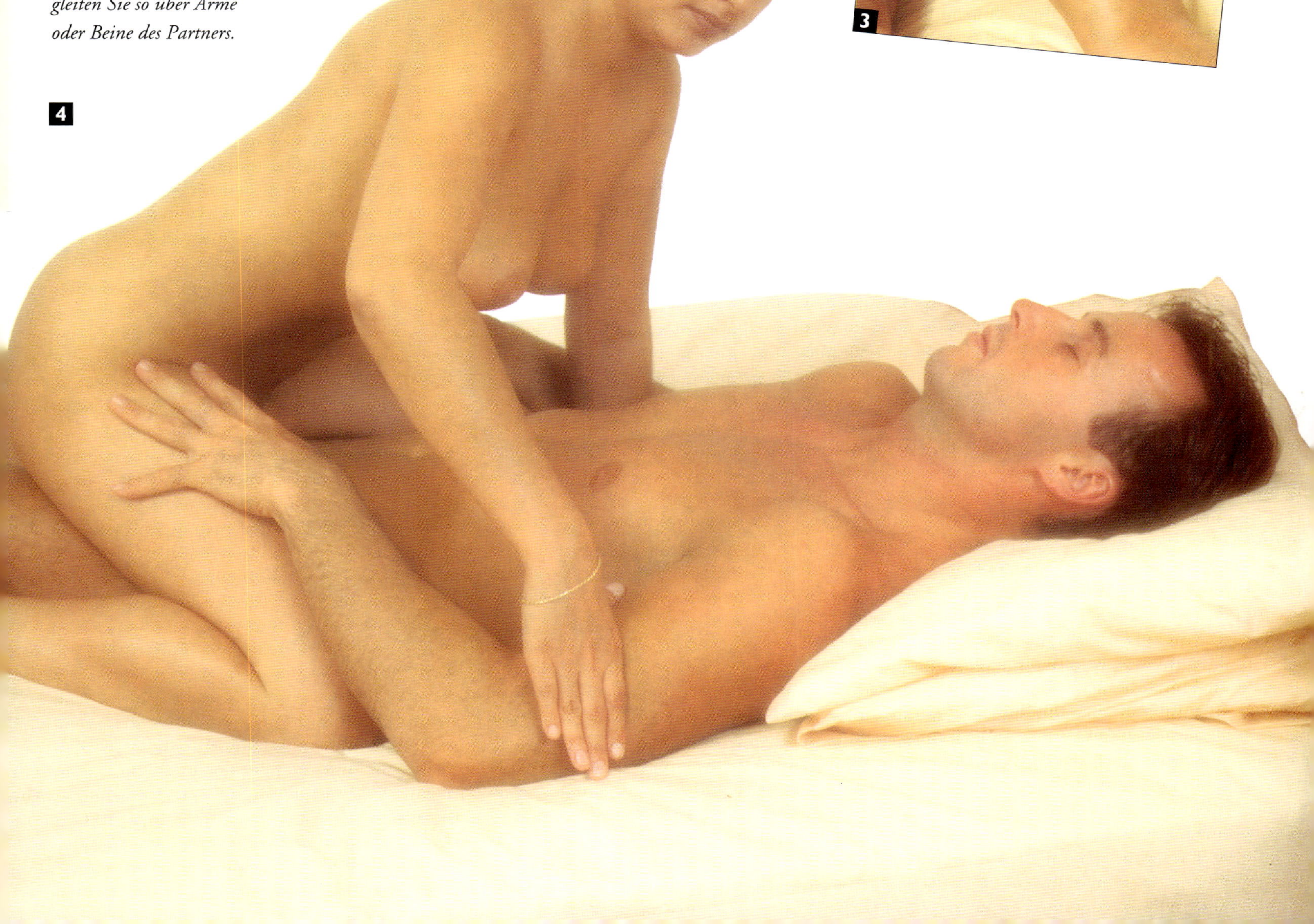

4. Gefällt beiden das Gefühl, gleiten Sie so über Arme oder Beine des Partners.

Drücken

Bei der erotischen Massage wird dann und wann Druck ausgeübt, um die Streich- oder Knetbewegungen zu variieren. Das hilft auch, wenn Sie zu müde sind, um Freude am Sex zu haben, da es Verspannungen löst. Gleiten Sie gerade oder mit Kreisbewegungen mit festem Druck über einen Muskel.

Es ist nicht gefährlich, fester auf einen großen, harten Muskel zu drücken. Hören Sie aber auf, wenn es nicht hilft, und machen Sie dies nur, wenn Sie Ihr Partner darum bittet, da es sonst unangenehm sein kann.

Unten: Daumenkreisen wirkt auf großen Muskeln tiefer. Lösen Sie damit verborgene Verspannungen.

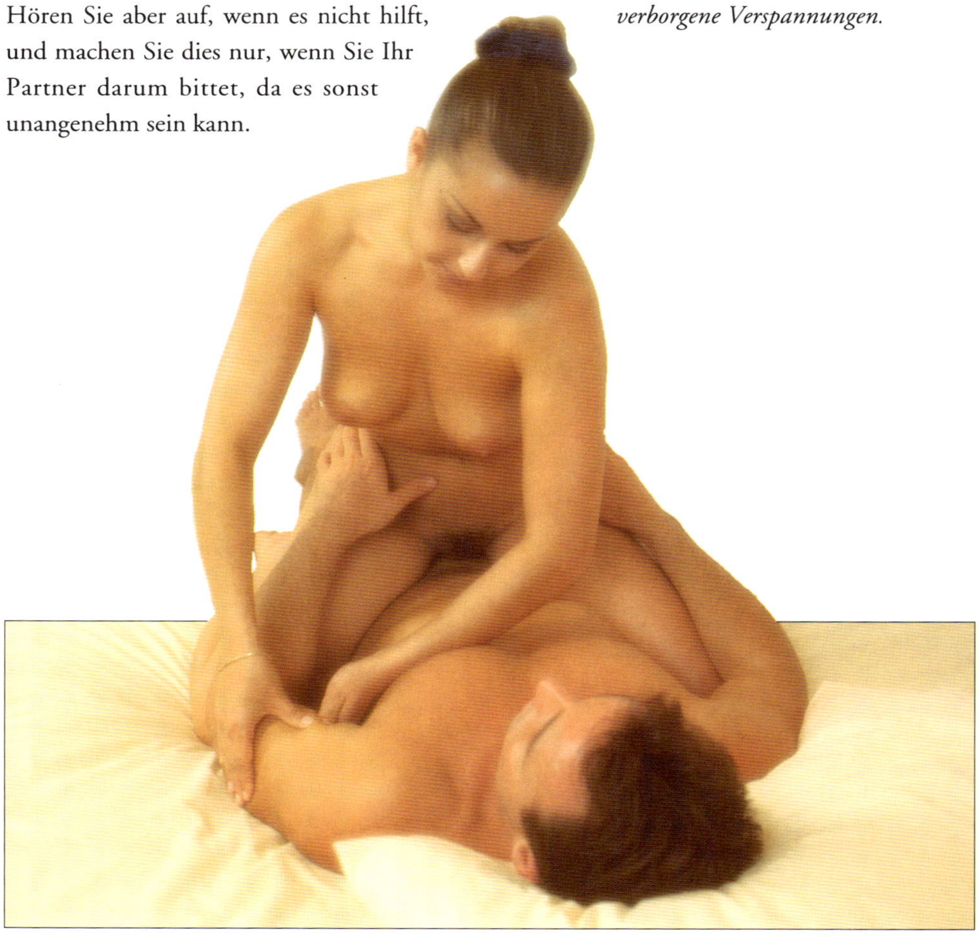

Daumenkreisen

Drücken Sie kräftig mit den Daumen auf, und beschreiben Sie an einer Stelle kleine Kreise. Lassen Sie nicht die Daumen gleiten, sondern bewegen Sie den Muskel.

Anders als beim Shiatsu-Daumendruck, der nur mit den Spitzen ausgeübt wird, wird beim Daumenkreisen das gesamte oberste Daumenglied eingesetzt.

Faustdruck

Machen Sie ein lose Faust, und legen Sie die Finger (vom Knöchel zum untersten Gelenk) auf einen harten Muskel. Lehnen Sie sich mit gestreckten Armen darauf. Diese Technik ist statisch – die Bewegung mit den Knöcheln (siehe S. 49) ist weniger tief.

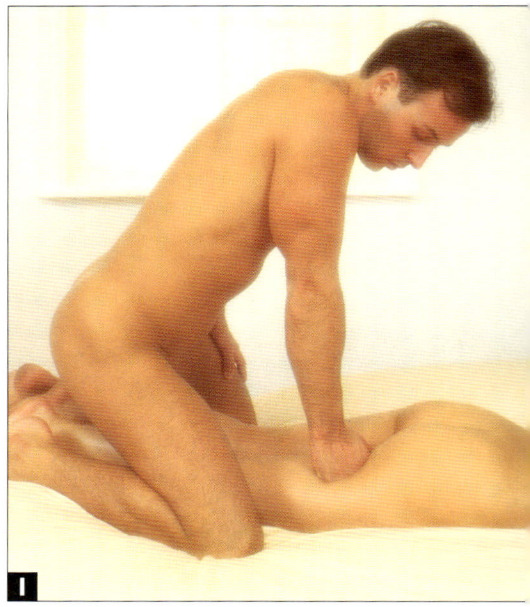

1

1. Starker Druck kann Verspannungen in Muskeln lösen.

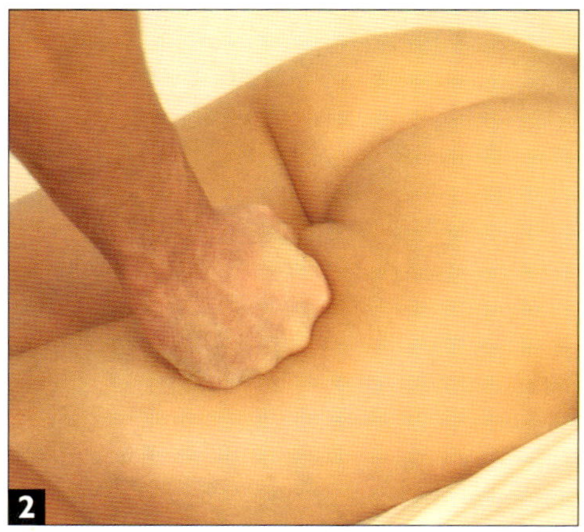

2

2. Gefällt es ihr, oder hält sie einfach durch? Erinnern Sie sie, zu sagen, was schmerzt.

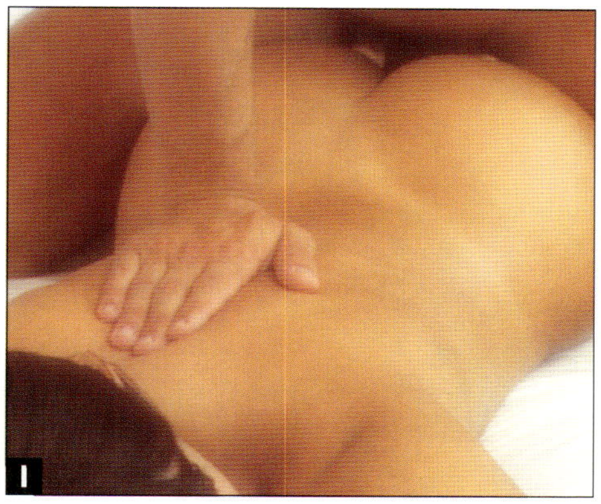

Handballen-Druck

Legen Sie eine Hand flach auf den Körper Ihrer Partnerin, und kreisen Sie mit dem Handballen, ohne aber über die Haut zu gleiten. Drücken Sie fest genug auf, um die Bewegung des darunterliegenden Muskels zu spüren, ohne jedoch die Haut zu zerren. Sie können mit der anderen Hand nachdrücken und so auch statischen Druck ausüben, indem Sie sich gerade, ohne zu kreisen, auf einen Punkt lehnen.

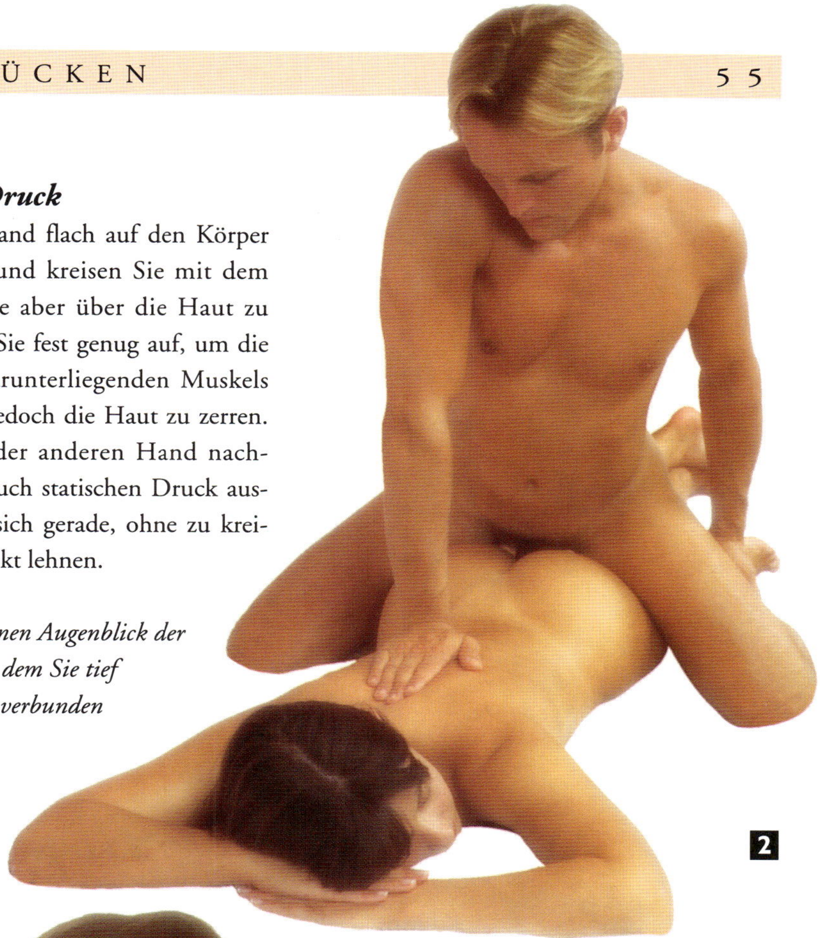

1. Durch Handballen-Druck – statisch oder in kleinen Kreisen – können Sie dauerhafte Verspannungen in Muskeln lösen.

2. Er kann auch einen Augenblick der Ruhe gewähren, in dem Sie tief mit Ihrem Partner verbunden sind.

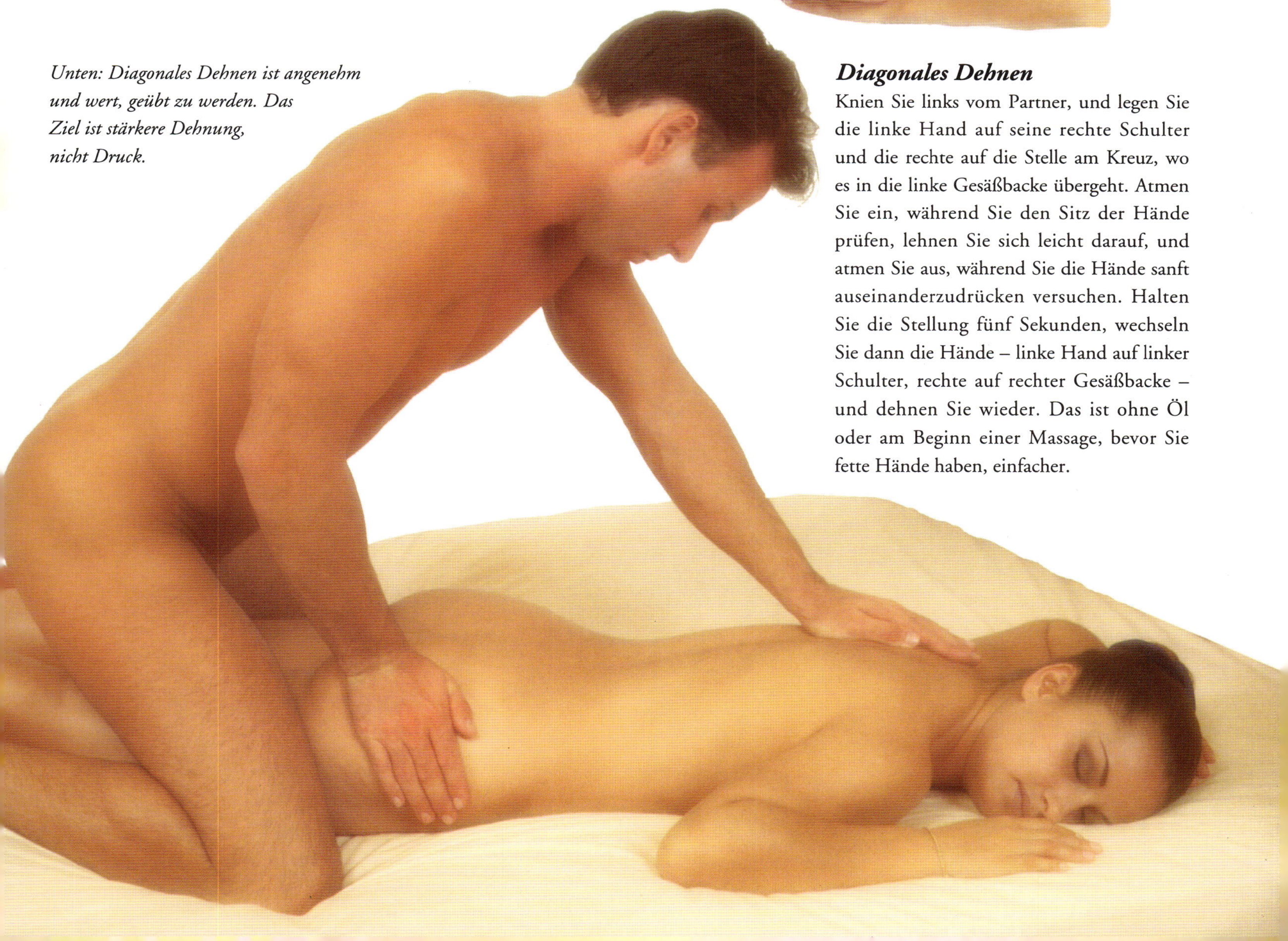

Unten: Diagonales Dehnen ist angenehm und wert, geübt zu werden. Das Ziel ist stärkere Dehnung, nicht Druck.

Diagonales Dehnen

Knien Sie links vom Partner, und legen Sie die linke Hand auf seine rechte Schulter und die rechte auf die Stelle am Kreuz, wo es in die linke Gesäßbacke übergeht. Atmen Sie ein, während Sie den Sitz der Hände prüfen, lehnen Sie sich leicht darauf, und atmen Sie aus, während Sie die Hände sanft auseinanderzudrücken versuchen. Halten Sie die Stellung fünf Sekunden, wechseln Sie dann die Hände – linke Hand auf linker Schulter, rechte auf rechter Gesäßbacke – und dehnen Sie wieder. Das ist ohne Öl oder am Beginn einer Massage, bevor Sie fette Hände haben, einfacher.

Klopfen

Bei dieser belebenden und stimulierenden Technik schlagen Sie auf die Haut – mit leichten, federnden Bewegungen, die nicht schmerzen. Sanftes Trommeln oder Klatschen kann entspannen, während schnellere Schläge bei einer erotischen Massage stimulierend wirken.

Wenn das Klopfen *(tapotement)* auch unsanft wirkt, stimuliert es doch die Durchblutung und ist eigentlich viel sanfter als das Kneten. Es eignet sich besonders für die großen Muskeln auf Rücken, Beinen und Gesäß, nicht aber für Gelenke und Knochen. Sanftes Trommeln oder Klatschen kann entspannen, schnellere Bewegungen jedoch stimulieren. Diese Methode eignet sich daher hervorragend, wenn der Partner zu schnell einschläft, oder als Abwechslung bei der Massage.

Trommeln

Machen Sie eine lockere Faust, und schlagen Sie sanft mit den Handkanten. Diese Technik eignet sich besonders für den Rücken, vermeiden Sie dabei aber Rückgrat und Nierengegend.

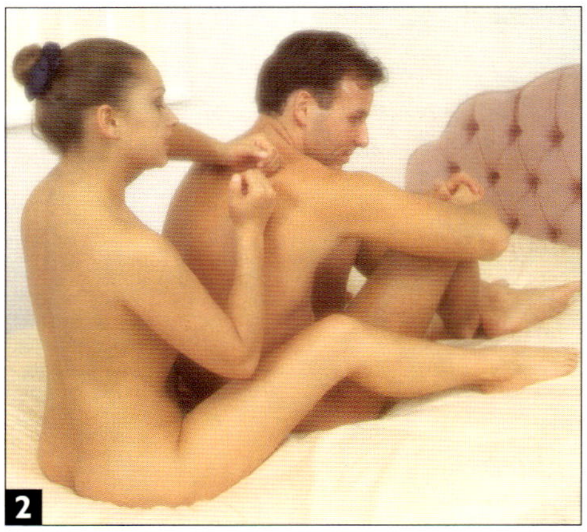

1. Wecken Sie ihn mit sanftem, lockerem Klopfen am Rücken auf.

2. Ein Geschenk aus dem Fernen Osten: Trommeln ist eine chinesische Massagetechnik.

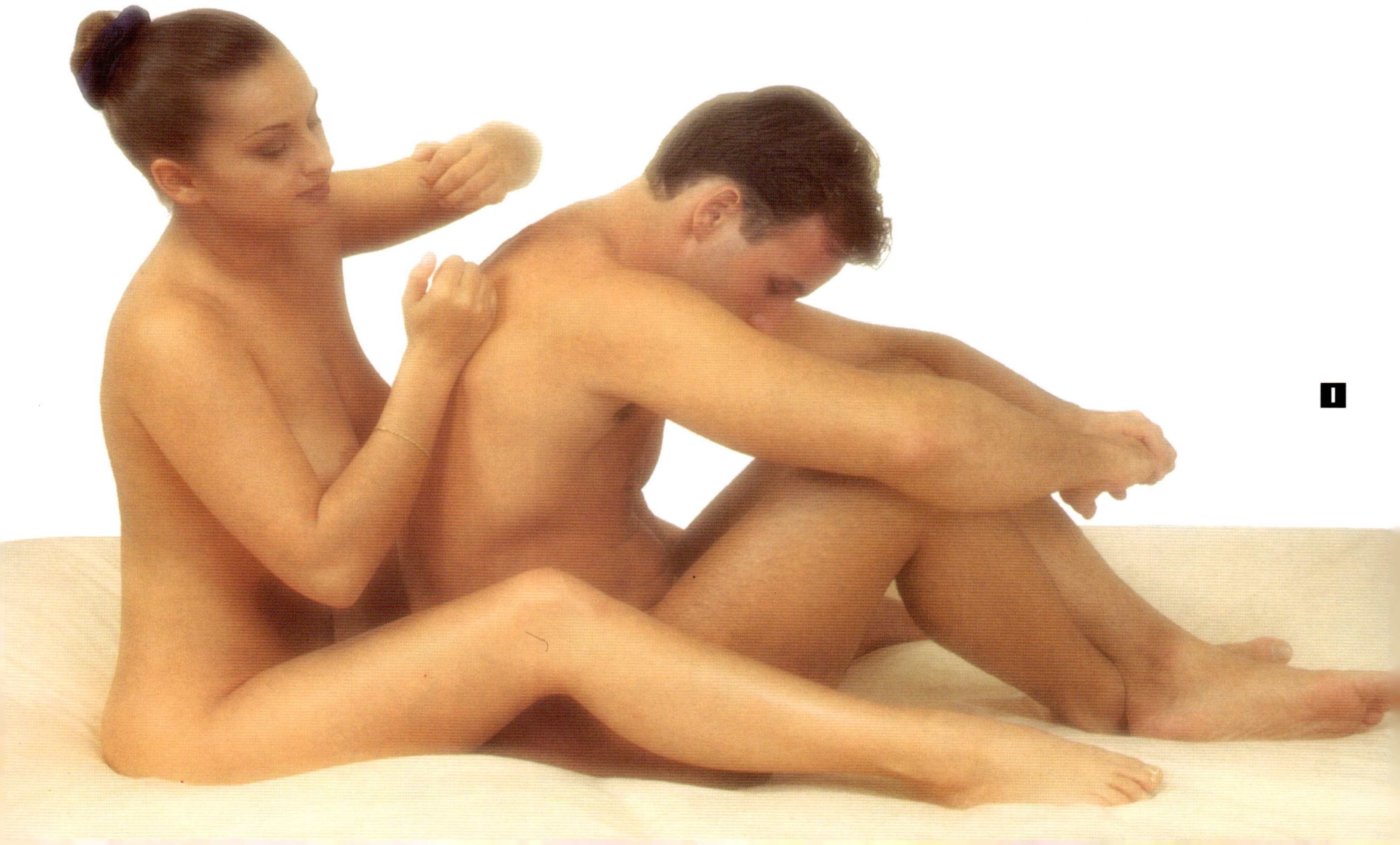

Klatschen

Bleiben Sie im Handgelenk locker, machen Sie die Hand hohl, und schlagen Sie sanft mit den Handflächen abwechselnd im Herzrhythmus auf die Haut (langsamer als Hacken). Das Geräusch ist gedämpft, da es vor allem durch den Luftaufprall erzeugt wird: Eingefärbt würden Ihre Hände eher Ringe als Flecken auf der Haut hinterlassen.

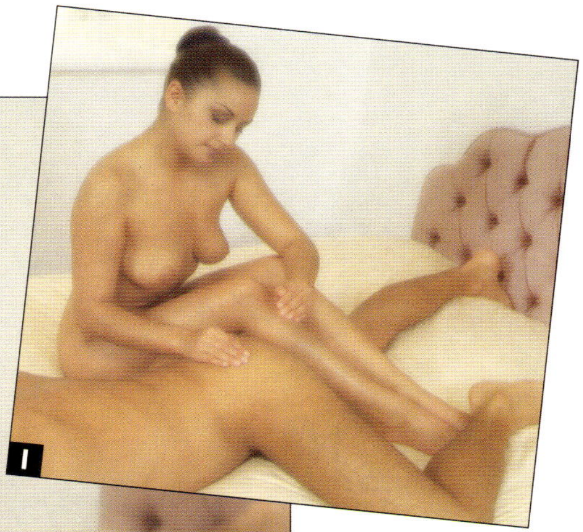

1. Behalten Sie den Rhythmus bei, der an das Geräusch von Pferdehufen erinnert.

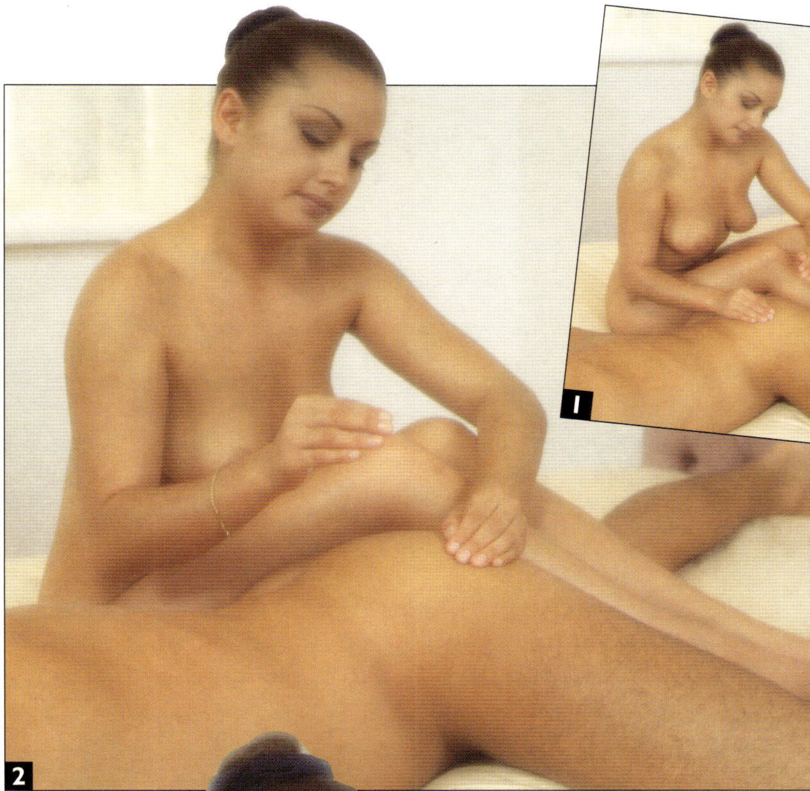

2. Klatschen wirkt unsanft, doch trifft vor allem Luft auf die Haut.

Palpation

Klopfen Sie mit den Fingerspitzen, und variieren Sie Druck und Geschwindigkeit.

Hacken

Eine Reihe schneller Karateschläge – nur viel leichter! – auf den großen Bein- und Rückenmuskeln. Diese Technik ist als schwedische Massage aus Filmen berühmt. Die Schläge können auf der Haut recht scharf sein, sollten aber nach Beendigung der Massage nicht schmerzen. Achten Sie vor allem darauf, nicht auf Bauch, Nieren, Knochen oder bei Gelenken, wo Sie Bänder anstatt der Muskeln treffen könnten, zu hacken.

Unten: Er hatte sicher noch nie eine Sportmassage wie diese. Hacken ist gut für die Muskeln und wirkt wie alle Klopftechniken auch belebend und stimulierend.

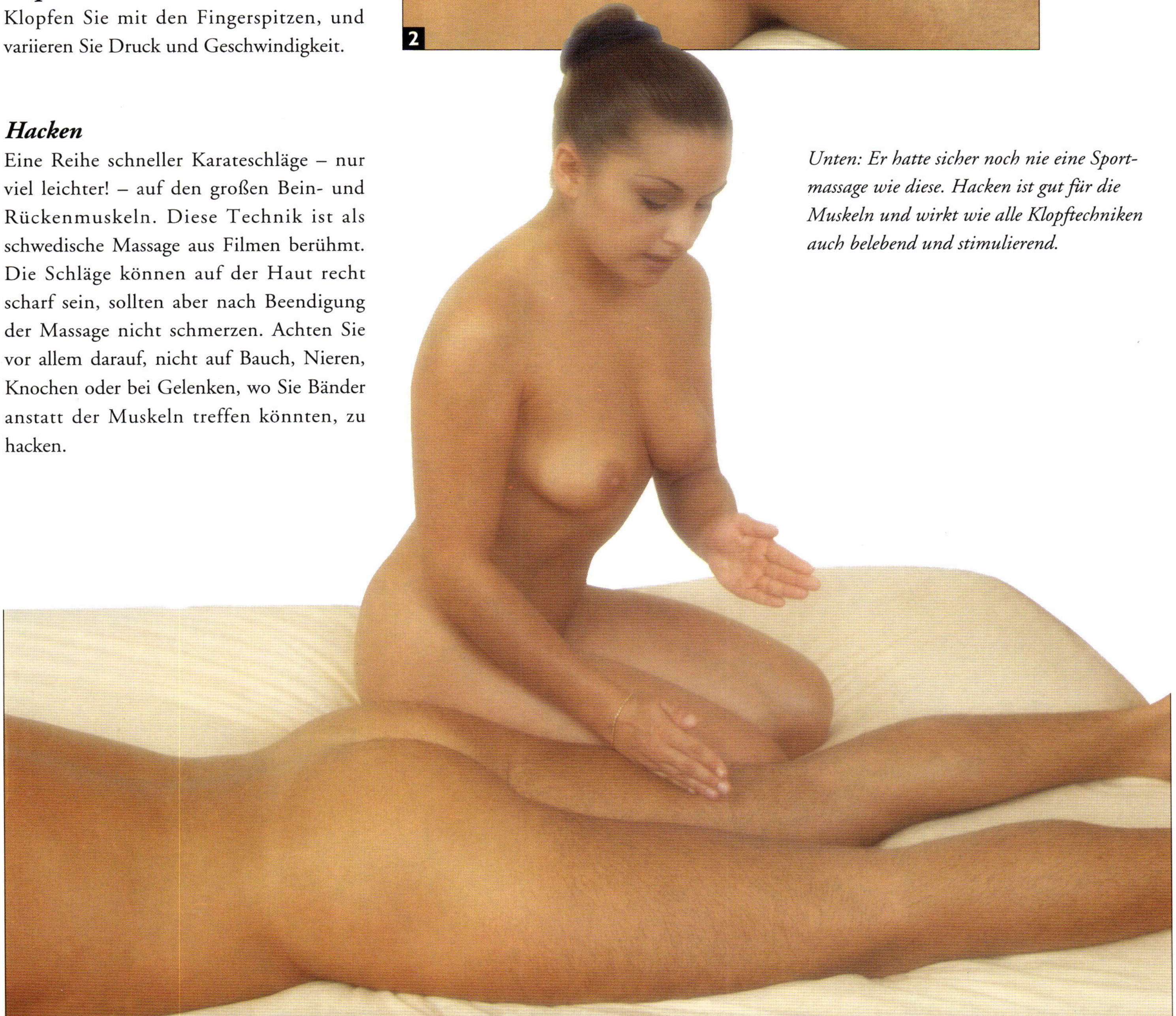

Der Rücken

Ihr Partner liegt bequem auf den Bauch und hat die Arme auf der Seite ausgestreckt oder unter dem Kopf verschränkt. Ideal liegen Sie für eine Rückenmassage mit dem Gesicht nach unten, einem zusammengerollten Handtuch unter der Stirn und den Händen an der Seite, da so der Rücken gerade ist.

Knien Sie links vom Partner zu seinem Kopf hingewandt. Legen Sie die Handflächen auf seinen Rücken, um sich auf seinen Körper einzustellen. Nun ist eine ***diagonale Rückendehnung*** ideal, bevor Ihre Hände zu ölig werden: Legen Sie die Hände gegenüber auf Schulter und Lende, und versuchen Sie, sanft zu dehnen. Verteilen Sie etwas Öl zwischen Ihren Handflächen, um es auf Körpertemperatur zu erwärmen. Lassen Ihr ihr Bewußtsein in die Hände fließen, während Sie sie mit geschlossenen Augen über seinen Rücken gleiten lassen und jeden Muskel, die Knochen und die unterschiedliche Hautstruktur fühlen.

Drücken Sie nicht auf Narben oder verletzte Haut, betrachten Sie diese ohne Kritik. Sie werden den Körper Ihres Partners auf völlig neue, viel intimere Weise kennenlernen.

Legen Sie nach einer Weile Ihre Handflächen links und rechts neben sein Rückgrat, und beginnen Sie zu ***streichen.*** Gleiten Sie mit beiden Händen in einer einzigen, langsamen, festen Bewegung von unten nach oben über den Rücken. Lehnen Sie sich dabei von der Taille weg nach vorne, um die Hände beim Körper zu halten und nicht abzurutschen. (Sie werden verstehen, warum, wenn Sie über Ihren Partner fallen oder sich den Rücken verrenken, um dies zu verhindern.)

Achten Sie darauf, daß Sie fließende Bewegungen machen. Lassen Sie die Hände über seine Schultern und an der Seite hinabgleiten, drücken Sie sanft, wenn Sie an der Taille wieder hinauffahren. Wiederholen Sie die Bewegung, bis Sie den ganzen Rücken massiert haben.

Streichen Sie von unten neben der Wirbelsäule hinauf, und steigern Sie mit Ihrem Gewicht den Druck. Ziehen Sie seine Schultern sanft zu sich. Lassen Sie die Hände an der Seite hinabgleiten.

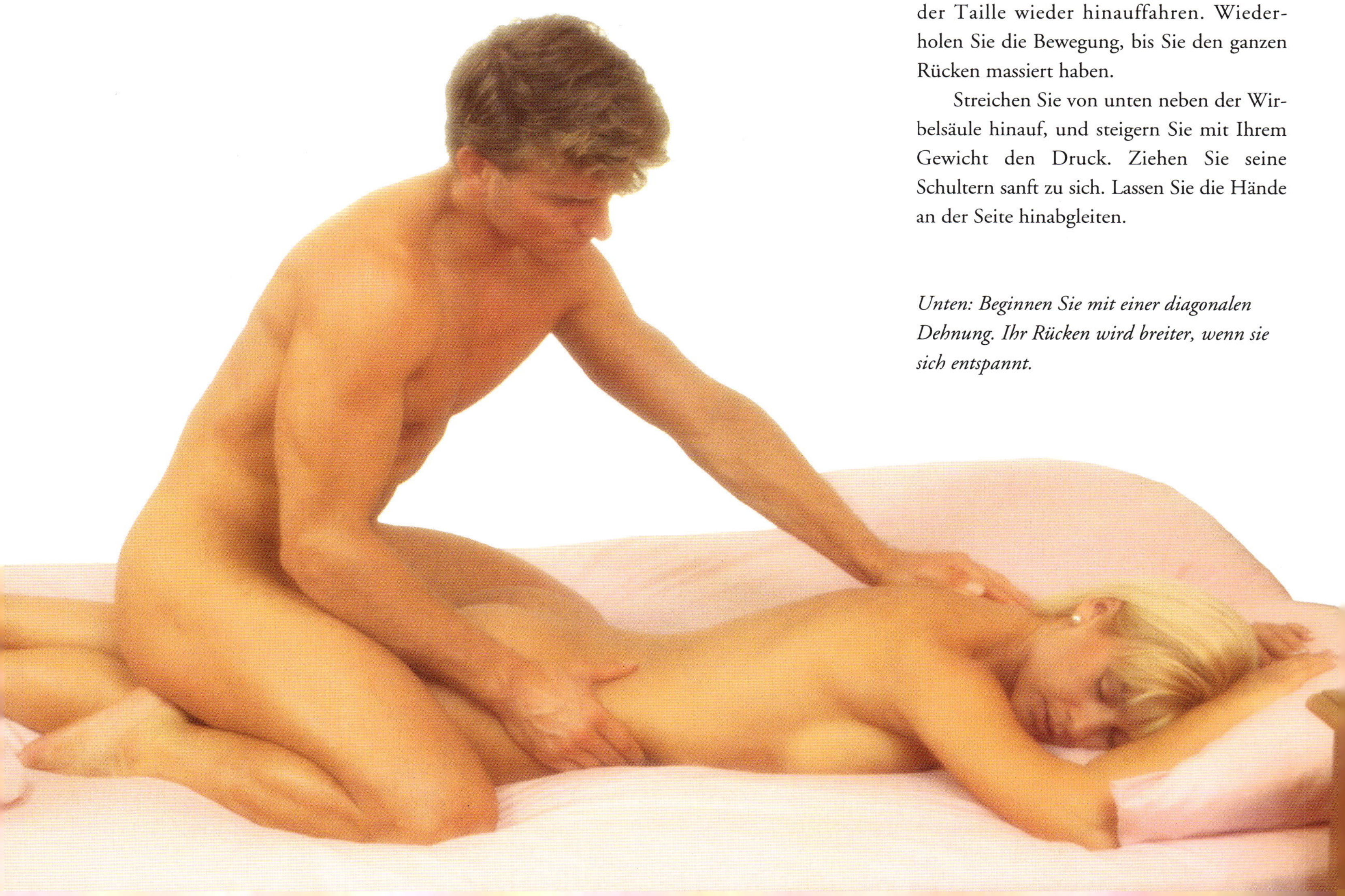

Unten: Beginnen Sie mit einer diagonalen Dehnung. Ihr Rücken wird breiter, wenn sie sich entspannt.

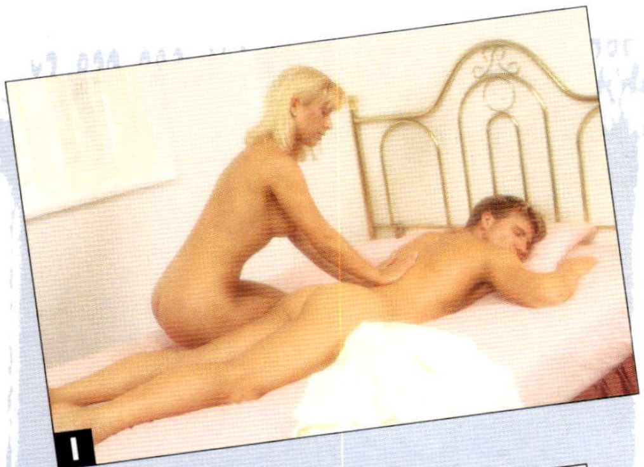

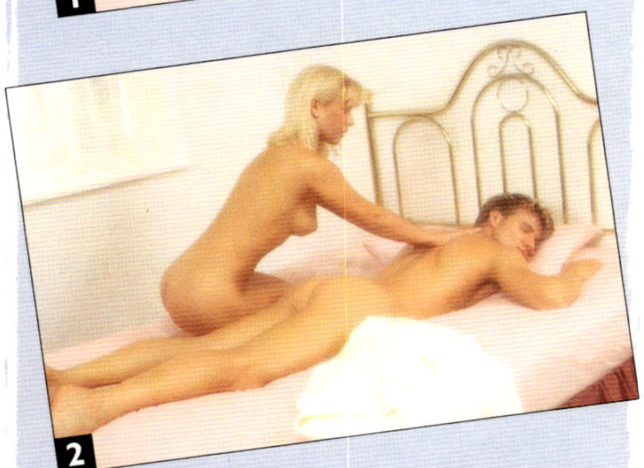

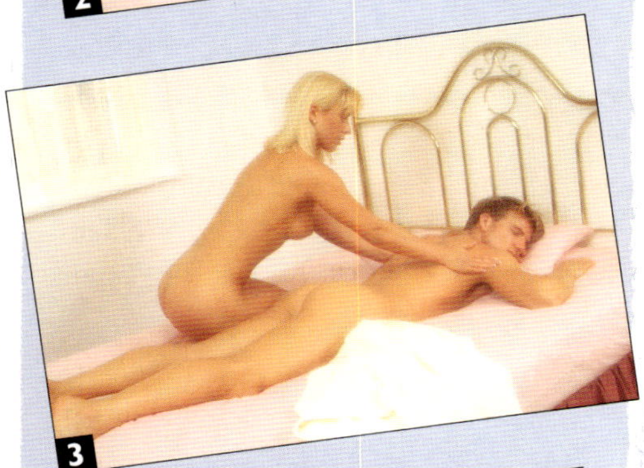

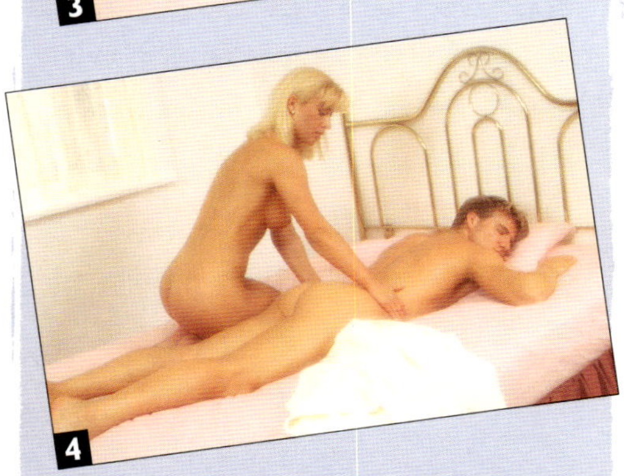

1 bis 4. Wärmen Sie das Öl in den Händen, und verstreichen Sie es in einer fließenden Bewegung über seinen Rücken. Erforschen Sie seinen Rücken, so lange Sie möchten.

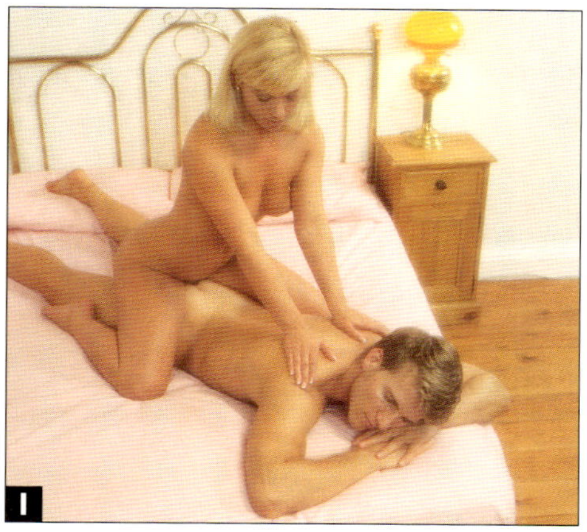

1. Streichen Sie neben der Wirbelsäule hinauf.

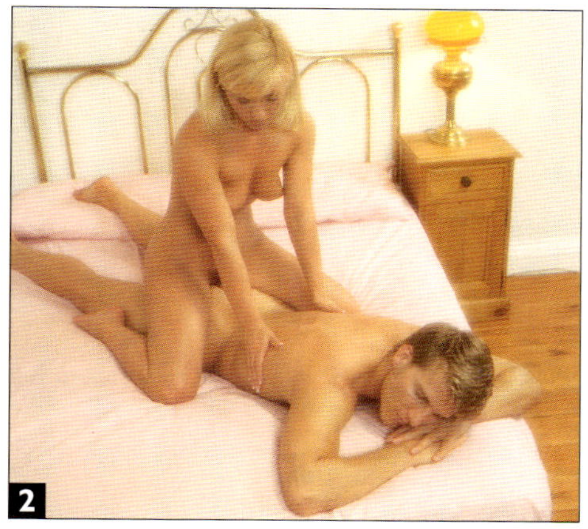

2. Gleiten Sie an der Seite wieder hinab.

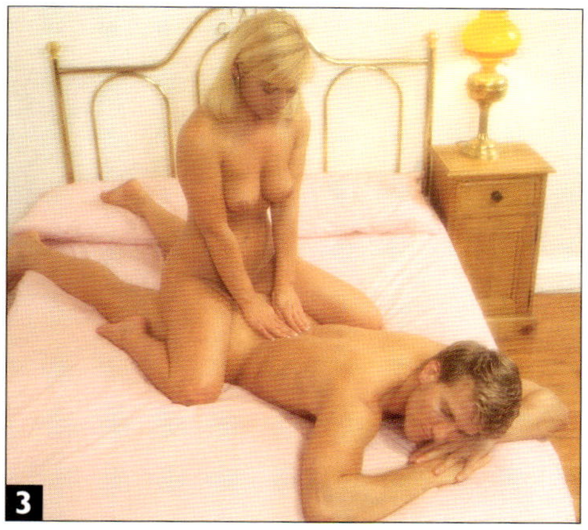

3. Fühlen Sie die Muskeln auf seinem Rücken.

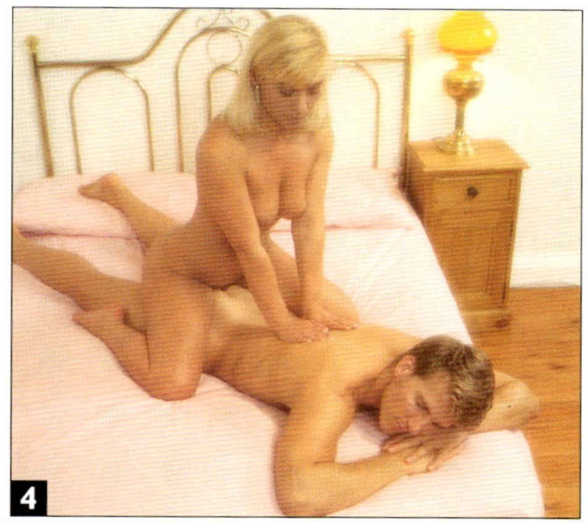

4. Wiederholen Sie dies einige Male.

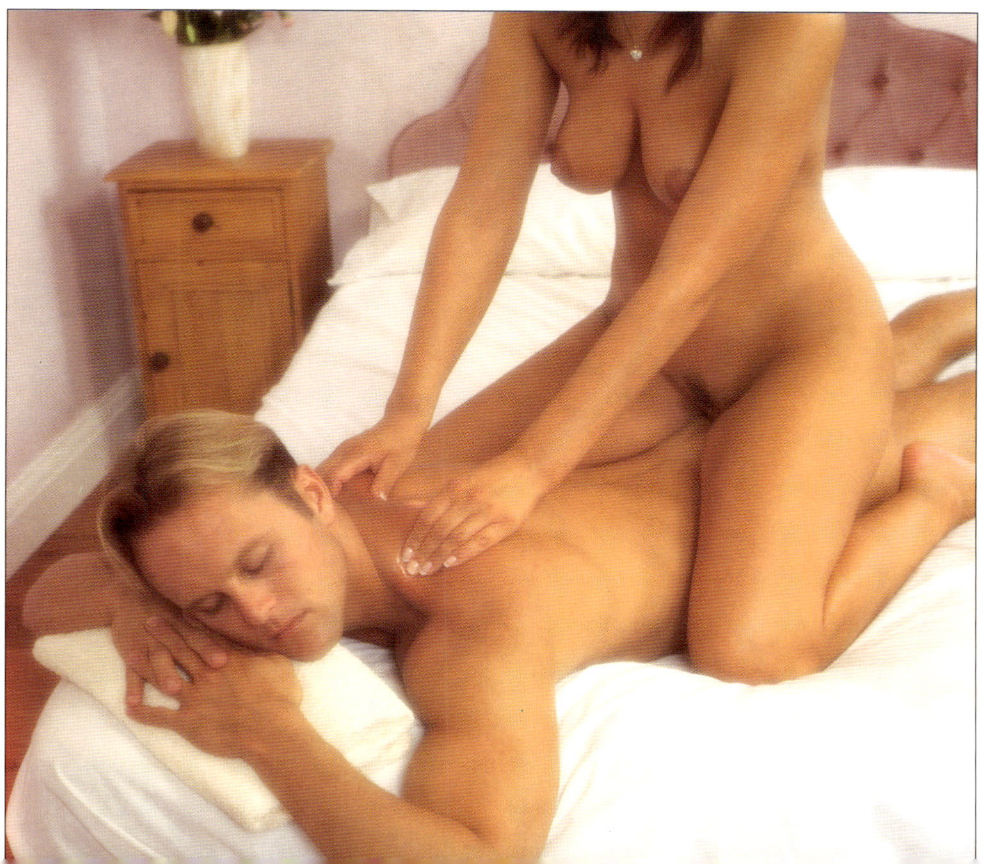

Rechts: Setzen Sie sich auf ihn, und erforschen Sie seine Haut mit den Oberschenkeln und den Händen.

Mehr über den Rücken

Verwenden Sie mehr Öl, sobald Sie fühlen, daß die Haut zu ziehen beginnt. Es sollte Hauttemperatur haben, bevor Sie den Partner wieder berühren.

Nachdem Sie einige Male über den Rücken gestrichen haben, ***reiben*** Sie ein wenig. Sie werden bemerken, daß ***Daumenrollen*** die Muskeln neben dem Rückgrat besonders entspannt. Dabei liegen die Daumen neben dem Rückgrat. Die Finger zeigen zum Kopf Ihres Partners, doch die Daumen sind nach innen und nur leicht nach oben gerichtet. Drücken Sie mit der Daumenseite auf die Muskeln neben dem Rückgrat, und lassen Sie die Hände dabei sanft zum Nacken gleiten. Achten Sie darauf, daß Sie nicht direkt auf die Wirbelsäule, sondern auf die Muskeln daneben drücken. Erreichen Sie den Nacken, lassen Sie die Hände über die Schultern mit einem langen, festen Strich nach unten gleiten. Wiederholen Sie die Bewegung ein- oder zweimal.

Ändern Sie nun die Technik leicht ab. Drücken Sie zuerst mit dem rechten Daumen, und halten Sie den Druck konstant, während Sie einige Zentimeter nach oben gleiten. Folgen Sie nun mit dem linken Daumen auf der anderen Seite, und bewegen Sie sich langsam nach oben.

*Machen Sie lose Fäuste, und **trommeln** Sie sanft mit leichten, federnden Bewegungen und entspannten Handgelenken über den Rücken, nicht aber über die Wirbelsäule.*

Diese Bewegung wirkt belebend und stimulierend.

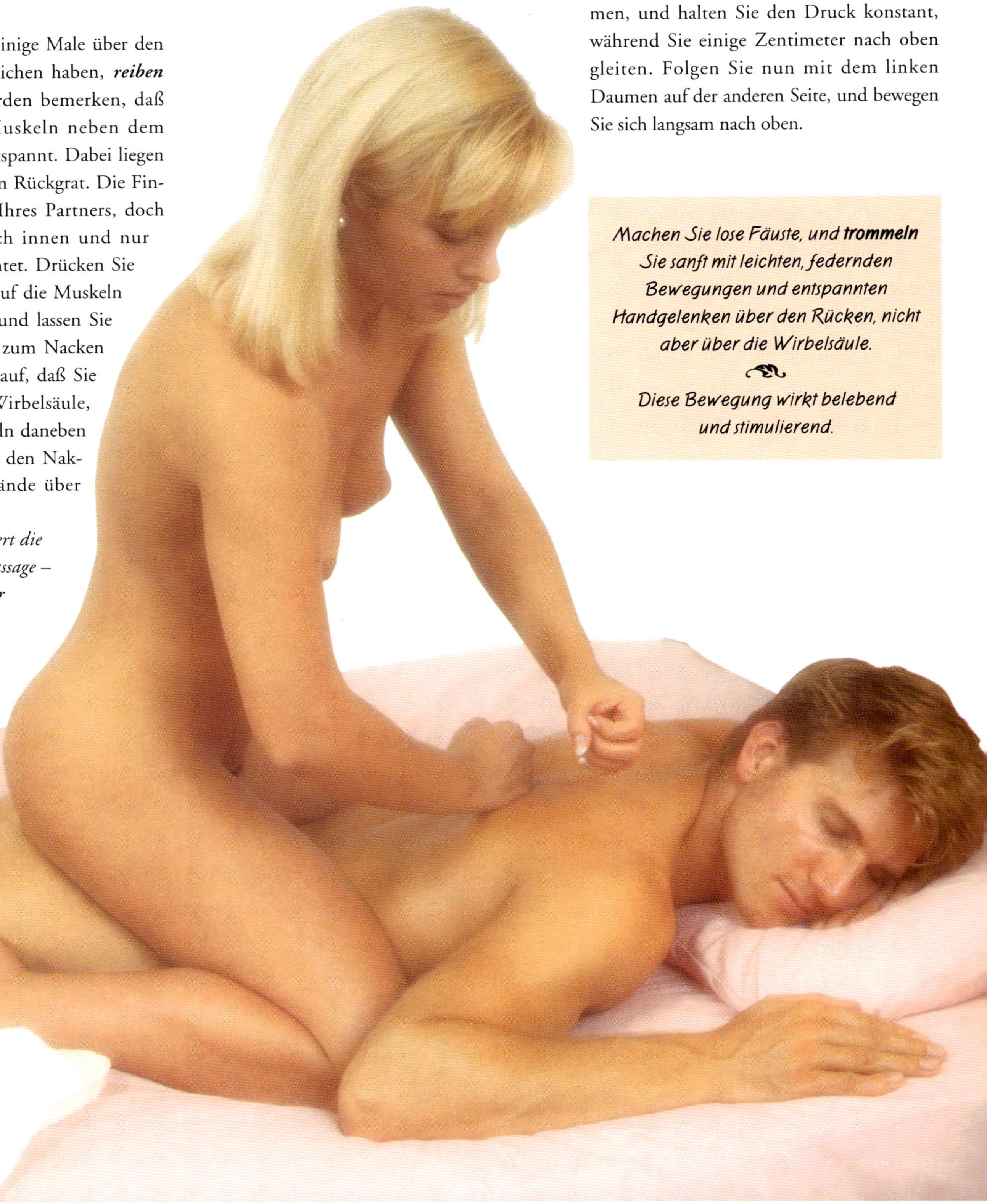

Leichtes Trommeln ändert die Geschwindigkeit der Massage – versuchen Sie es, wenn er einschlafen sollte.

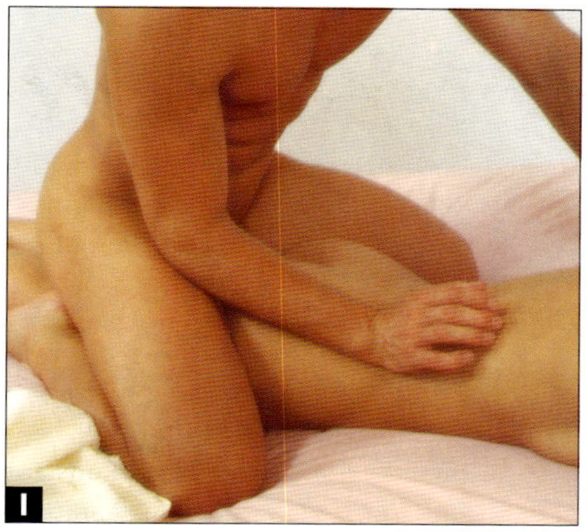

1. Wenn Sie hier mit dem Handballen drücken, können Regelschmerzen wie durch Zauberhand verschwinden.

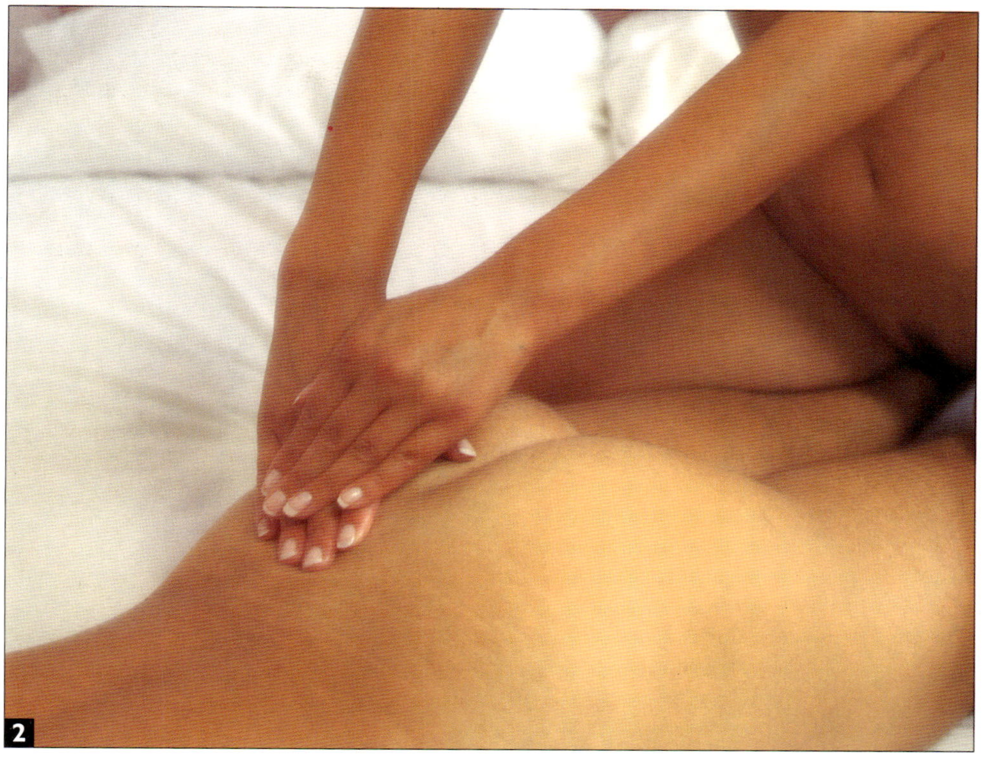

2. Eine zu sanfte Berührung kann irritieren und kitzeln. Sind Sie der kleinere von beiden, können Sie den Druck erhöhen, indem Sie sich auf beide Hände lehnen.

Wiederholen Sie diese Bewegungen fließend bis zum Nacken, wobei Sie abwechselnd mit einer Hand drücken und gleiten. Streichen Sie sanft nach unten aus.

Bewegen Sie die Fäuste sanft neben der Wirbelsäule vom Kreuz aus mit ***Faustdruck*** nach oben, wobei Sie sich mit gestreckten Armen auf Ihre Finger lehnen. Ihr Partner muß sagen, wenn etwas weh tut, da man leicht zu viel Druck ausübt.

Streichen Sie zum Schluß mit beiden Händen die Wirbelsäule hinauf – das beruhigt nach dem starken Druck.

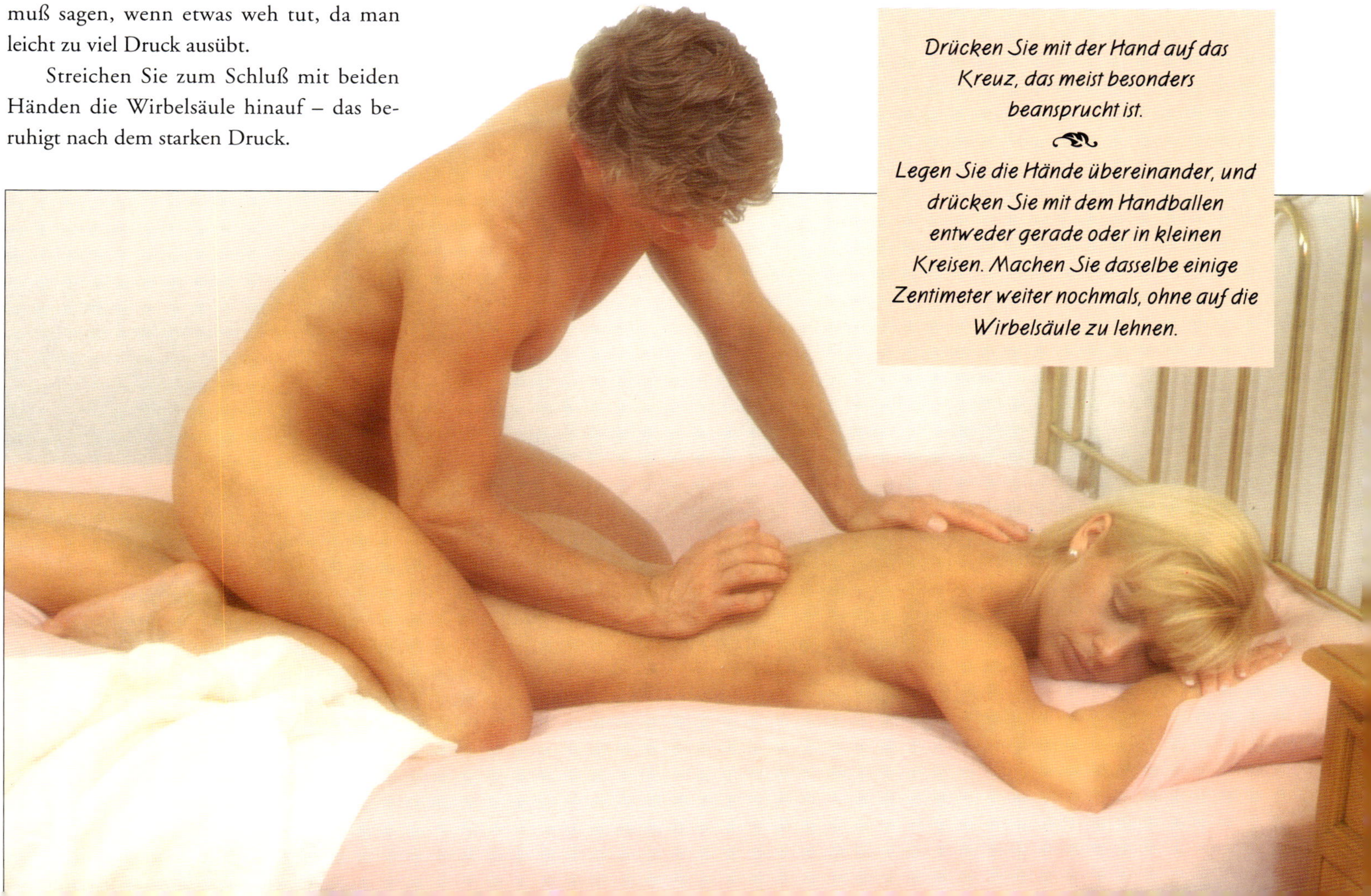

Drücken Sie mit der Hand auf das Kreuz, das meist besonders beansprucht ist.

Legen Sie die Hände übereinander, und drücken Sie mit dem Handballen entweder gerade oder in kleinen Kreisen. Machen Sie dasselbe einige Zentimeter weiter nochmals, ohne auf die Wirbelsäule zu lehnen.

Schulterblatt und Seite

Knien Sie neben Ihrer Partnerin, und verwöhnen Sie sie mit einer Schultermassage, um sie die Anstrengungen des Tages vergessen zu lassen. Der Kontakt zwischen Ihnen wird stärker, wenn Sie leicht auf ihr knien und die Oberschenkel sanft ihre Seite streicheln.

Massieren Sie genau unter dem linken Schulterblatt mit kleinen ***Daumenkreisen.*** Damit Sie die Ränder des Schulterblatts genau sehen, heben Sie sanft die Hand der Partnerin und bewegen ihren Arm. Legen Sie die Hand vorsichtig auf den Rücken, so daß das Schulterblatt klar zu sehen ist. Sollte dies Ihrer Partnerin unangenehm sein, legen Sie den Arm wieder an die Seite, sobald Sie wissen, wo Sie massieren müssen.

Massieren Sie den Bereich unterhalb des Schulterblatts, nicht den Knochen selbst. Beginnen Sie am äußeren Rand, indem Sie den Daumen genau unter diesen Bereich drücken und kleine kreisende Bewegungen ausführen. Heben Sie die Daumen, und beginnen Sie denselben Vorgang nochmals ungefähr eine Daumenbreite weiter innen. Massieren Sie so bis zum Ende des L-förmigen Knochens. Sind Sie fertig, nehmen Sie sanft den Arm Ihrer Partnerin vom Rücken und legen ihn ihr an die Seite oder unter den Kopf.

Ziehen ist eine sanfte Massage für die Seiten. Knien Sie an ihrer Seite, greifen Sie über den Körper, und legen Sie die rechte Hand mit den Fingerspitzen nach unten flach auf die weiter entfernte Hüfte. Heben Sie die Hand, und wiederholen Sie dieselbe Bewegung einige Zentimeter über der Taille mit der anderen Hand, wobei Sie leicht den Bereich überlappen, den Sie soeben massiert haben. Drücken Sie so fest auf, daß Sie den Muskel bewegen und nicht die Haut spannen. Arbeiten Sie so mit rhythmischen Armbewegungen bis zur Achsel.

Massieren Sie nochmals bis zur Taille, doch nun mit längeren Bewegungen. Ziehen Sie die Hände mit sanfterem Druck über den Rücken zu sich.

Beherrschen Sie dies, versuchen Sie es

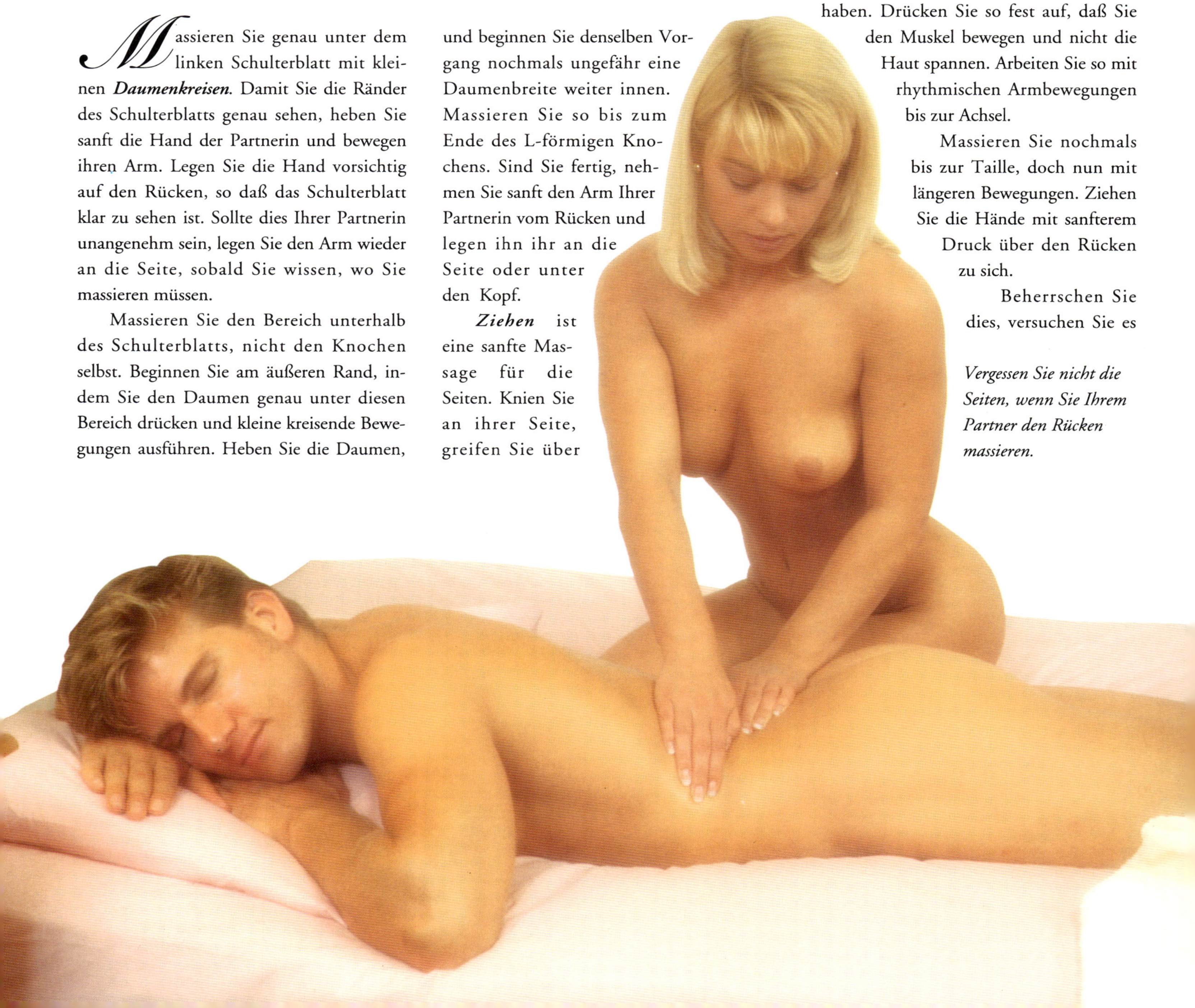

Vergessen Sie nicht die Seiten, wenn Sie Ihrem Partner den Rücken massieren.

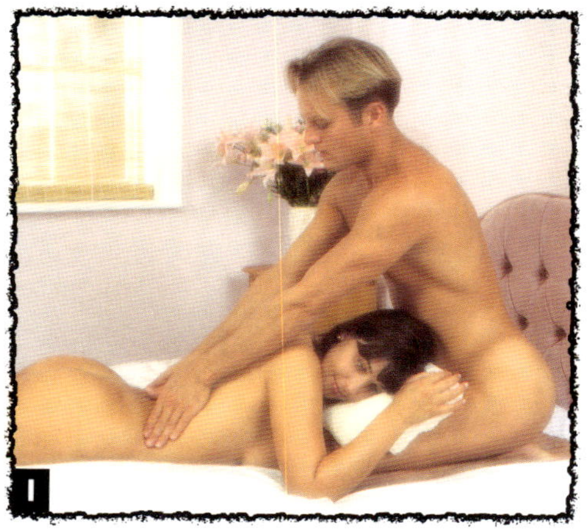

1. *Variieren Sie die Rückenmassage.*

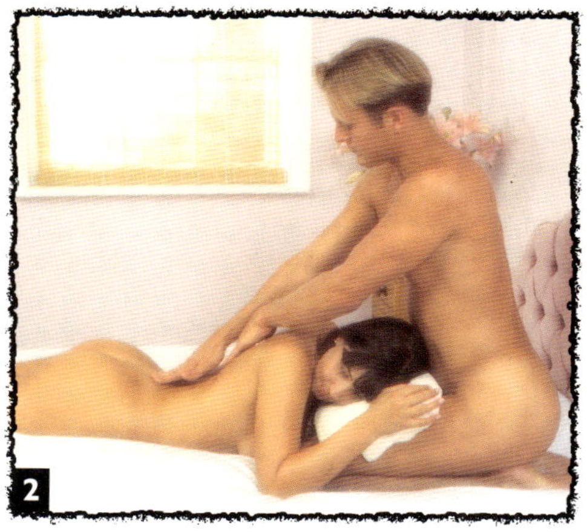

2. *Knien Sie beim Kopf der Partnerin.*

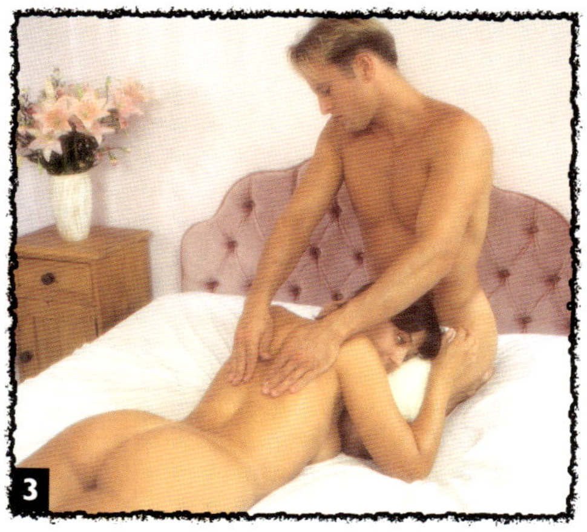

3. *Erleben Sie gemeinsam ein ganz neues Körpergefühl.*

mit ***Überkreuzen,*** was mehr Koordination verlangt. Lassen Sie die eine Hand wie zuvor (Handfläche mit den Fingerspitzen nach unten flach auf der weiter entfernten Seite), und legen Sie die andere auf die Ihnen zugewandte Seite Ihrer Partnerin. Kreuzen Sie dann die Hände knapp über der Taille, wobei sie sich bei der Wirbelsäule treffen sollten. Massieren Sie am ganzen Rücken die Seiten fester als die Wirbelsäule. Sind Sie mit einer Seite fertig, beginnen Sie mit der anderen.

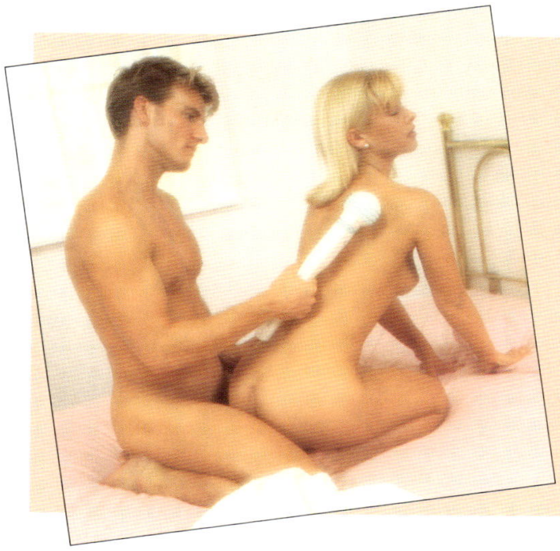

Blasen ist sanfter als die zarteste Berührung und läßt Ihren Partner wohlig erschauern. Blasen Sie die Seite entlang oder ins Haar, und begleiten Sie dies mit einem festen Streichen.

Eine Berührung mit der Zunge kann dieselbe erotische Wirkung haben. Verwenden Sie ruhig Hilfsmittel: ein Massagegerät, einen Staubwedel, das lose Ende eines Schals, einen Vibrator.

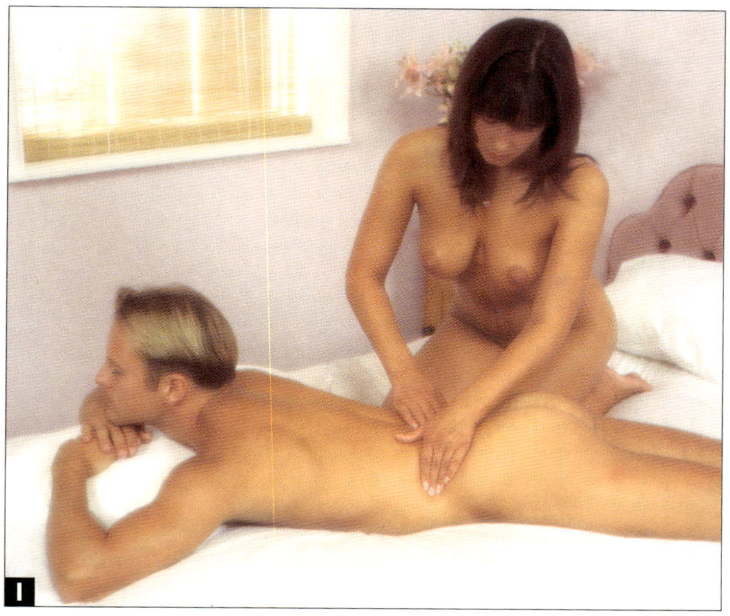

1. *Männer und Frauen lieben es, bei einer Rückenmassage den Streß zu vergessen.*

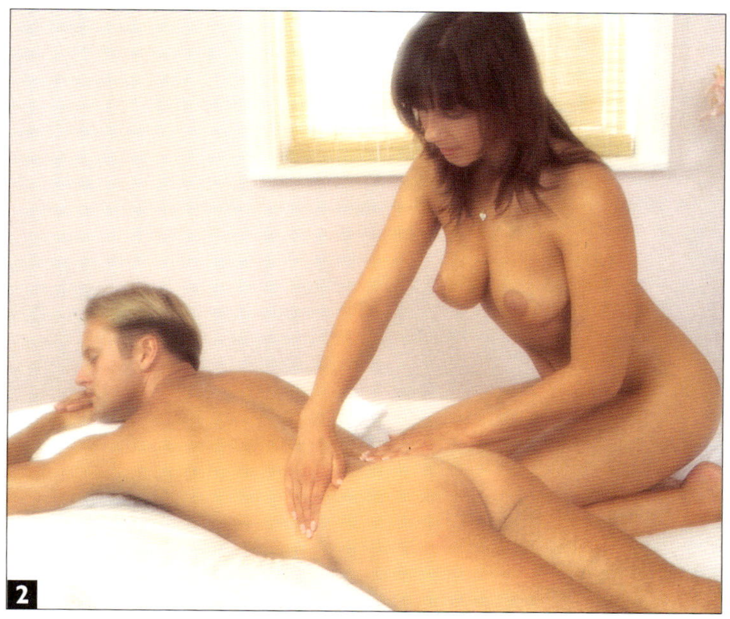

2. *Nehmen Sie sich Zeit, die verschiedenen Konturen seines Körpers zu erforschen, während er sich unter Ihrer Massage entspannt.*

Ende der Rückenmassage

Manche Männer lieben es, wenn sich ihre Partnerin während der Rückenmassage auf ihr Gesäß setzt. Einige Bewegungen sind von hier aus auch leichter auszuführen, besonders die an der Wirbelsäule. Ein Versuch macht Spaß.

Sie können auch über Ihrem Partner hocken, ohne sich auf ihn zu setzen. Diese Position ist für eine wirkliche Massage eher wacklig, doch eine nette Art, die Massage zu beenden, wenn Sie engeren Kontakt möchten. Oder versuchen Sie, zwischen den Beinen Ihres Partners zu knien, wenn er sehr beweglich ist, oder wenn Sie beide eher an „Sex" als an „Massage" denken – diese Stellung kann durchaus für beides gut sein. Die meisten Menschen lieben eine Rückenmassage. Für diesen Bereich, der so unter Streß und Müdigkeit leidet, können Sie bis zu einer halben Stunde brauchen.

Es ist möglich, daß die Haut Ihres Partners rot wird, wenn Sie festere Griffe wie Daumenreiben anwenden. So lange er sich jedoch wohl fühlt, ist alles in Ordnung, und Sie regen die Durchblutung an.

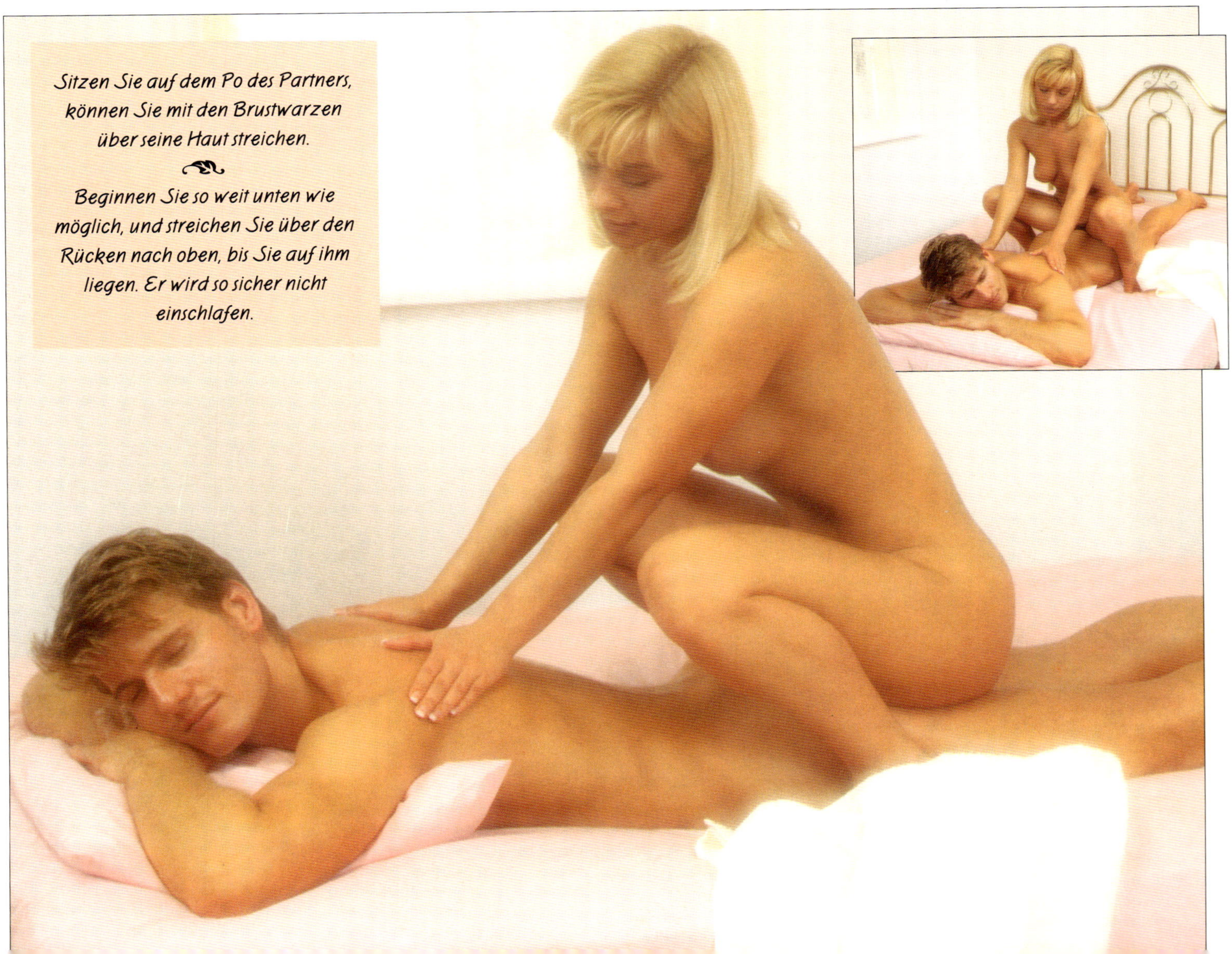

Sitzen Sie auf dem Po des Partners, können Sie mit den Brustwarzen über seine Haut streichen.

Beginnen Sie so weit unten wie möglich, und streichen Sie über den Rücken nach oben, bis Sie auf ihm liegen. Er wird so sicher nicht einschlafen.

Ist Massage für Sie beide neu, sollten Sie sanft beginnen. Sogar starke Männer können aufschreien, wenn man das erste Mal ihre Muskeln knetet. Schmerzen die Muskeln am nächsten Tag sehr, haben Sie zu lange massiert, vor allem, wenn Ihr Partner nicht daran gewöhnt ist. Sie können aber keinen Schaden angerichtet haben, wenn Sie sich an die Sicherheitshinweise gehalten haben – nie direkt auf die Wirbelsäule zu drücken und nichts zu tun, was schmerzt. Mit der Massage entdecken Sie Ihren Partner, versuchen Sie es also später ruhig nochmals.

Beenden Sie die Rückenmassage immer mit einigen langen, geraden, beruhigenden ***Streichungen.*** Gleitet eine Hand nach oben, sollte die andere zurückkommen. Streichen Sie zum Abschluß über den ganzen Rücken.

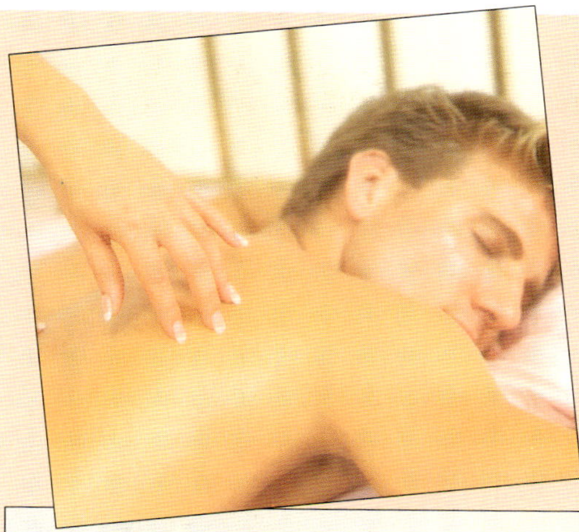

Erregen Sie Ihren Partner, indem Sie mit den Fingerspitzen gerade so fest über seine Seite gleiten, daß es nicht kitzelt.

Sie können diese stimulierende Bewegung über den ganzen Rücken bis in die Haare fortsetzen. Dies ist einer der spielerischen Griffe, mit dem Sie zu jeder Zeit eine Massage beleben können.

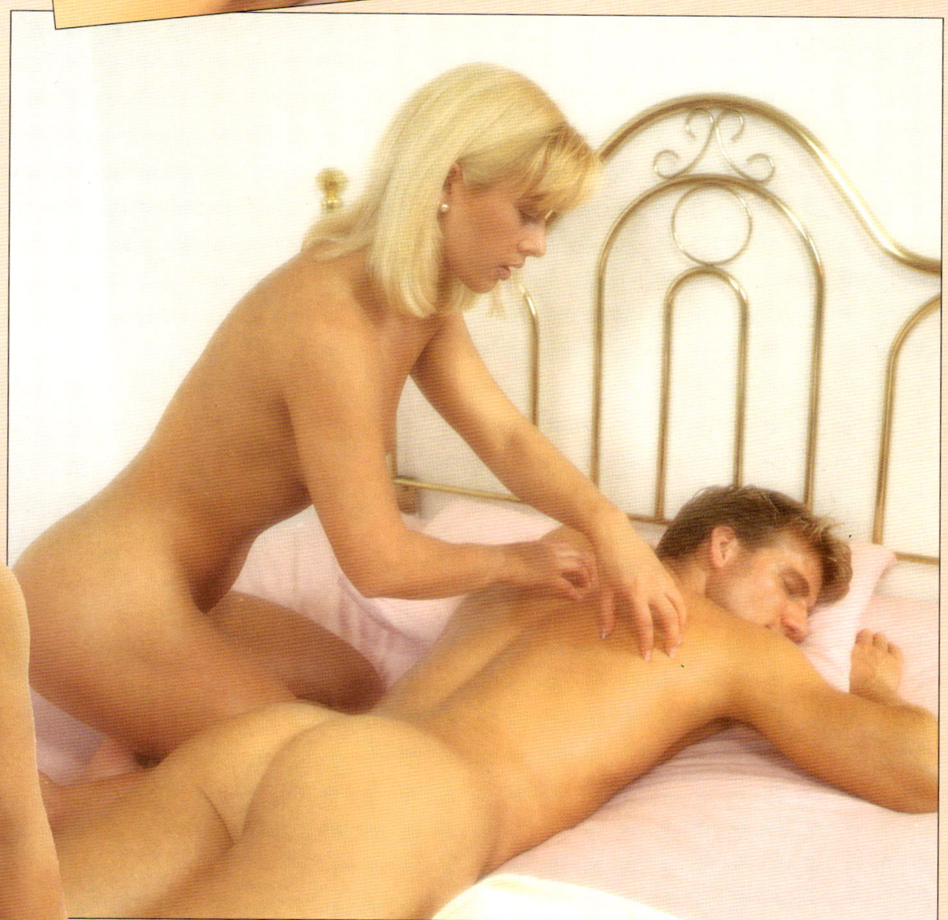

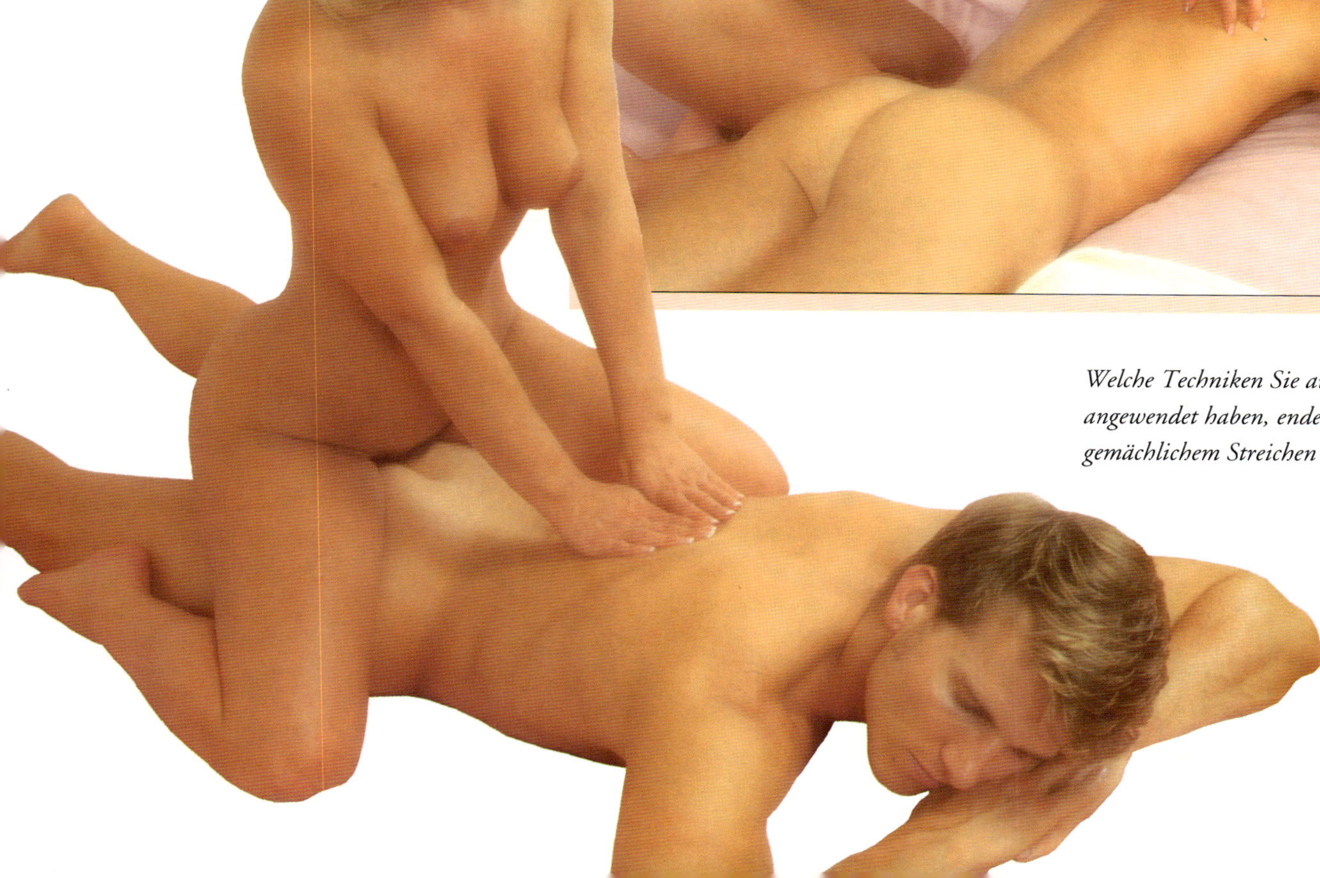

Welche Techniken Sie auch am Rücken angewendet haben, enden Sie immer mit gemächlichem Streichen nach oben.

Waden

Halten Sie kurz einen Fuß in beiden Händen, um ihn zu wärmen, heben Sie dann das Bein, und ziehen Sie es sanft zu sich. Beginnen Sie nun eine sinnliche Wadenmassage.

Leeren Sie etwas Öl auf die Hände – mehr, wenn Ihr Partner haarige Beine hat – und beginnen Sie die Waden zu massieren. Die großen Beinmuskeln profitieren von einer kraftvollen Massage. Achten Sie aber darauf, daß die Knie locker bleiben.

Wenn Sie bei den Füßen Ihres Partners knien, können Sie weitermachen, wie Sie möchten. Dieser Bereich eignet sich gut für ***Überkreuzen.*** Legen Sie die linke Hand mit den Fingern nach rechts auf die Wade und die rechte Hand mit den Fingern nach links darüber. ***Streichen*** Sie nun kraftvoll mit beiden Händen in einer langen Bewegung vom Knöchel bis zum Gesäß hinten über das linke Bein. Spreizen Sie die Hände, um seitlich am Bein hinabzugleiten, und wiederholen Sie die Bewegung kraftvoller. Verwenden Sie auf den behaarten Stellen genug Öl. Streichen Sie sanft über den Knöchel nach unten und ***kneten*** Sie den linken Wadenmuskel bis unterhalb des Knies, wobei Sie den Muskel rhythmisch bearbeiten. Diese Methode ist ideal für stark behaarte Beine, da man nicht drücken muß. Einfacher ist diese Technik, wenn Sie etwas seitlich knien und über den Muskel greifen.

Streichen Sie leicht zum Knöchel hinunter aus, und knien Sie wieder bei den Füßen Ihres Partners. Gleiten Sie mit ***Daumenrollen*** zum Knie hinauf. Sie können auch leicht ***kneifen*** oder kraftvoll mit der Haut zwischen Daumen und Zeigefinger über das Bein ***reiben.***

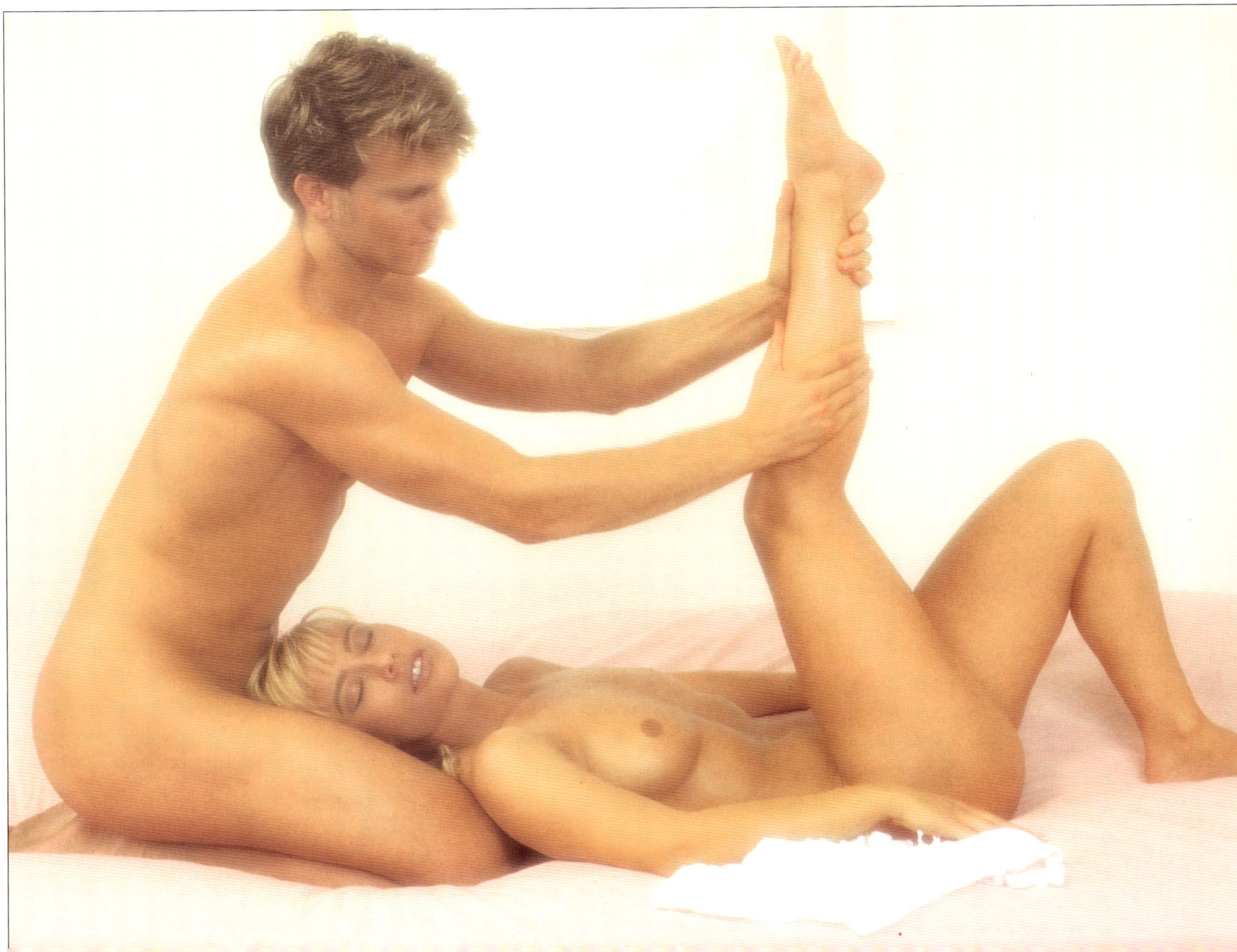

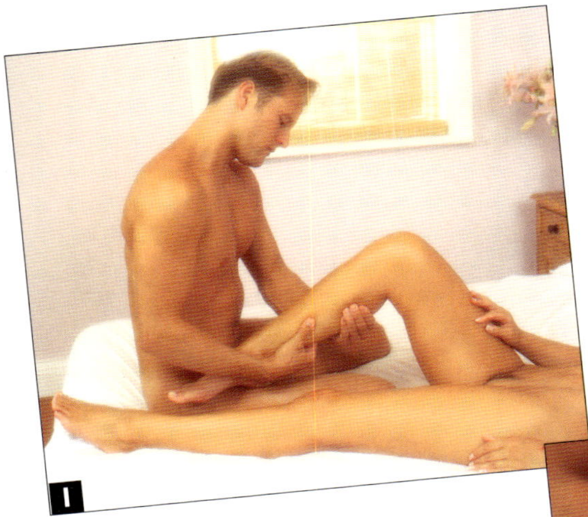

1. Während Sie mehr Öl einreiben, nehmen Sie sich Zeit, die weiche, warme glänzende Haut Ihres Partners zu genießen.

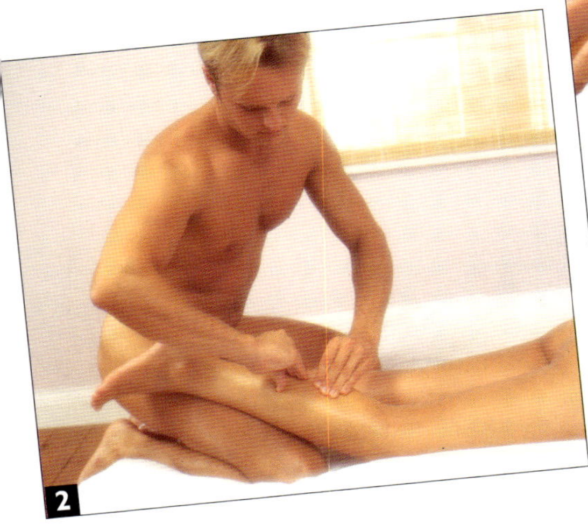

2. Probieren Sie verschiedene Techniken, um herauszufinden, was ihr am besten gefällt. Vielleicht Kneten mit der ganzen Hand?

Setzen Sie fort, indem Sie rasch mit den Handkanten ***hacken,*** mit den Fingerspitzen ***klopfen*** oder mit den losen Fäusten am Wadenmuskel auf und ab ***trommeln*** – machen Sie dies aber nie zu fest! ***Streichen*** Sie am Ende lang, sanft und beruhigend zum Knie hin ***aus.***

Sie können alle diese Techniken ein- oder zweimal anwenden oder nur eine Technik mehrmals wiederholen – was immer Ihnen und Ihrem Partner am besten gefällt. Sie können bei der Massage experimentieren, bei Ihrer Lieblingstechnik bleiben oder alle probieren, solange Sie am Anfang und Ende immer ausstreichen.

Vergessen Sie nicht, Öl zu verwenden, wenn Ihre Hände nicht mehr gleiten.

Sie müssen dazu aber nicht unbedingt die Hände nehmen. Leeren Sie Öl auf einen Körperteil, und reiben Sie diesen dann gegen Ihren Partner.

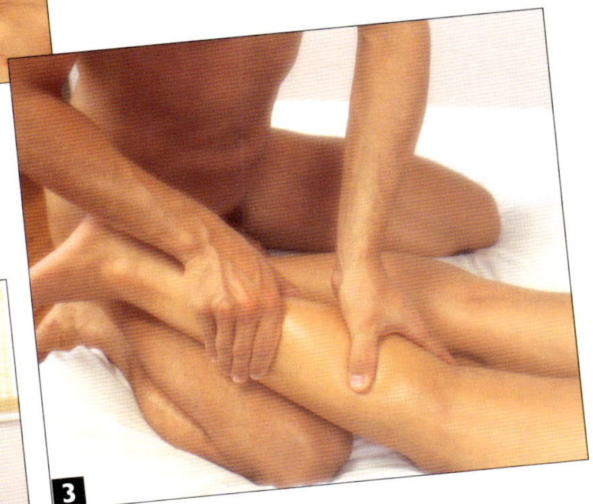

3. Reiben Sie kraftvoll mit der Haut zwischen Daumen und Zeigefinger.

6. Mit erotischer Massage können Sie den Partner in jeder Hinsicht kennenlernen.

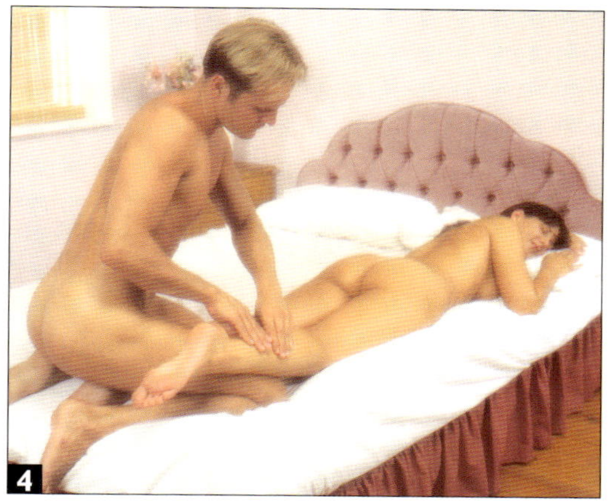

4. Werden Sie schneller, wenn Sie den Wadenmuskel sanft kneifen.

5. Sie müssen sich nicht hinlegen – versuchen Sie verschiedene Positionen.

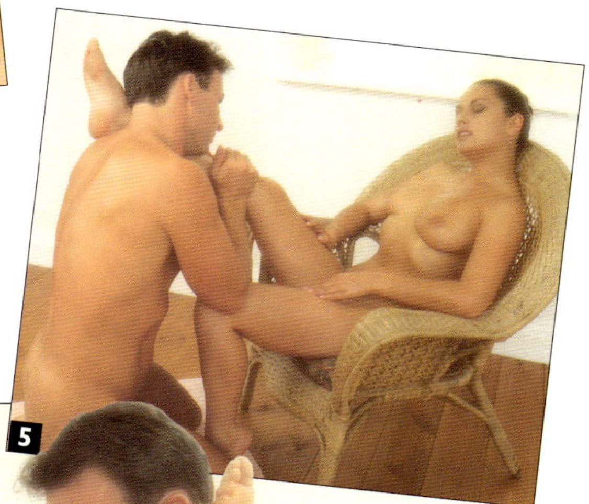

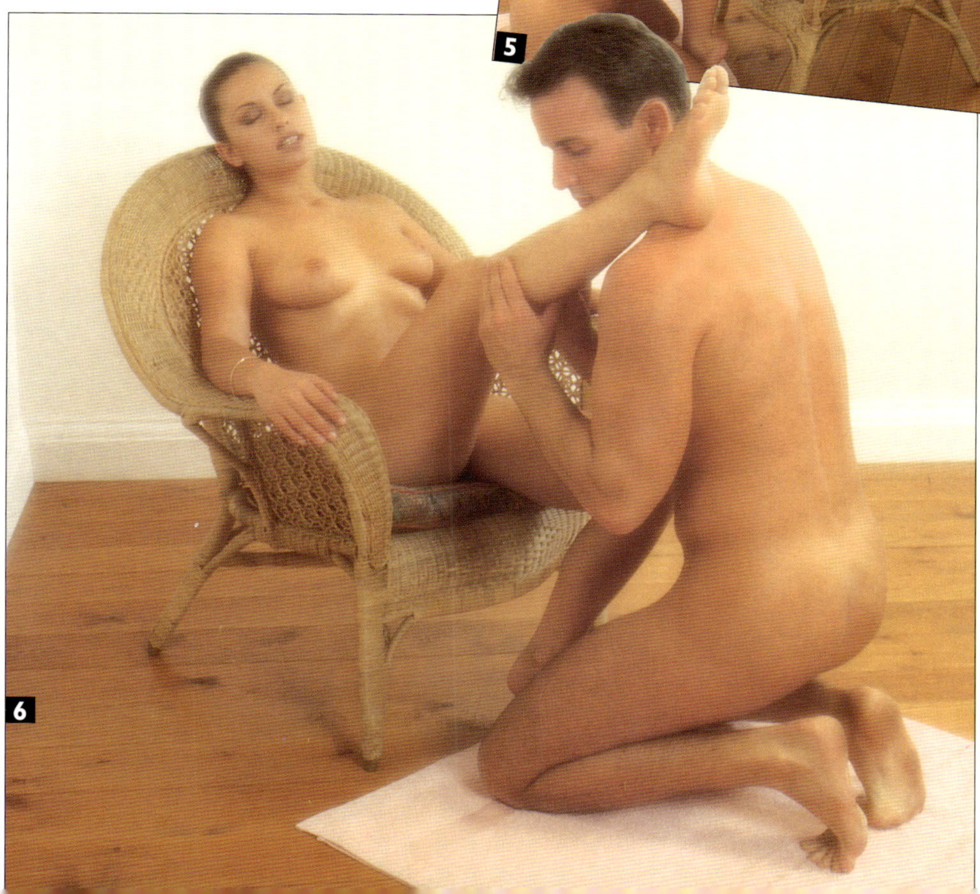

Oberschenkel und Po

Die meisten Paare empfinden eine sinnliche Gesäßmassage als sehr erotisch und erregend, vor allem, wenn sie bei gedämpftem Licht in angenehmer Umgebung stattfindet. Nehmen Sie sich Zeit, die Lust zu erwecken.

Streichen Sie sanft über die Kniekehle, und gleiten Sie danach mit mehr Druck über Oberschenkel und Po. Sie werden die Hände weiter als auf der Wade spreizen müssen, wenn Sie zu beiden Seiten des Oberschenkels nach unten gleiten. Sie können aber auch weiter nach vorne kommen und über der Wade knien, ohne aber darauf zu sitzen.

Für Oberschenkel und Gesäß eignen sich besonders ***Kneten, Daumenrollen*** und ***Reiben.*** Kneten Sie die Außen- und Oberseite der Oberschenkel und den gesamten Po.

Hacken oder ***trommeln*** Sie danach über Oberschenkel und Po. Es kann auch angenehm sein, eine Hand über dem Gesäß zu spreizen und fest zu ***schütteln.***

1. Setzen Sie Handgelenke und Arme ein, um mit gleichmäßigem Druck ein Gefühl zu erzeugen, das beiden sicher gefällt.

1

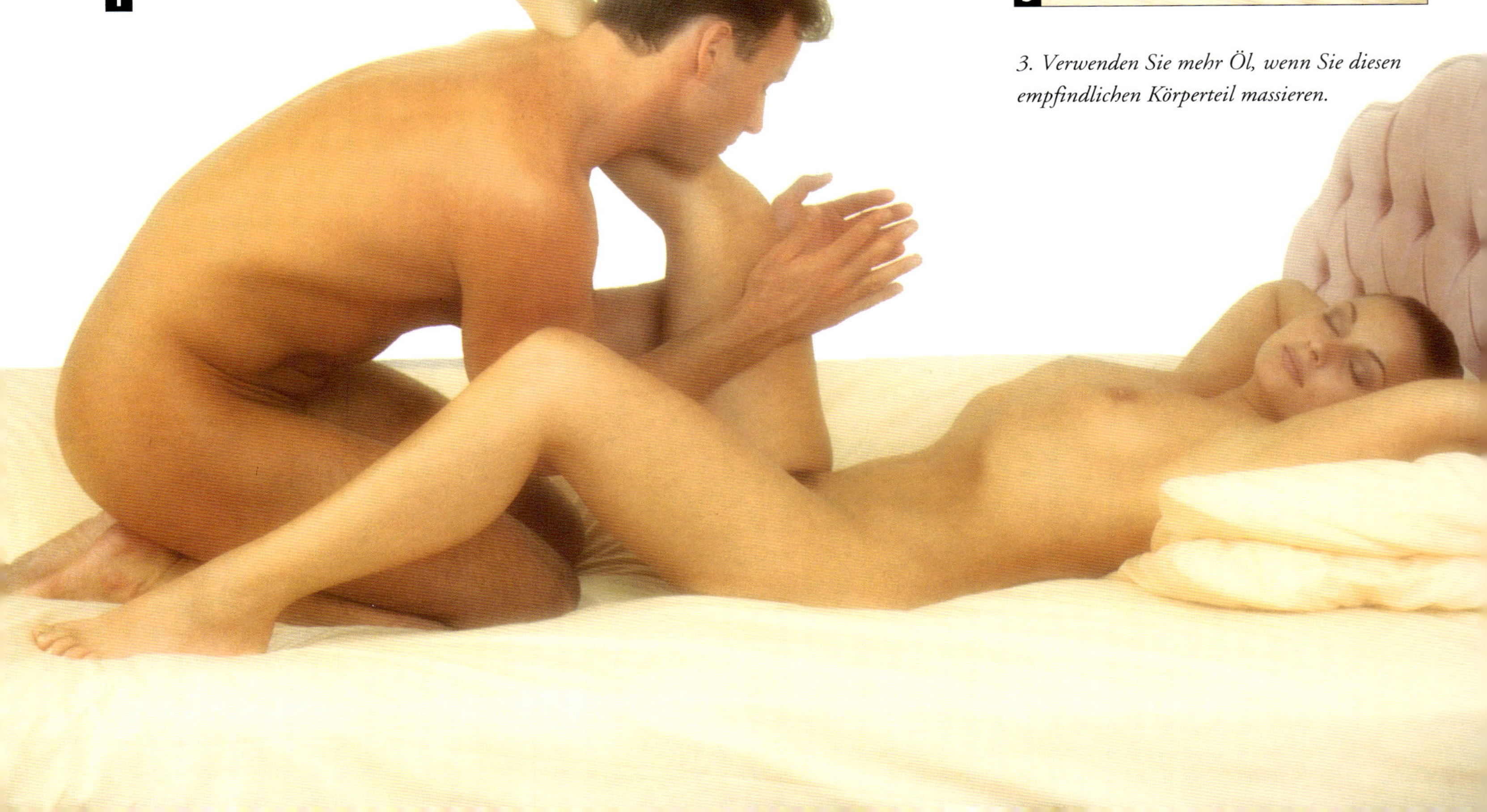

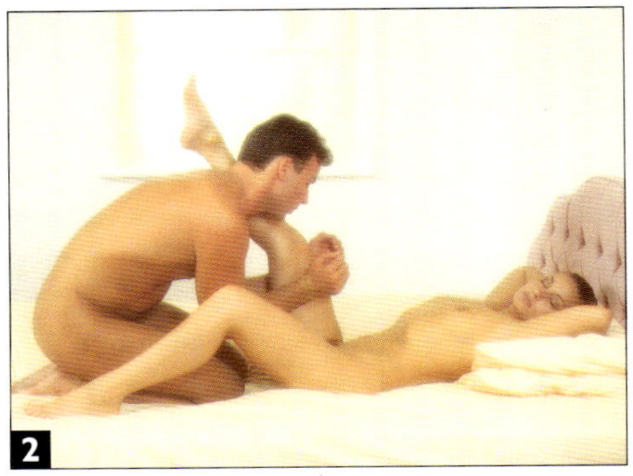

2

2. Es gibt keine fixen Regeln – liegt sie lieber am Rücken, ist das in Ordnung.

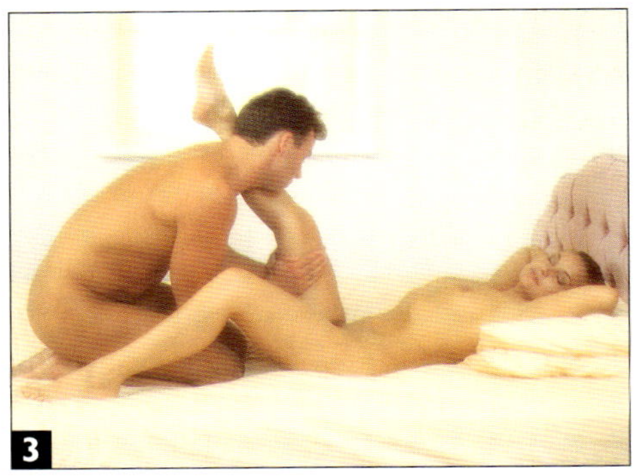

3

3. Verwenden Sie mehr Öl, wenn Sie diesen empfindlichen Körperteil massieren.

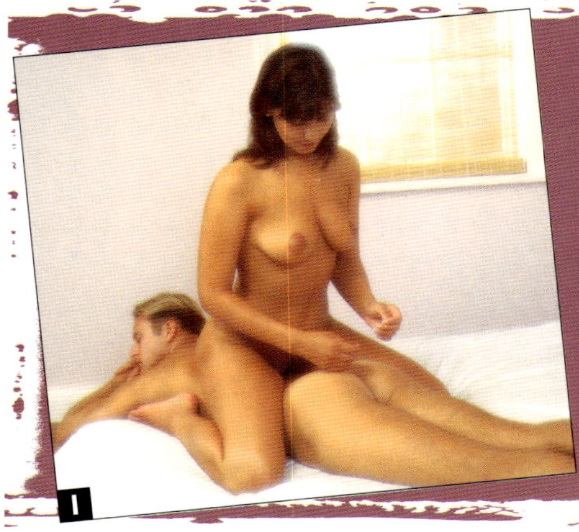

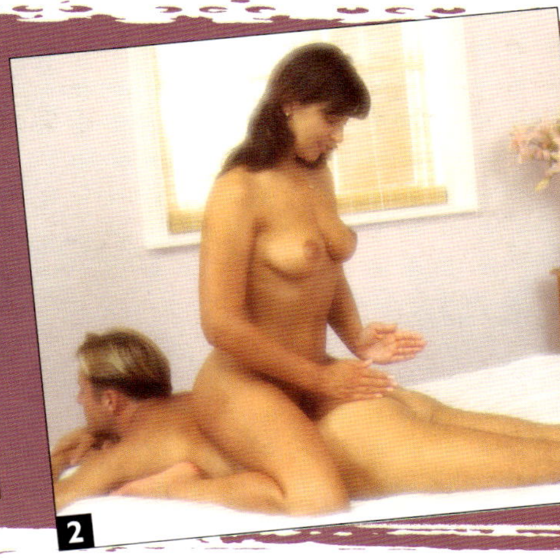

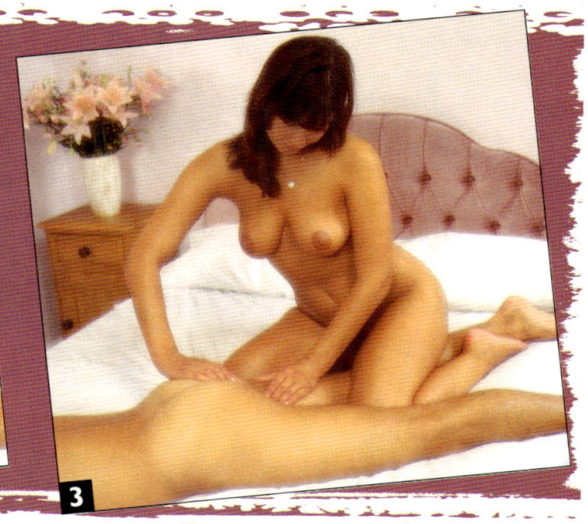

1. Klopfen entspannt die Muskeln und belebt die Haut.

2. Sanftes Hacken ist ebenfalls angenehm – nicht aber auf der Wirbelsäule!

3. Auch Kneten, Kneifen und Streichen ist beiden Partnern angenehm.

Versuchen Sie die weichen Bereiche der Oberschenkel und des Gesäßes ***mit der ganzen Hand zu kneten.*** Heben Sie sanft etwas Fleisch mit jeder Hand auf, und ziehen Sie langsam die Finger zu den Daumen, anstatt über die Haut zu gleiten. Lassen Sie aber los, bevor Sie kneifen. Massieren Sie so alle muskulösen Bereiche.

Rechts: Fleisch, Muskeln und empfindliche Haut lassen in diesem Bereich alle Techniken zu.

Unten: Ein betörender Griff oder eine sanfte, liebevolle Berührung – hier ist alles für Sie und Ihren Partner ein Vergnügen.

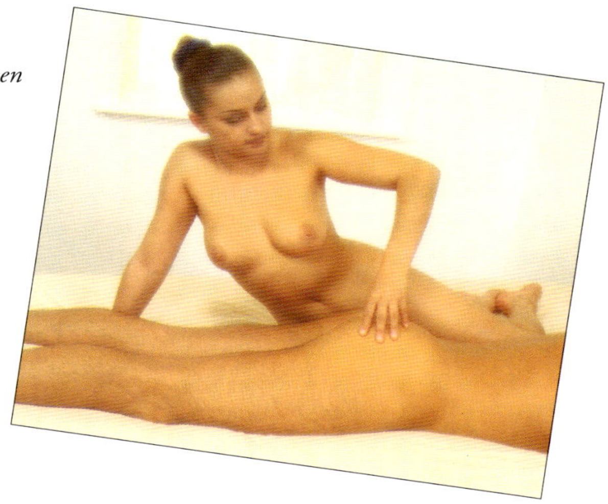

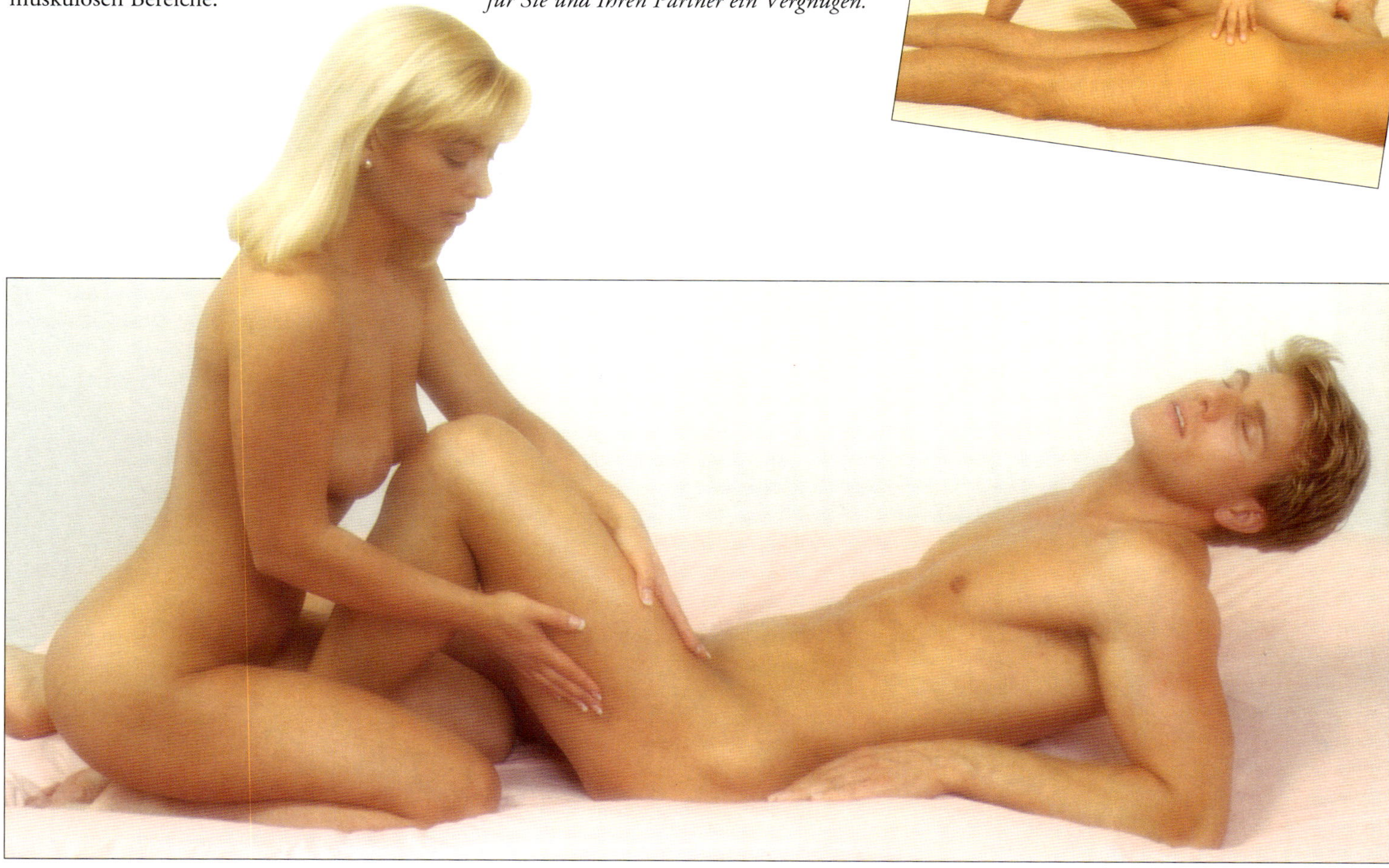

Mehr zu Oberschenkel und Po

Werden Sie massiert, geben Sie sich ganz dem körperlichen Vergnügen hin. Verschwenden Sie keine Gedanken darauf, was Ihr Partner über Hautton oder Körperform denkt. Nun ist ein guter Moment, Vertrauen aufzubauen.

Die Oberschenkel und das Gesäß haben große Muskeln mit viel Spannung – sie tragen schließlich das Körpergewicht. Kraftvolle Massage wie Kneten hilft, in ihnen die Spannung zu lösen. Seinen Sie aber sanft: Die Massage kann recht schmerzhaft sein.

Die Fleischschichten in diesem Bereich profitieren auch von Griffen wie ***Zupfen***, das die Blutzirkulation verbessert. Nehmen Sie etwas Muskeln, und kneifen Sie sanft das Gesäß und die Außenseite der Oberschenkel.

Hacken, Klopfen, Trommeln und ***Klatschen*** eignen sich ebenfalls. Denken Sie daran, Handgelenke und Schultern locker zu halten: Sie wollen stimulieren und erregen, nicht rütteln und schmerzen.

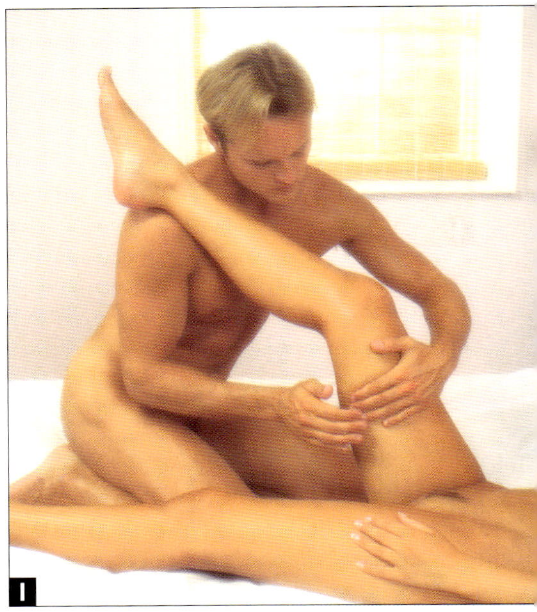

1. Variieren Sie den Druck von leicht bis fest, massieren Sie aber immer aufwärts.

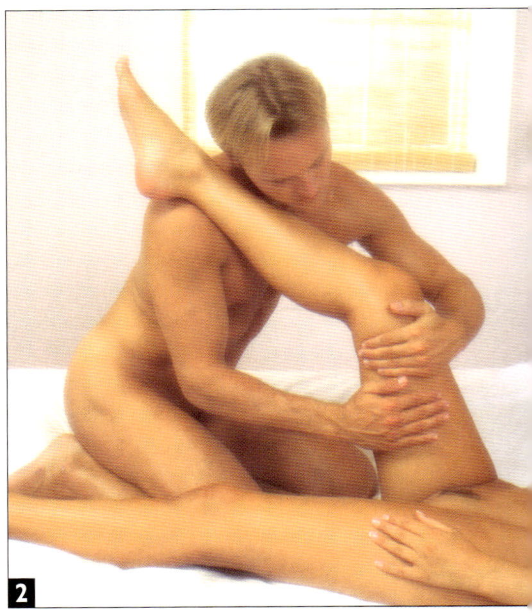

2. Versuchen Sie die Bewegungen rhythmisch und fließend zu halten.

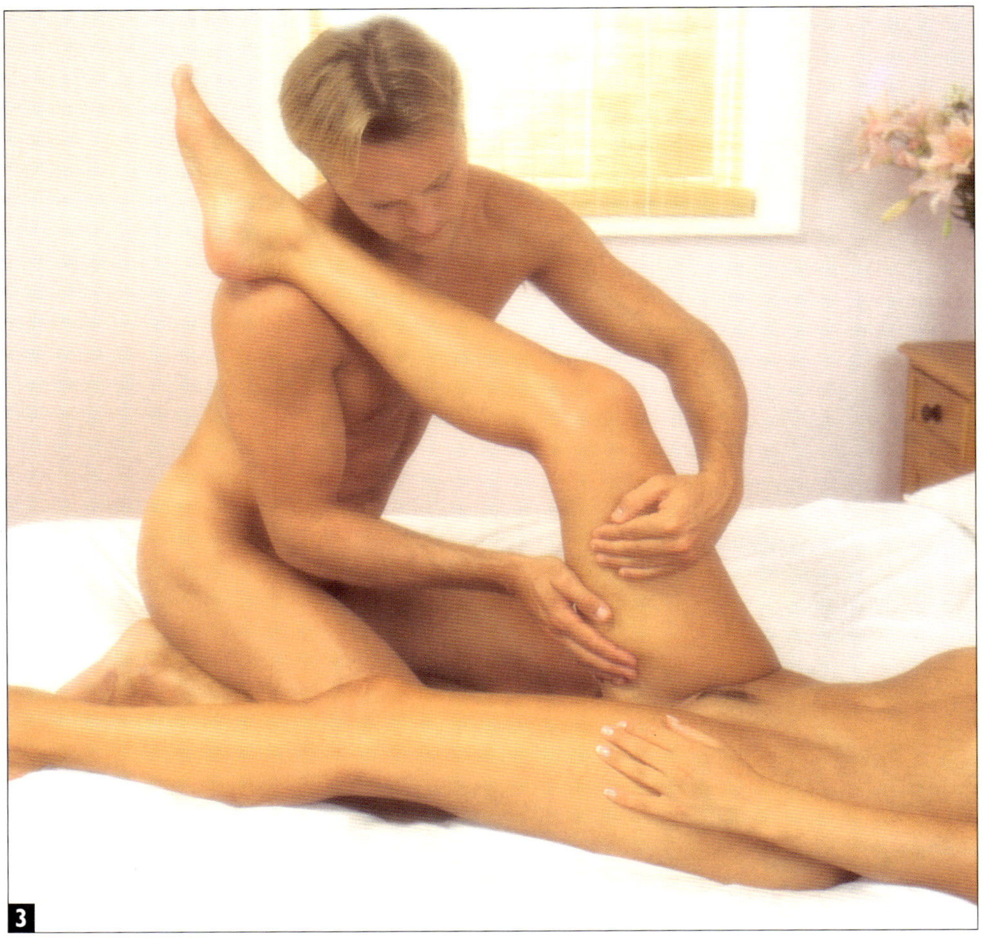

3. Die meisten Menschen lieben es, wenn ihnen der Partner die Schenkel streichelt.

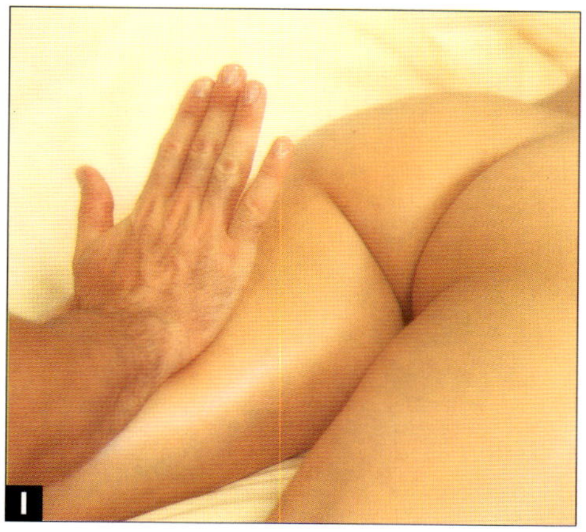

1. Handballen-Druck kann auf Oberschenkeln und Po angenehm sein.

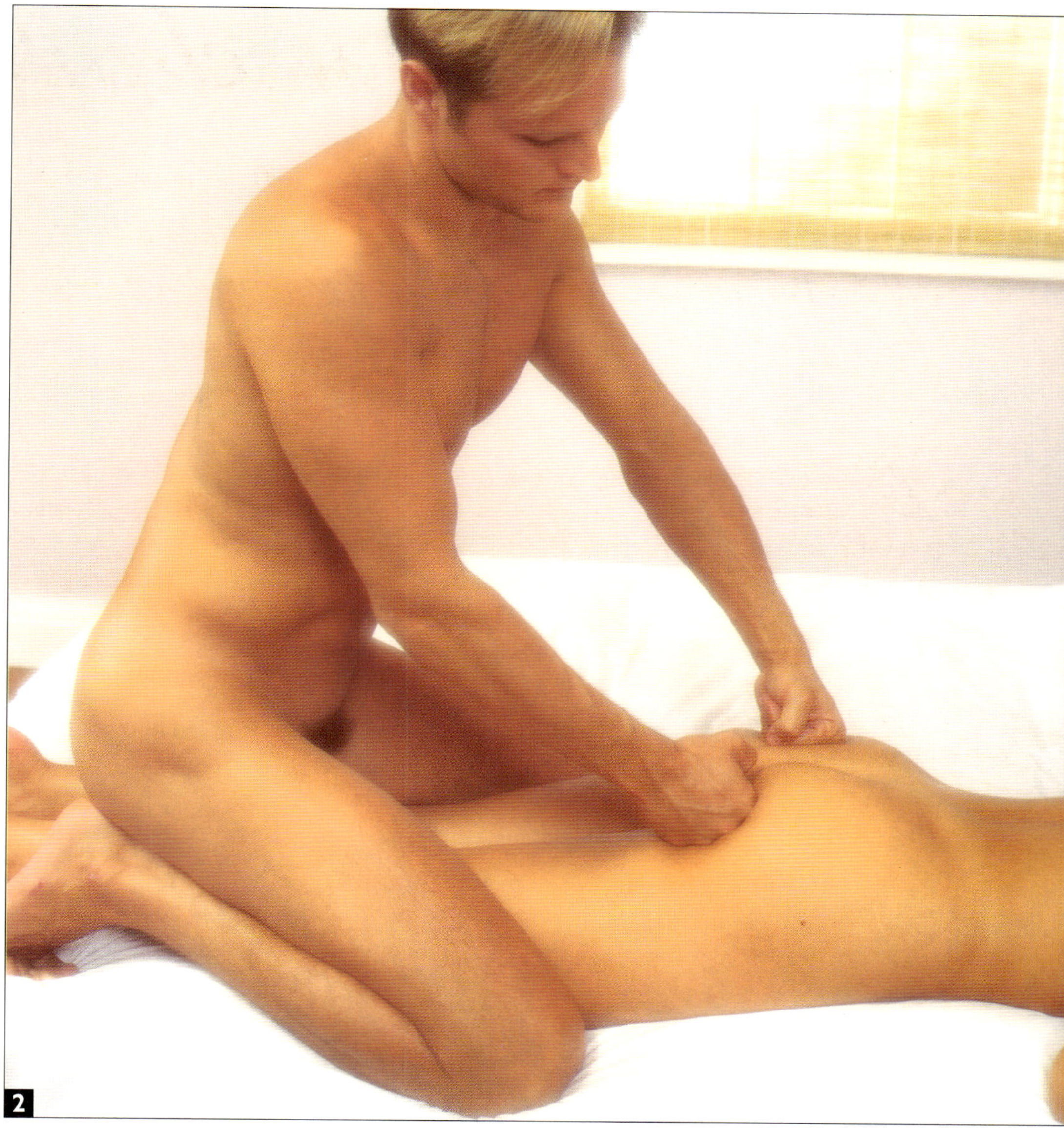

In diesem Bereich ist es äußerst erotisch zu massieren oder massiert zu werden. Kneifen, Streichen und Kneten ist hier natürlich. Eigentlich ist fast alles angenehm für beide Partner.

Forschen Sie mit Fingerspitzen und Zunge – auch kleine Kniffe mit den Zähnen sind erlaubt. Hier wird Massage am ehesten zum leidenschaftlichen, wunderbaren Sex.

2. Dieser Bereich ist nicht nur erotisch, er enthält auch viel Muskelspannung.

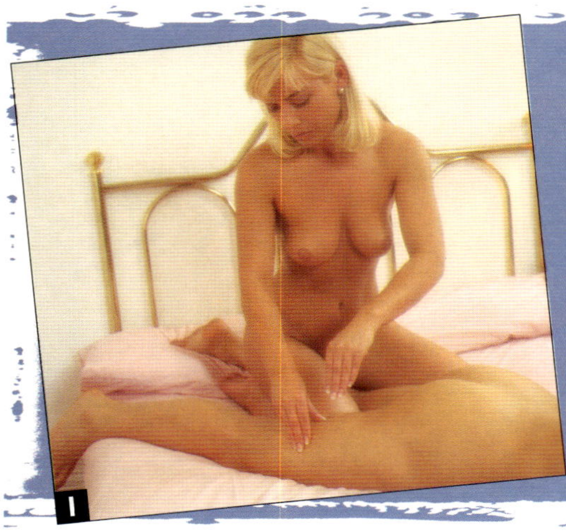

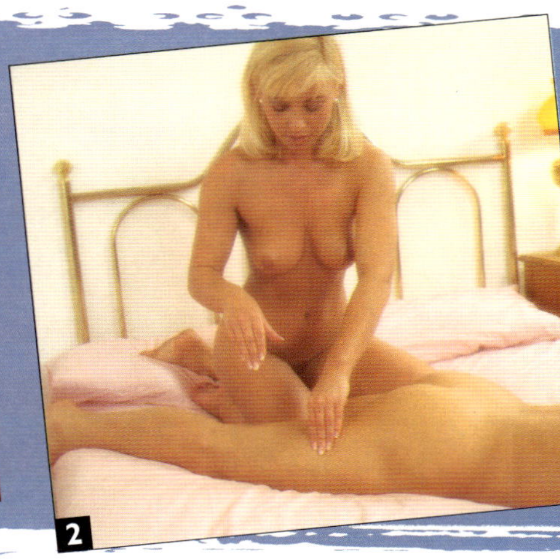

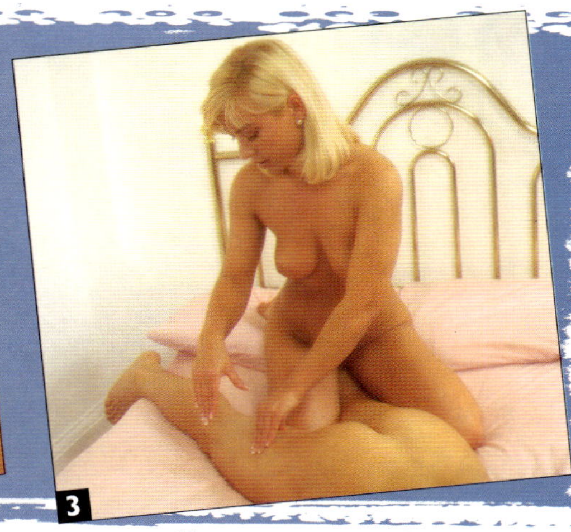

1. Versuchen Sie ganz sanfte, erregende Bewegungen auf seinen Schenkeln.

2. Zupfen Sie seine Haut, und arbeiten Sie die Schenkel hinauf und hinunter.

3. Versuchen Sie nun „Federn“, und achten Sie auf das neue Gefühl.

Schultern

Haben Sie der Versuchung widerstanden, die Techniken zu vergessen und zu Sex überzugehen – oder sind Sie nach einer Unterbrechung bereit für mehr – wird die Massage nun weiter oben fortgesetzt.

Nach einer wirklich effektiven Rücken- und Schultermassage stimmen Sie allem zu. Frauen haben an diesem Punkt bereits zu den sonderbarsten Wünschen ja gesagt, und Männer haben sogar zugestimmt, mit ins Ballett zu gehen.

Streichen Sie mit den Händen in einer langen, sanften Bewegung vom Gesäß aus neben der Wirbelsäule zum Nacken, und lassen Sie die Hände einige Zeit auf den Schultern der Partnerin liegen, um das Gefühl der Nähe zu verstärken, das Sie zu Beginn geschaffen haben. Hier ist es am besten, wenn sie die Stirn mit dem Gesicht nach unten auf ein Handtuch oder die Arme legt und den Kopf nicht dreht.

Sie können diesen Bereich massieren, wenn Sie neben Ihrer Partnerin knien, auf ihrem Rücken sitzen oder vor ihr knien, wobei ihr Kopf zwischen Ihren Schenkeln liegt. Wenn Sie von einer Seite massieren, vergessen Sie die andere nicht.

Experimentieren Sie mit verschiedenen Positionen und Bewegungen, um die effizienteste Kombination zu finden. Dieser Bereich ist oft so verspannt, daß Ihre Part-

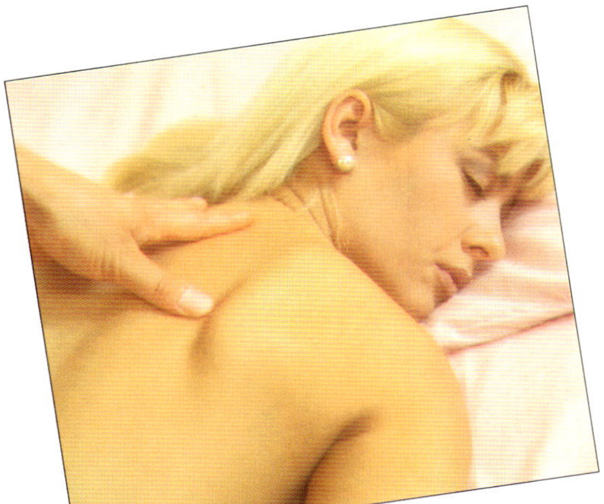

1

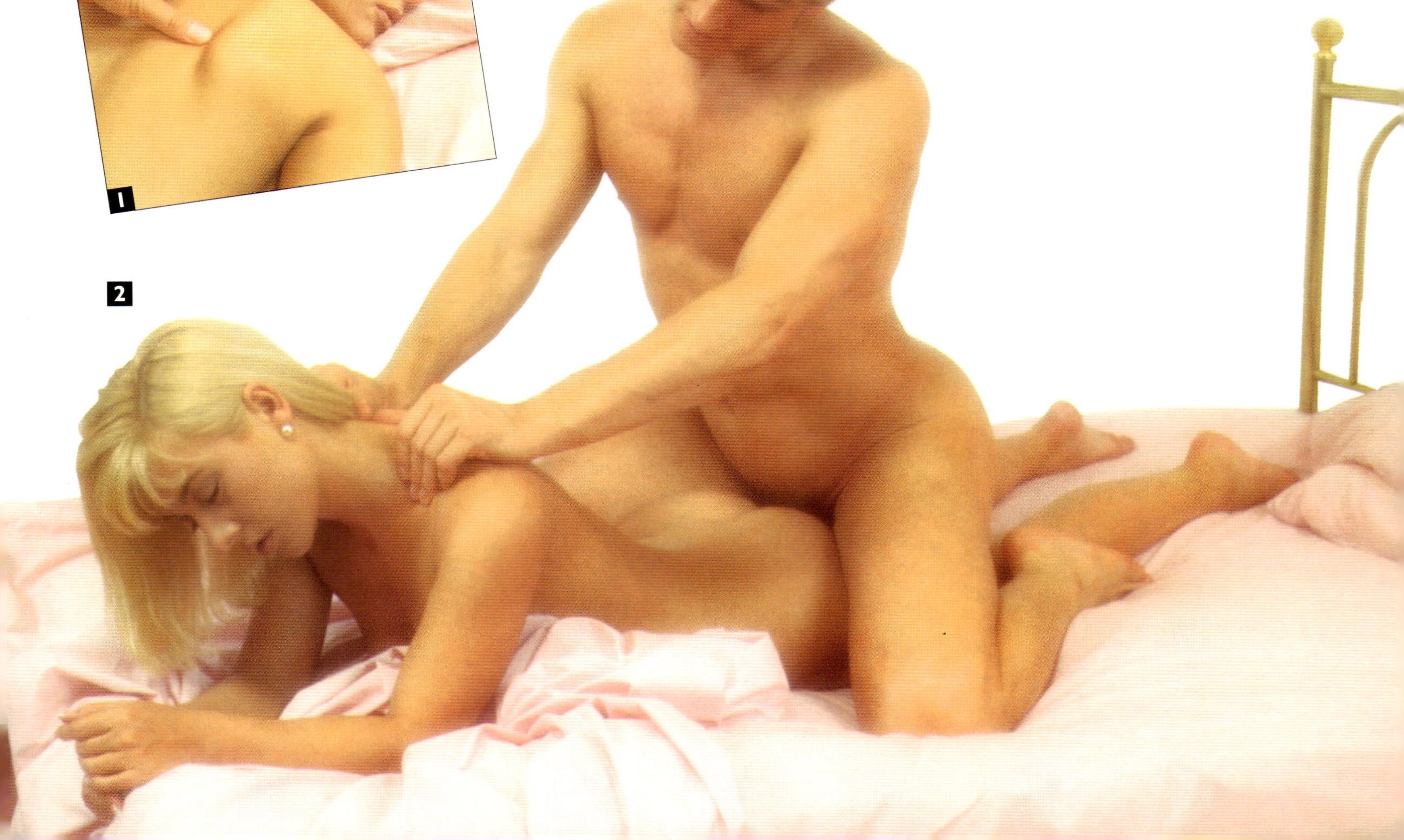

2

1. Bei den meisten Menschen sind die Schultern besonders verspannt.

2. Ist die Verspannung dieser Muskeln gelöst, werden Sie besonders zärtlich sein.

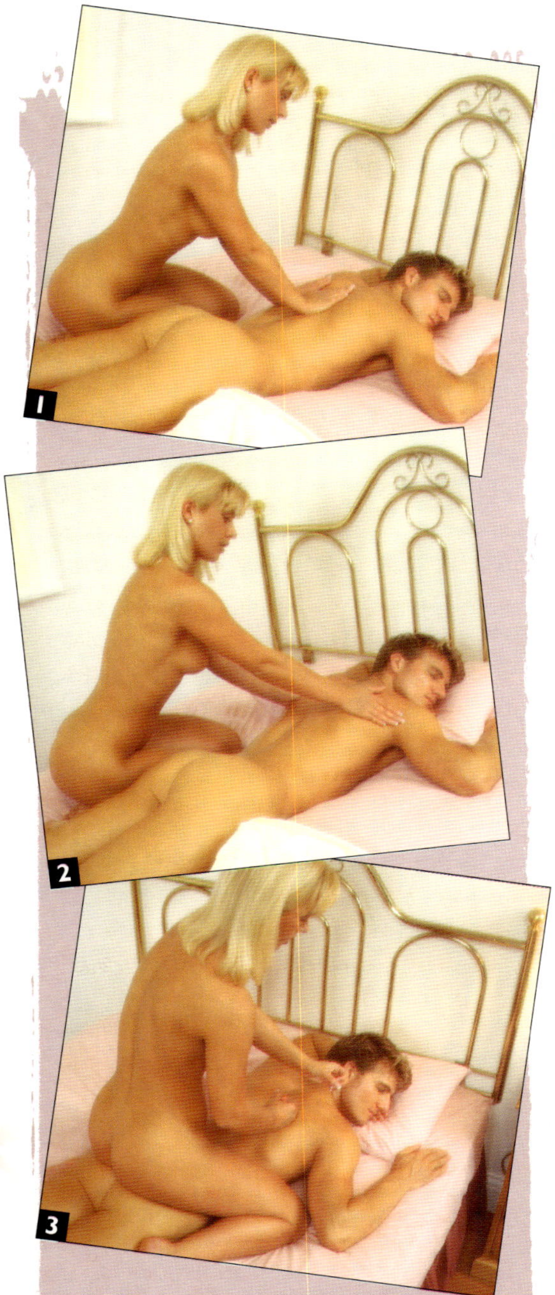

1, 2 und 3. *Streichen Sie langsam und fest nach außen hin Öl auf die Schultern Ihres Partners. Fühlen Sie, wie sich die Muskeln unter Ihren Fingern entspannen.*

Legt er den Kopf zwischen Ihre Schenkel, wird er Sie mit den Armen umfassen, und seine Zunge erforscht vielleicht träumerisch diesen Bereich.

Streichen Sie rhythmisch mit fließenden Bewegungen über seinen Nacken und Rücken.

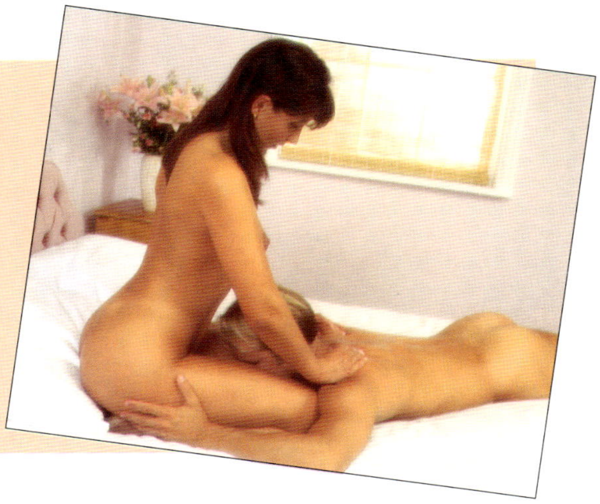

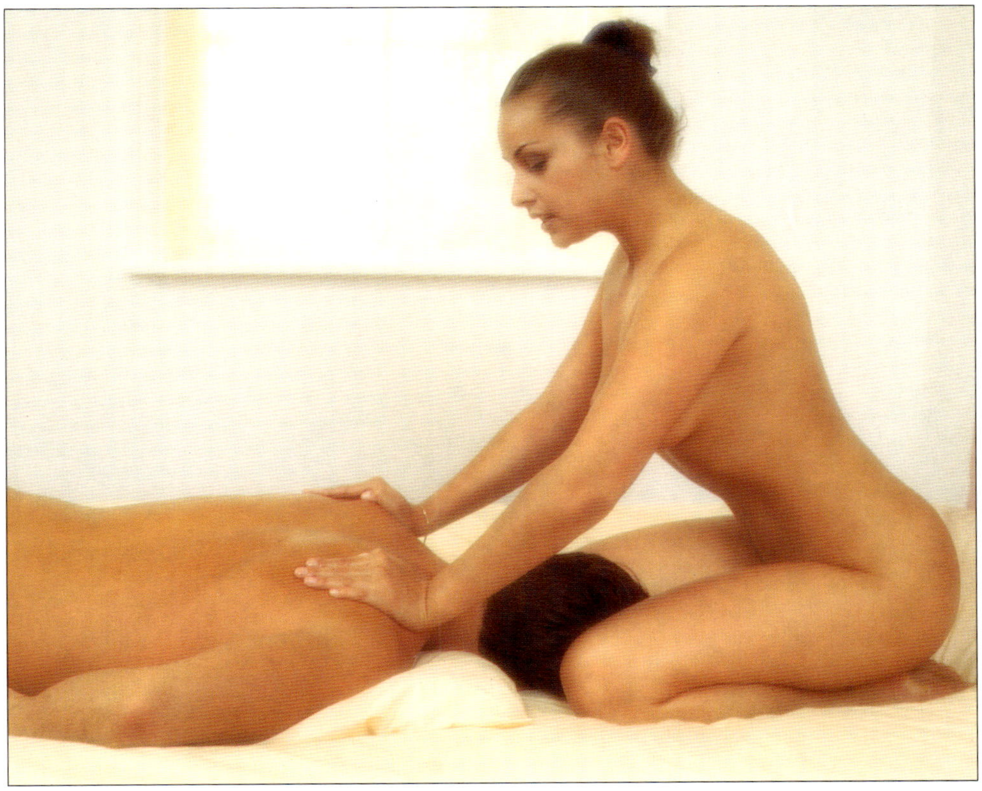

Enden Sie, indem Sie lang, langsam und beruhigend ausstreichen, und halten Sie Ihre Hände eine Weile still auf seinem Rücken. Das stärkt das Gefühl der Ruhe und Zusammengehörigkeit.

nerin kraftvolle Massagetechniken wie Kneten und tiefes Streichen schätzen wird.

Beginnen Sie, indem Sie fest mit beiden Händen vom Nacken nach außen und die Wirbelsäule hinunter über den Schulterbereich ***streichen.*** Ist er nicht sehr empfindlich, können Sie mit beiden Händen auf einer Schulter ***kneten*** und die ***Daumen rollen.*** Halten Sie dabei eine Handvoll Muskeln, und bewegen Sie die Finger zum Daumen. Das ist besonders auf gut entwickelten Muskeln angenehm.

Auch im Wirbelsäulenbereich ist dieser Griff gut. Lassen Sie beide Daumen neben der Wirbelsäule fest auf und ab gleiten, wobei Sie immer einen zu bewegen beginnen, bevor Sie den anderen heben. Vergessen Sie nicht, langsam mit ***Handballen-Druck*** über den gesamten Muskelbereich am Rücken zu kreisen. Wenn Sie neben dem Partner knien oder auf ihm sitzen, lassen Sie die Hände über die Schultern gleiten, halten Sie sie fest, um nicht abzurutschen, und ***dehnen*** Sie sanft, indem Sie langsam nach hinten ziehen.

Versetztes Ausstreichen ist angenehm als Abschluß einer kraftvollen Massage. Enden Sie, indem Sie lang, langsam und kräftig über den Rücken streichen, und lassen Sie dann die Hände auf den Schultern ruhen.

Nacken und Kopf vom Rücken aus

Streichen Sie das Haar Ihrer Partnerin aus dem Nacken, und binden Sie es so zusammen, daß die Ohren frei bleiben. Vielleicht müssen Sie es mit den Fingern kämmen, damit es nicht zurückfällt. Auch das ist angenehm.

Knien Sie bei diesem Teil der Massage entweder neben oder über dem Rücken Ihrer Partnerin, da Sie den oberen Bereich der Wirbelsäule massieren möchten. Sie sollten immer zum Herzen arbeiten, um die Durchblutung anzuregen, hier also die Wirbelsäule abwärts – aber Sie werden merken, daß dies nicht funktioniert.

Beginnen Sie zwischen den Schulterblättern, und massieren Sie neben der Wirbelsäule mit festem ***Daumenrollen*** aufwärts, wobei Sie darauf achten, daß Sie genug Öl auf den Händen haben.

Halten Sie die Stirn Ihrer Partnerin mit einer Hand, ***kneten*** Sie den Nacken mit der anderen, und ziehen Sie Daumen und

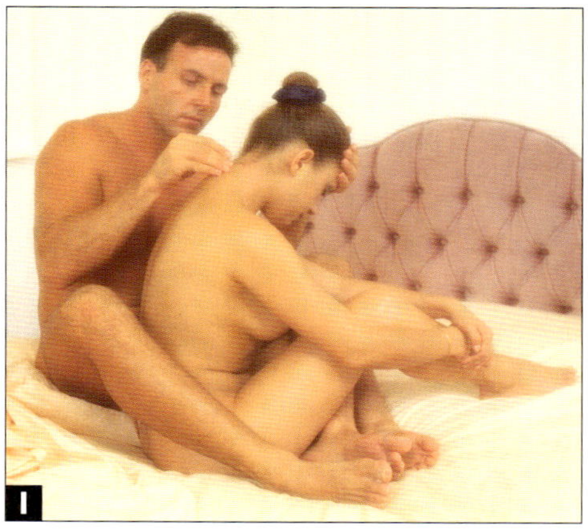

1

1. Stützen Sie ihre Stirn mit der Hand ab.

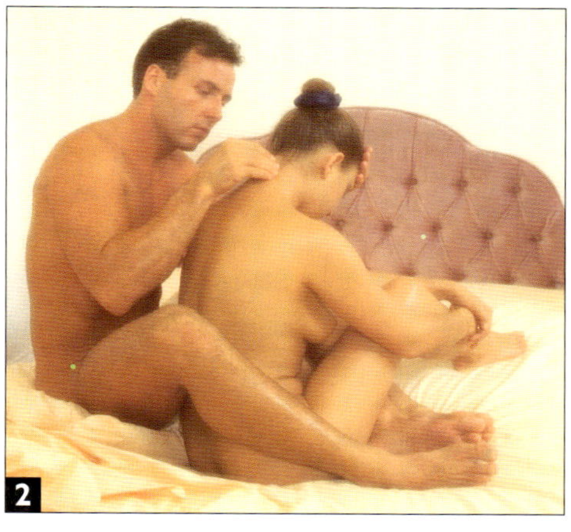

2

2. Streichen Sie die Haare aus den Nacken.

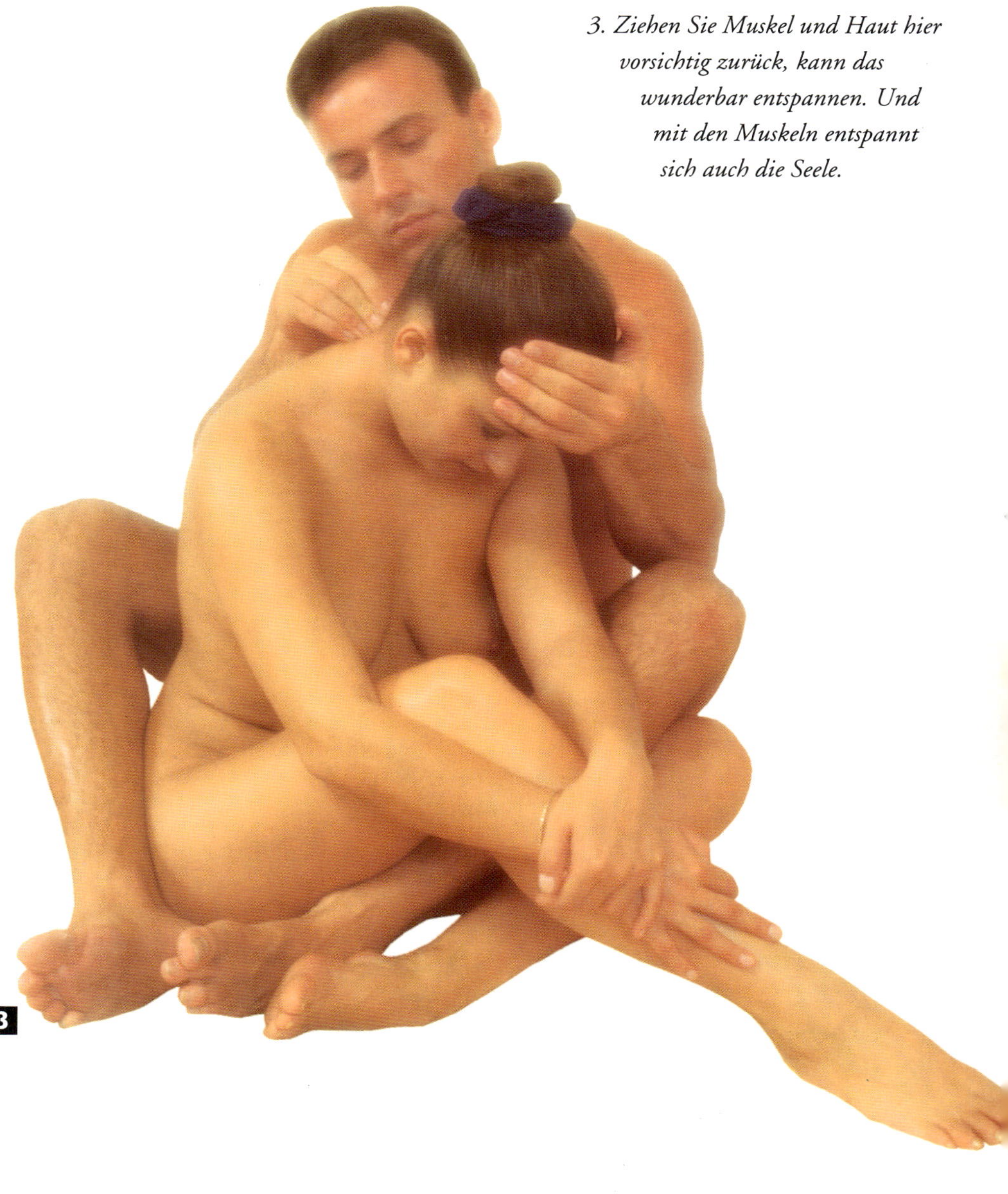

3

3. Ziehen Sie Muskel und Haut hier vorsichtig zurück, kann das wunderbar entspannen. Und mit den Muskeln entspannt sich auch die Seele.

Finger zusammen, ohne über die Haut zu gleiten. Hören Sie auf, bevor Sie kneifen, und wiederholen Sie diese Bewegung öfters.

Erreichen Sie den Schädelansatz, spreizen Sie die Finger über den Kopf, und massieren Sie von den Ohren aus mit ***Daumenkreisen*** am Schädelansatz nach innen zur Wirbelsäule hin.

Versuchen Sie Ihre Hände am Schädel der Partnerin ***fest gegeneinander zu drücken***, als ob die Fingerspitzen sich über ihrem Kopf träfen. Sie sollten dabei die Kopfhaut über den Schädel bewegen, nicht darüber gleiten. Sie müssen den Druck hier fein abwägen, um nicht an den Haaren zu ziehen oder den Kopf wie in einen Schraubstock einzuspannen. Es ist aber die Mühe wert! Wir glauben nicht, daß der Kopf verspannt sein kann, aber er ist es doch – wie jeder gute Friseur weiß, wenn er den Kopf einige Minuten massiert und so die Spannung löst.

Am Ende der Massage halten Sie den Kopf kurz in den Händen, und lassen Sie dann die Partnerin auf den Rücken drehen.

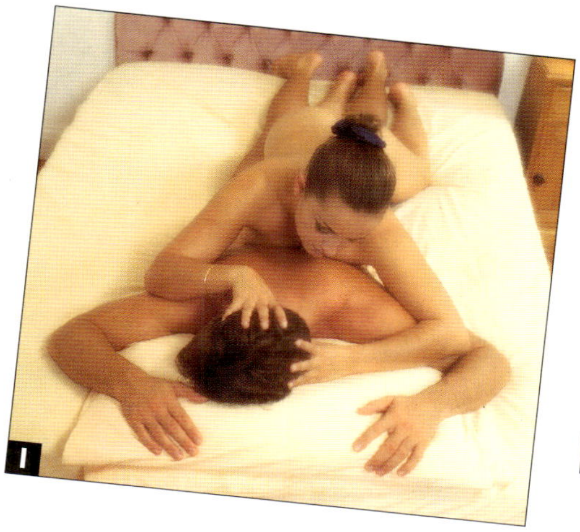

1

1. Umfassen Sie seinen Kopf, und drücken Sie die Fingerspitzen gegeneinander.

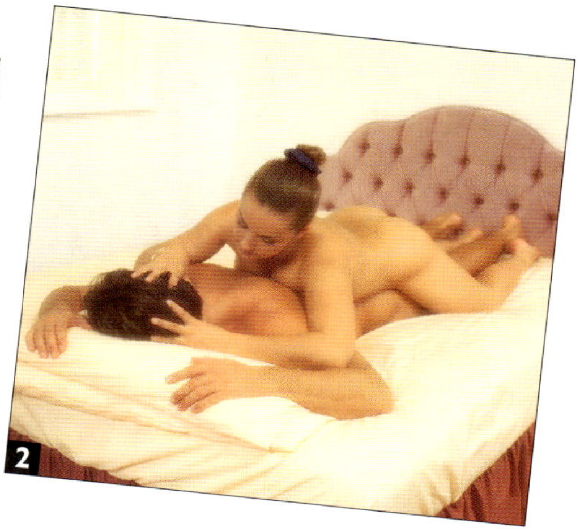

2

2. Bewegen Sie die Haut leicht, ohne an den Haaren zu ziehen oder den Kopf zu drücken.

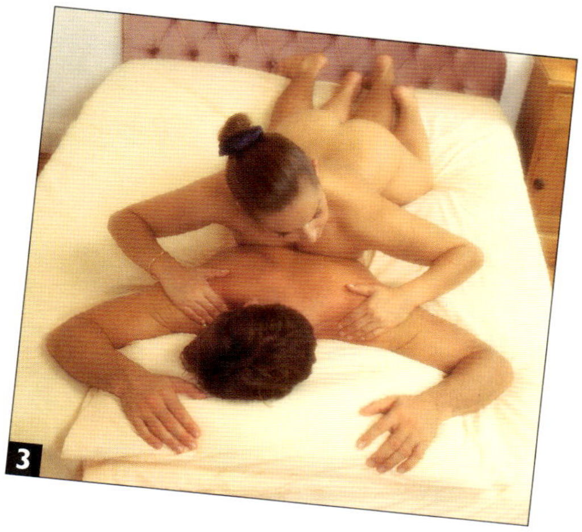

3

3. Unsere Lebens- und Arbeitsweise überfordert ständig Nacken- und Schultermuskeln.

Nun ist ein guter Zeitpunkt aufzuhören und die intime Stimmung zu genießen.

Liegen Sie eng neben- oder aufeinander, und strecken Sie sich beide bis zu den Zehen- und Fingerspitzen.

Lassen Sie Fingerspitzen und Zehen ganz sanft über die Gliedmaßen des Partners gleiten.

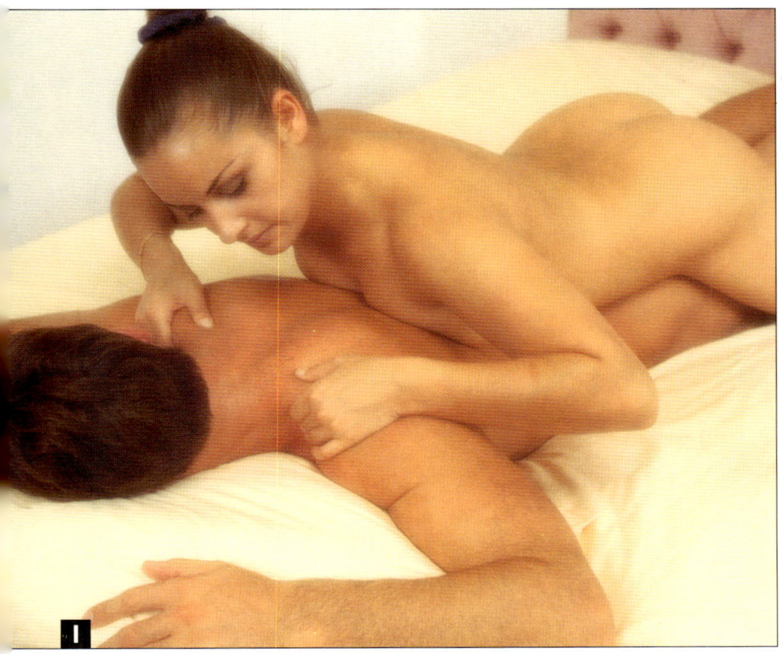

1

1. Es überrascht, wie verspannt Haut und Muskeln hier sind.

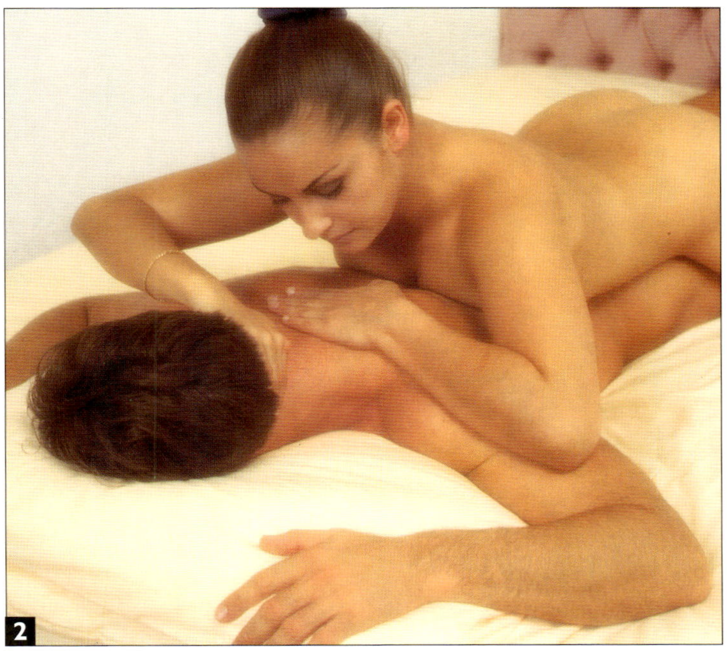

2

2. Der Nacken ist empfindlich, massieren Sie also sanft und langsam.

Füße

Wenn Sie Ihren Partner vorne zu massieren beginnen, halten Sie seine Füße einen Augenblick. Die Fußmassage ist ideal, um die wunderbare Struktur des menschlichen Körpers zu genießen, die wir nur zu oft als gegeben ansehen.

Die 26 feinen Fußknochen passen sich bei jedem Schritt an unnatürliche Oberflächen an, ohne zu protestieren. Nun ist es Zeit, die Füße so zu behandeln, wie sie es verdienen.

Sie werden erst die richtige Stärke für die Massage finden müssen. „Sanft" ist hier das Maß aller Dinge, da auf den Füßen nur sehr wenig Fleisch die feine Knochenstruktur schützt. Wenn Sie aber andererseits die Füße zu leicht berühren, kitzelt das. Stützen Sie das Knie mit einem zusammengerollten Handtuch, wenn Ihr Partner die Lage unbequem findet.

Legen Sie einen Fuß auf die Unterlage zurück, während Sie den anderen im Schoß behalten. ***Streichen*** Sie von den Zehen zum Knöchel, und halten Sie dann den Fuß in beiden Händen, um über die Oberseite große ***Daumenkreise*** zu ziehen.

Kneten Sie die Fußaußenseite mit den Daumen auf der Sohle. Ziehen Sie dabei die Daumen sanft gegen die Finger. Der meiste

Wir verwöhnen unsere Füße kaum und erkennen ihr erotisches Potential nur selten.

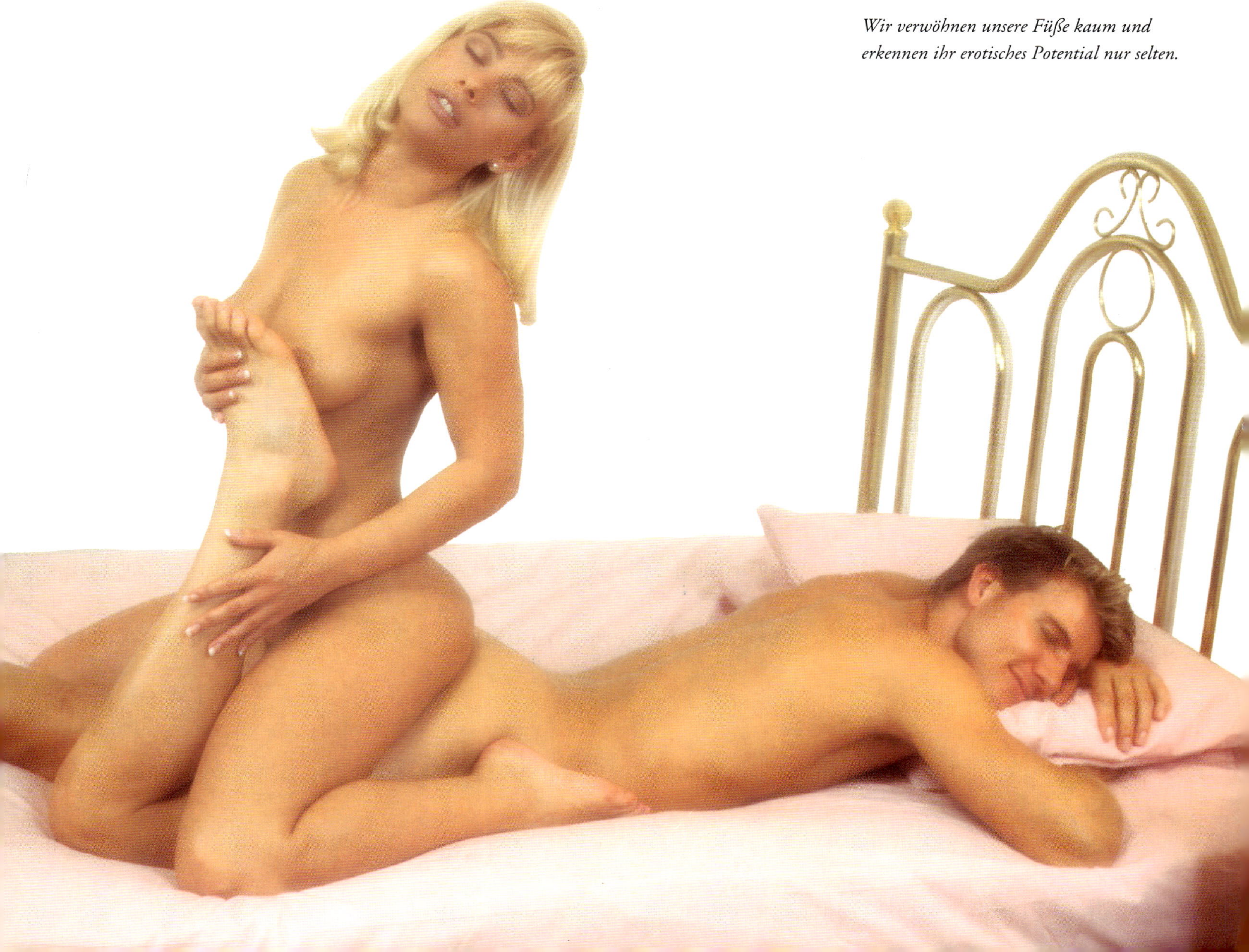

Druck geht dabei vom Daumen in die Fußsohle über.

Die Zehen werden noch schlechter behandelt als der Rest des Fußes. Vor allem bei Frauen, die hohe Absätze tragen, bleibt das gesamte Gewicht am Vorderfuß, der dafür nicht geschaffen ist. So werden die Zehen gedrückt. ***Ziehen*** und ***kneten*** Sie jede Zehe einzeln. ***Kneifen*** Sie die Ballen, und lassen Sie schnell los. Beginnen Sie zwischen den Zehen mit ***Daumenrollen,*** und arbeiten Sie (zwischen den Fußknochen) in Richtung Knöchel.

Klopfen Sie die Fußsohle, ***rollen*** Sie die ***Daumen*** von der Ferse zu den Zehen, und ziehen Sie mit den ***Daumen Kreise*** über die Sohle. Halten Sie dabei immer den Fuß, damit sich Ihr Partner entspannen kann.

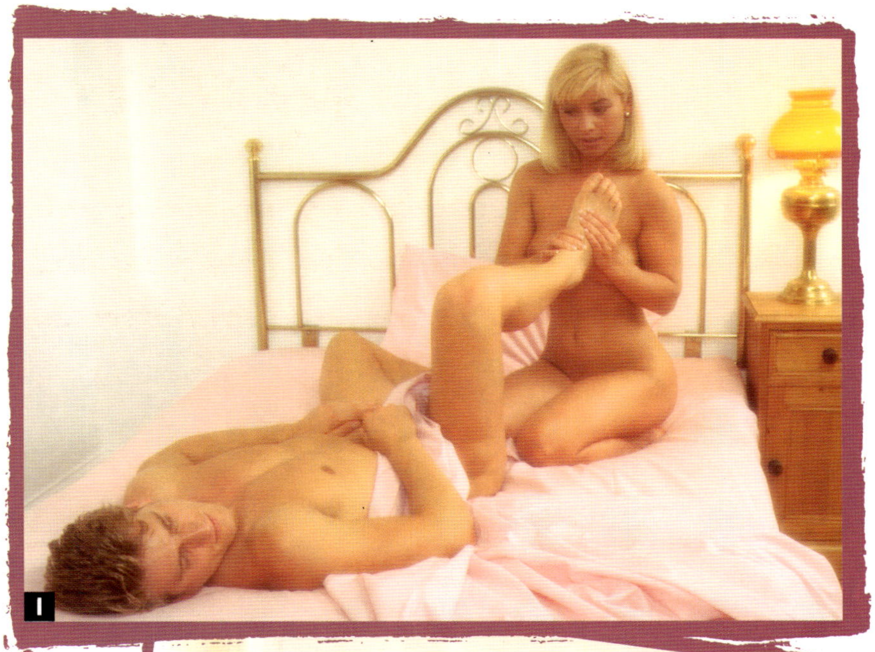

1. Halten Sie den Fuß so fest, daß es nicht kitzelt, ohne jedoch auf die feinen Knochen zu drücken.

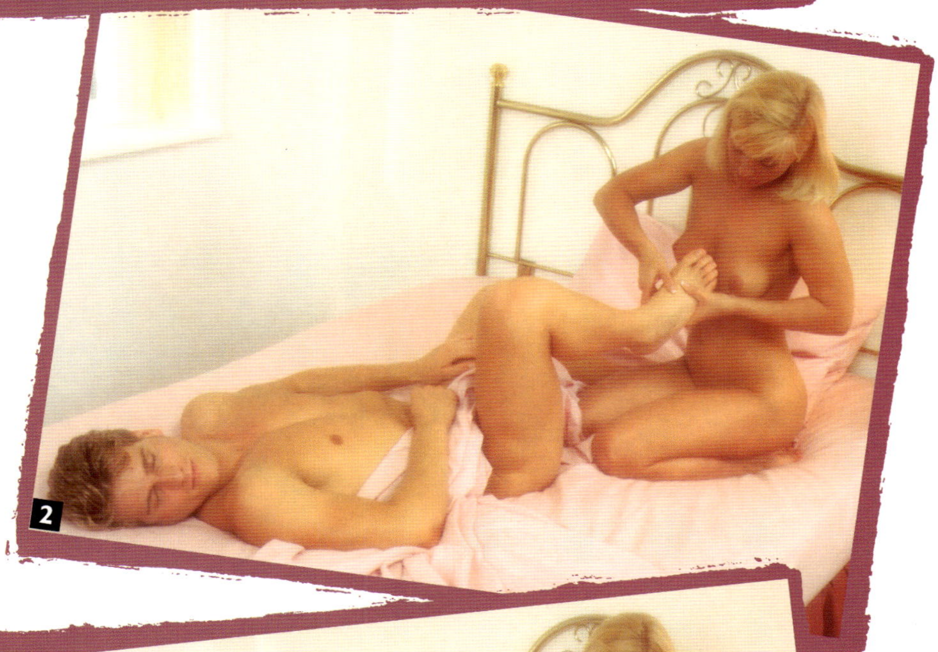

2. Lassen Sie die Daumen zwischen den Fußknochen zum Knöchel gleiten.

Unglaublich, wie erotisch Füße sind. Sie arbeiten hart und werden schlecht behandelt, doch reagieren die vielen kleinen Nervenenden auf die richtige Berührung.

Viele Menschen lieben eine Fußmassage. Stöhnt Ihr Partner dabei vor Entzücken, machen Sie weiter.

Lassen Sie die Fingerspitzen sanft zu den Zehen gleiten und die Fingernägel zu den Knöcheln. Ziehen Sie mit den Zähnen sanft an seinen Zehen, und fahren Sie mit der Zunge über die Knöchel.

Ist er nicht kitzlig und kommt er gerade aus dem Bad, lassen Sie die Zunge über seine Fußsohlen gleiten.

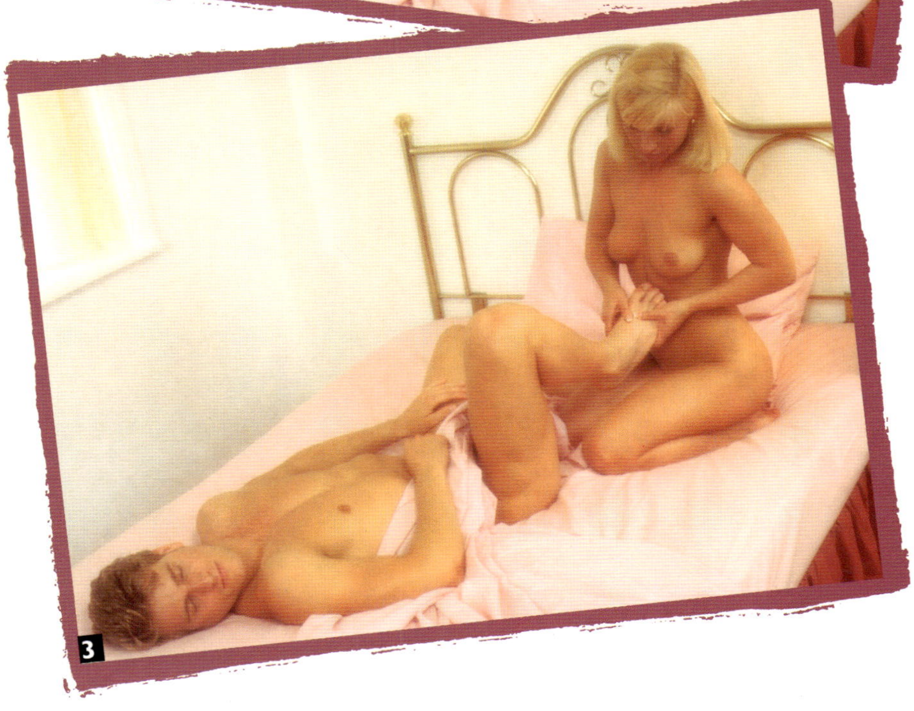

3. Kreisen Sie sanft mit dem Daumen über den ganzen Fuß, und streichen Sie zum Knöchel hin.

Vorderseite der Beine

Auch wenn Ihnen die Partnerin sehr nahe steht, kann es ihr unangenehm sein, ohne Geschlechtsverkehr nackt auf dem Rücken zu liegen. Fühlen Sie sich nicht zurückgestoßen – sie kann unsicher sein oder sich schutzlos fühlen.

Wir denken meist nur an unseren Körper, wenn wir seine (oft eingebildeten) Schwächen kritisieren. Auch Sex kann ein kurzes, begrenztes Vergnügen sein, bei dem unser Lustpotential nicht ausgeschöpft wird. Wir denken mit dem Kopf, manchmal mit dem Bauch oder den Genitalien.

Streichen Sie bis zur Leistengegend hinauf und über der Hüfte aus. Wiederholen Sie dies mehrmals, und gleiten Sie mit den Daumen dabei über das Schamhaar.

Lassen Sie die Daumen sanft zwischen die Schamlippen Ihrer Partnerin gleiten, während Sie weiterstreichen. Falls nötig, nehmen Sie mehr Öl, um besser zu gleiten. Fahren Sie auch beim Mann mit den Daumen ganz sanft den Genitalien entlang, wenn Sie diesen Bereich massieren.

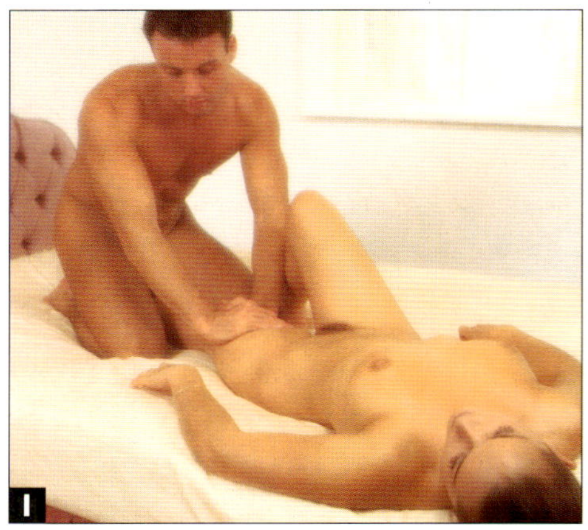

1

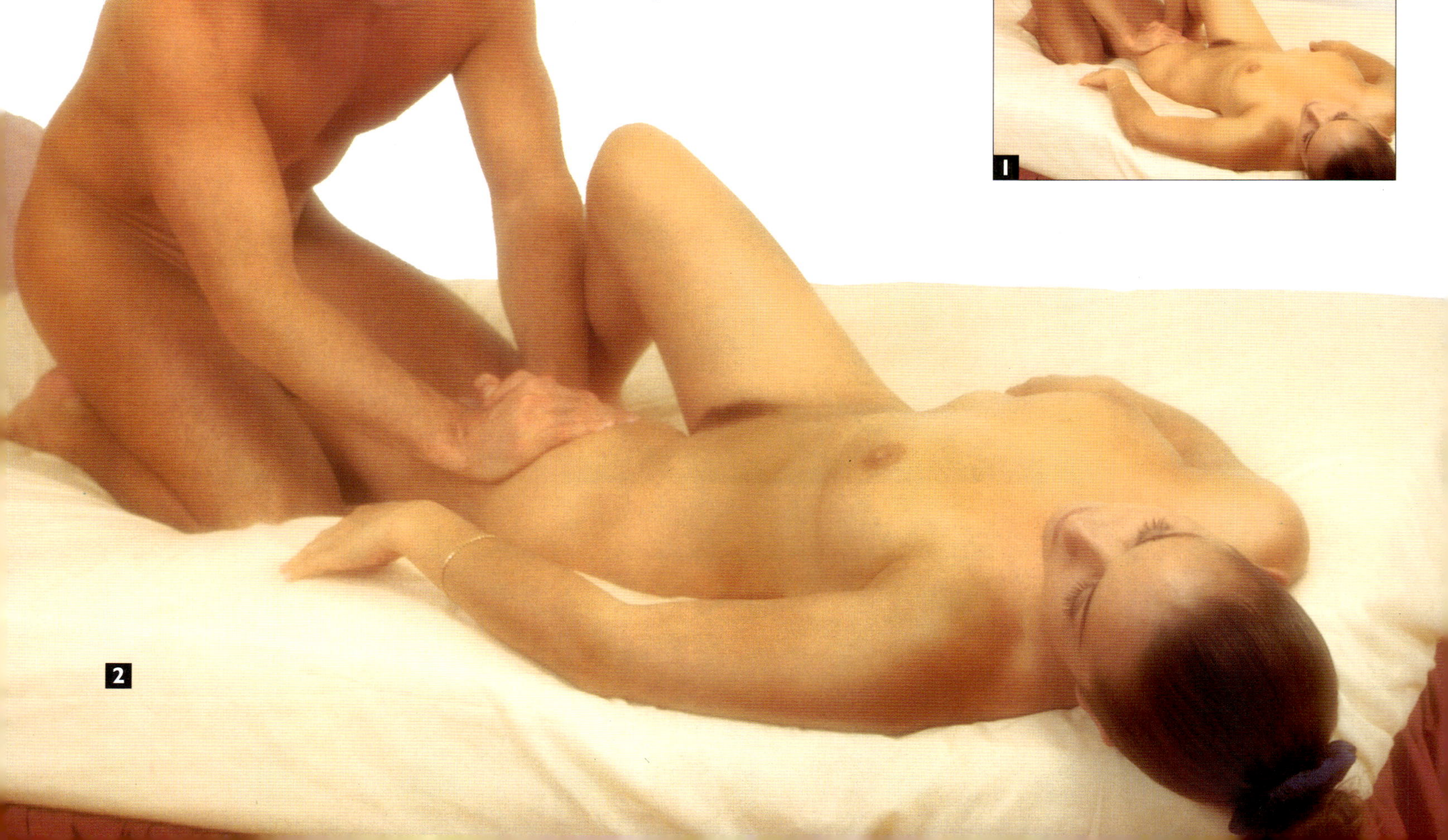

2

1. Streichen Sie fest mit nach innen gerichteten Fingern mit einer Hand nach oben, ziehen Sie dann die andere nach.

2. Massieren Sie sanft, während Sie den schönen Körper Ihres Partners bewundern.

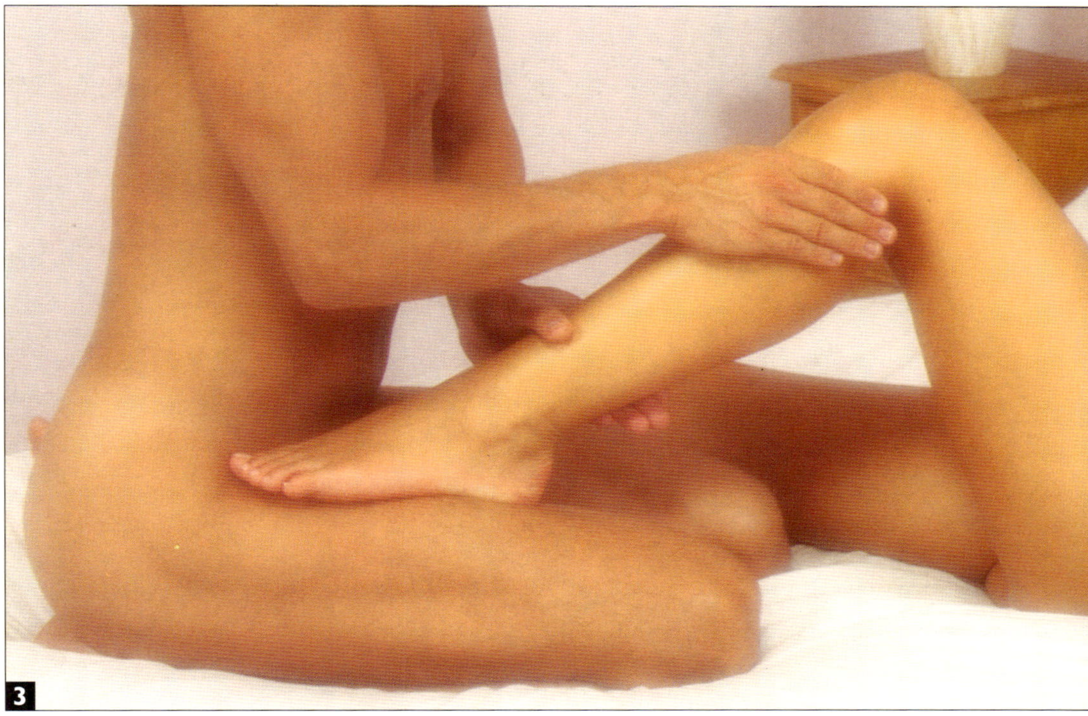

Die Massage hilft, den gesamten Körper zu erfahren und jeden Zentimeter Haut von Kopf bis Fuß bewußt zu machen – einschließlich der Bereiche, die wir sonst nicht mögen, wie die natürlichen Rundungen. Es ist Zeit, den Körper zu genießen.

Streichen Sie mit beiden Händen lang und fest vom Knöchel bis zum Oberchenkel vorne über die Beine. Streichen Sie oben aus, und gleiten Sie sanft an der Seite wieder herunter. Nun streichen Sie bei beiden Beinen an der Seite so weit wie möglich zum Rücken hin.

Da unterhalb des Knies fast nur Knochen sind, werden Sie hier nicht viel massieren. Sind auf beiden Seiten des Schienbeins genug Muskeln, können Sie sanft mit kleinen ***Daumenkreisen*** kneten.

Streichen Sie nach oben oder über ein haariges Bein nach unten aus – verwenden Sie genug Öl, um nicht an den Haaren zu ziehen.

Massieren Sie das Knie mit nach unten gerichteten Fingern, die Sie sanft nach vorne ziehen. Legen Sie eine Hand mit den Fingern nach oben auf die näher liegende Seite des Schenkels, die andere mit den Fingern nach unten auf die andere Seite. ***Überkreuzen*** Sie, wobei sich die Hände in der Mitte des Schenkels treffen. Beginnen Sie über dem Knie, und massieren Sie nach oben zur Hüfte. Versuchen Sie auch ***Daumenrollen***, ***Kneten***, ***Kneifen***, ***Klatschen*** oder ***Zupfen***.

3. Sind neben dem Knochen Muskeln, massieren Sie mit Daumenkreisen.

4. Bei den meisten Menschen ist hier wenig zu tun. Massieren Sie einfach das Öl mit langen Bewegungen ein.

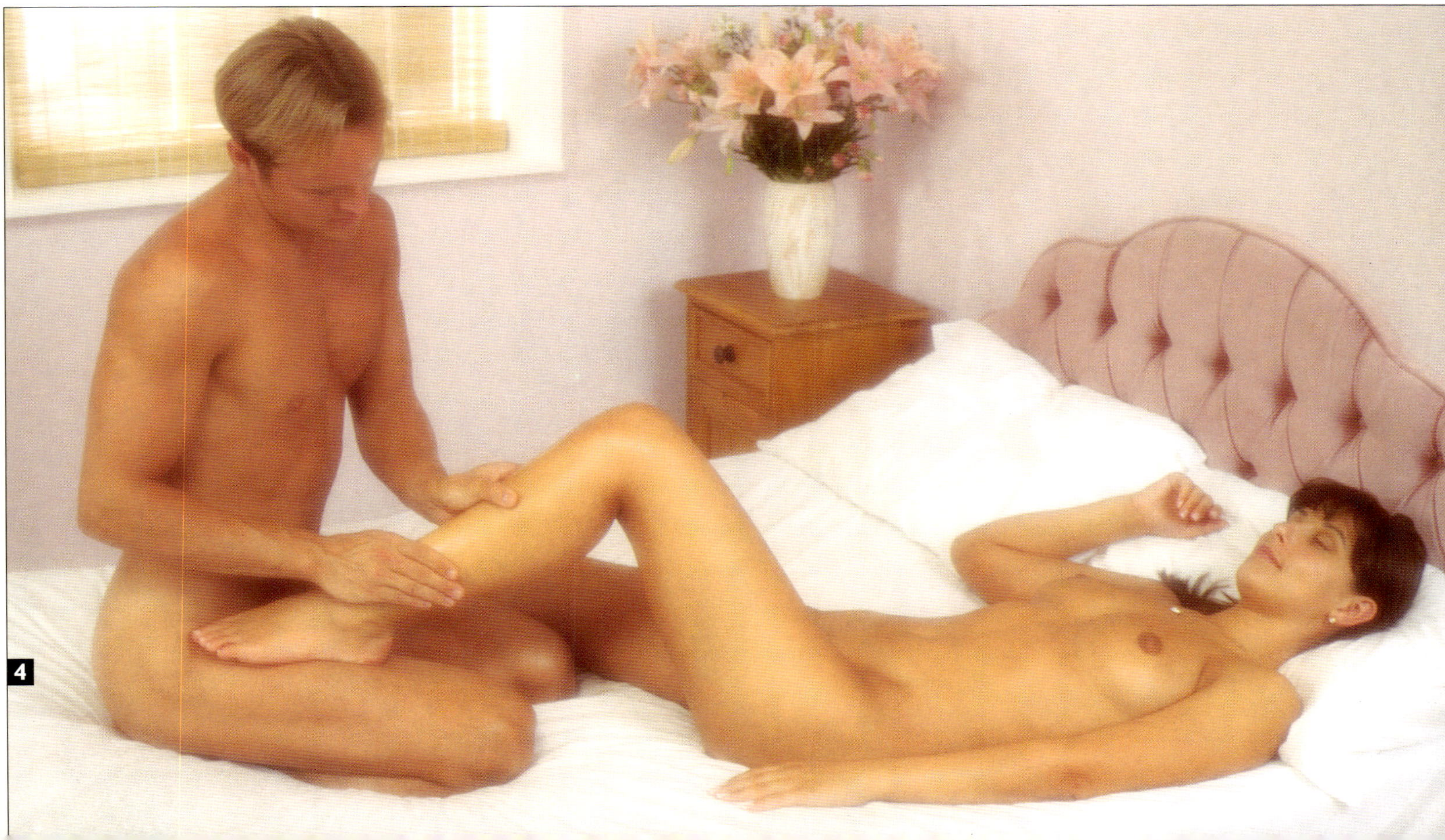

Kopf und Gesicht

Ändern Sie jetzt die Position, und knien Sie hinter dem Kopf Ihres Partners. Halten Sie seinen Kopf im Schoß oder zwischen den Knien, wie es bequemer ist.

Halten Sie seinen Nacken seitlich mit nach vorne gerichteten Fingern fest, und ziehen Sie zu sich. Lockern Sie den Druck, und streichen Sie mit den Fingern durchs Haar.

Wischen Sie das Öl ab, bevor Sie mit den Händen ins Haar fahren. Halten Sie dann den Kopf in den Händen, und drücken Sie diese nach oben, so daß sich die Kopfhaut leicht über den Schädel zieht. Sie können auch mit den Handballen drücken und kreisen.

„Kratzen" Sie mit den Fingerspitzen, nicht mit den Nägeln, sanft über seinen Kopf. Halten Sie die Daumen still, und ***kneten*** Sie die Kopfhaut in kleinen Kreisen mit den Fingerspitzen. Fahren Sie mit den Fingern durchs Haar, und streichen Sie sanft

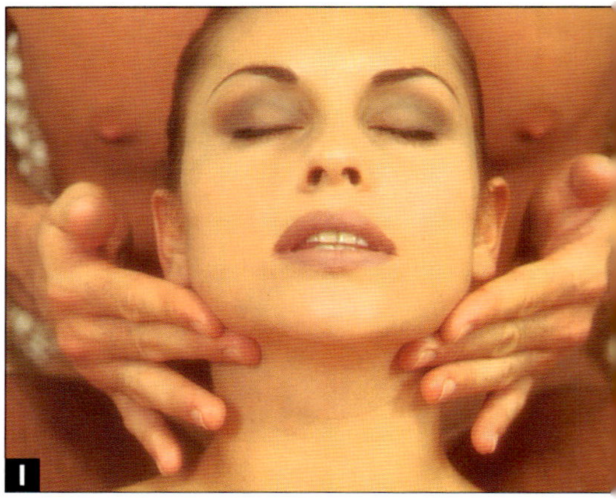

1. Streichen Sie sanft vom Schlüsselbein nach oben.

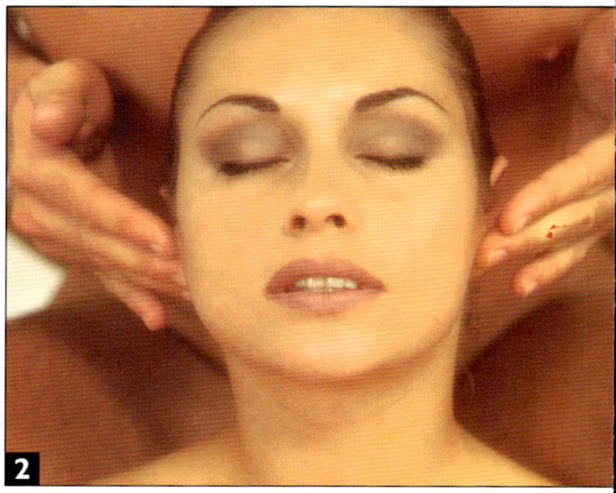

2. Streichen Sie immer nach oben und außen.

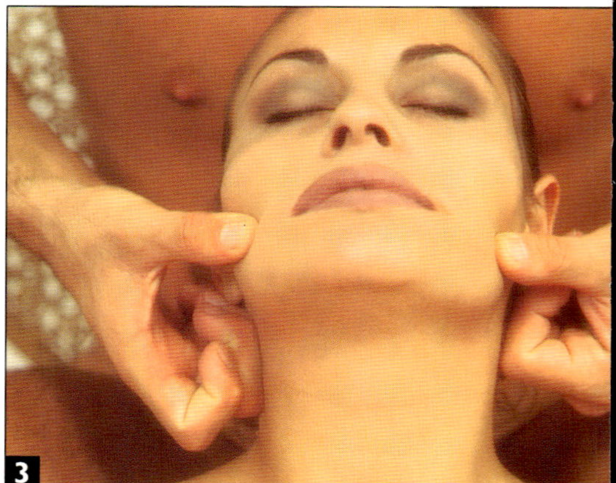

3. Massieren Sie den Kieferrand mit Daumenkreisen.

Stützen Sie den Kopf Ihres Partners ab, so daß er bei der Massage ruhig bleibt.

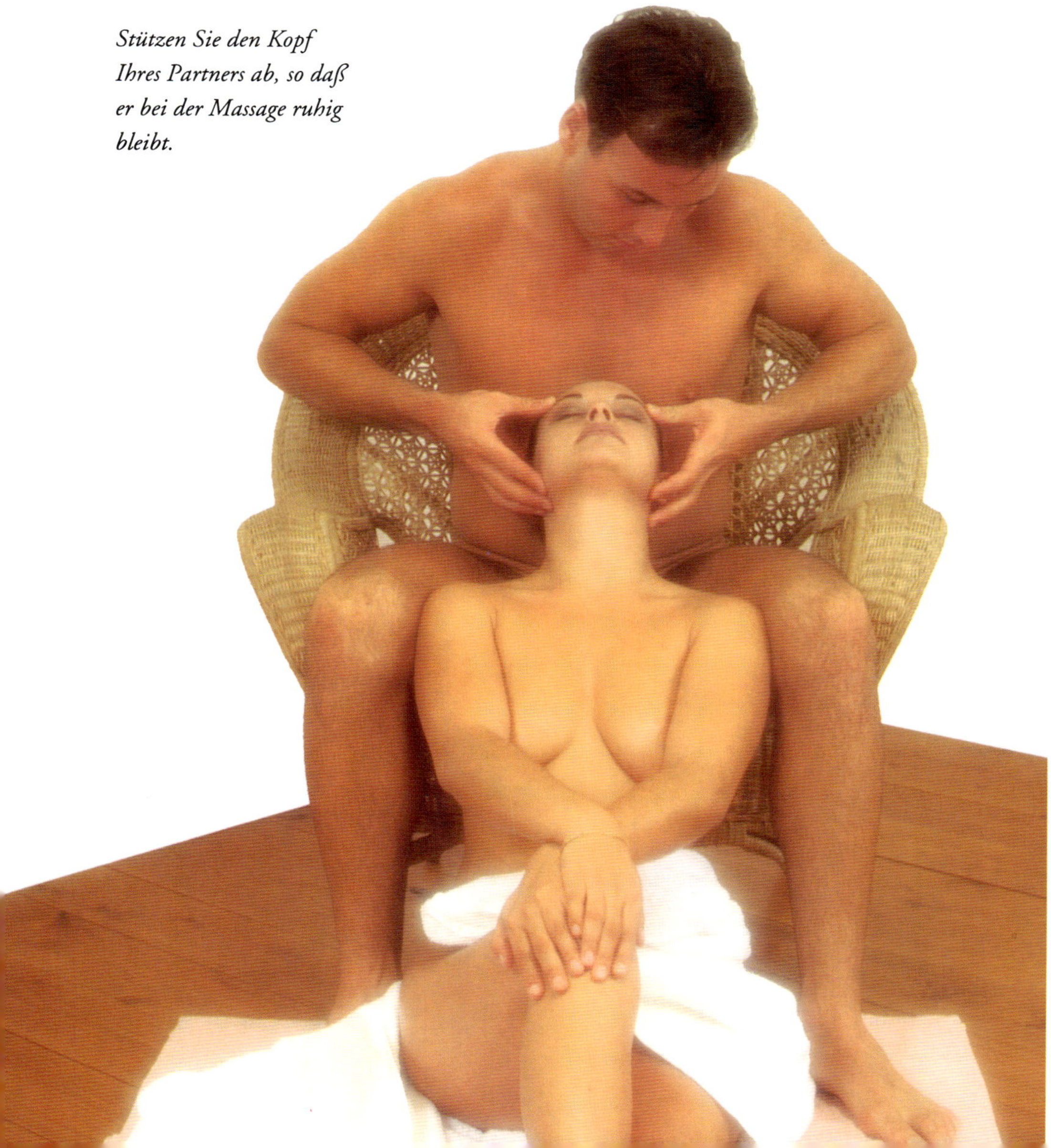

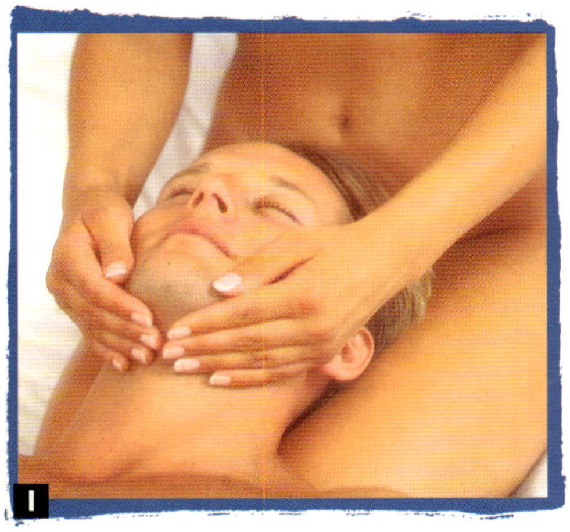

1. *Halten Sie die Hände kurz still.*

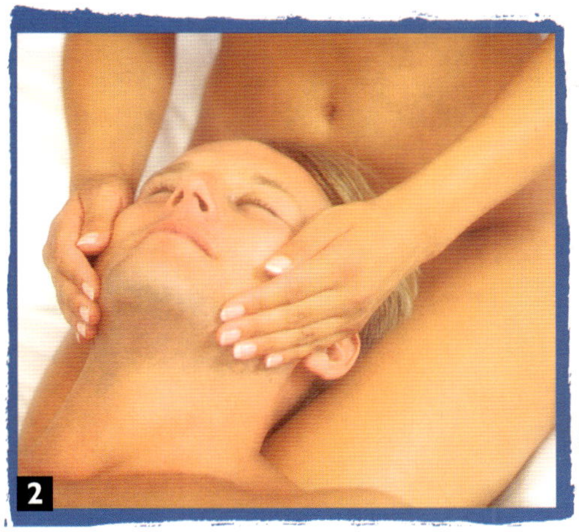

2. *Die Wärme der Hände wirkt entspannend.*

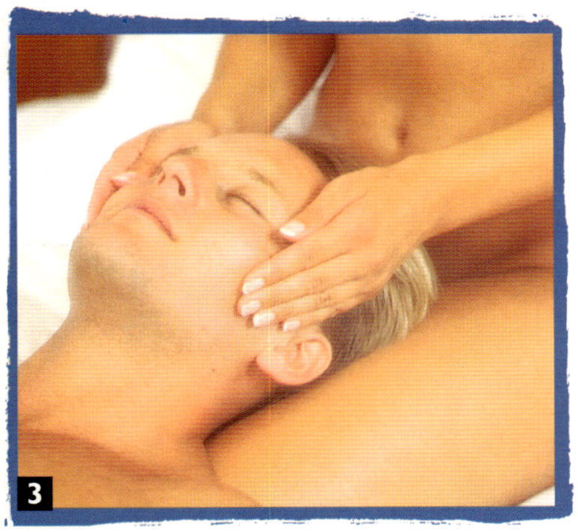

3. *Bewegen Sie die Haut leicht.*

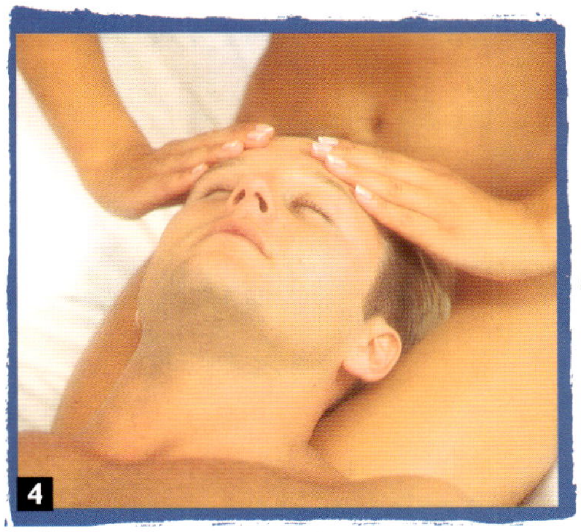

4. *Das kann gegen Kopfschmerzen helfen.*

nach außen, während Sie mit der Bewegung fortfahren.

Massieren Sie mehr Öl in Gesicht und Nacken ein, lassen Sie jedoch den Augenbereich aus. Streichen Sie mit den Fingern in langen Bewegungen nach oben und außen. Folgen Sie Kiefer, Wangenknochen, Mund, Schläfen und Stirn. Fühlen Sie Spannung – denn das Gesicht ist vor allem im Kieferbereich sehr verspannt –, ***kreisen*** Sie mit den ***Fingern*** und ***Daumen.***

Legen Sie die Daumen fest neben den Nasenrücken, und streichen Sie entlang der Augenbrauen aus. Wiederholen Sie die Bewegung etwas höher, bis Sie den Haaransatz erreichen. Sie können auch abwechselnd mit den Daumen von der Stirnmitte zu den Schläfen streichen. Klopfen Sie dann mit den Fingerspitzen über das ganze Gesicht.

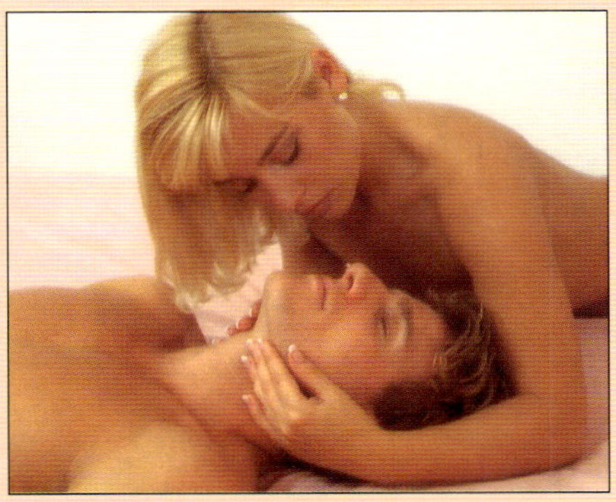

Zeichnen Sie ganz sanft die Konturen seines Gesichts mit den Fingerspitzen nach. Sie können der Linie auch mit Küssen folgen.

Halten Sie am Ende sein Gesicht kurz zwischen Ihren Händen.

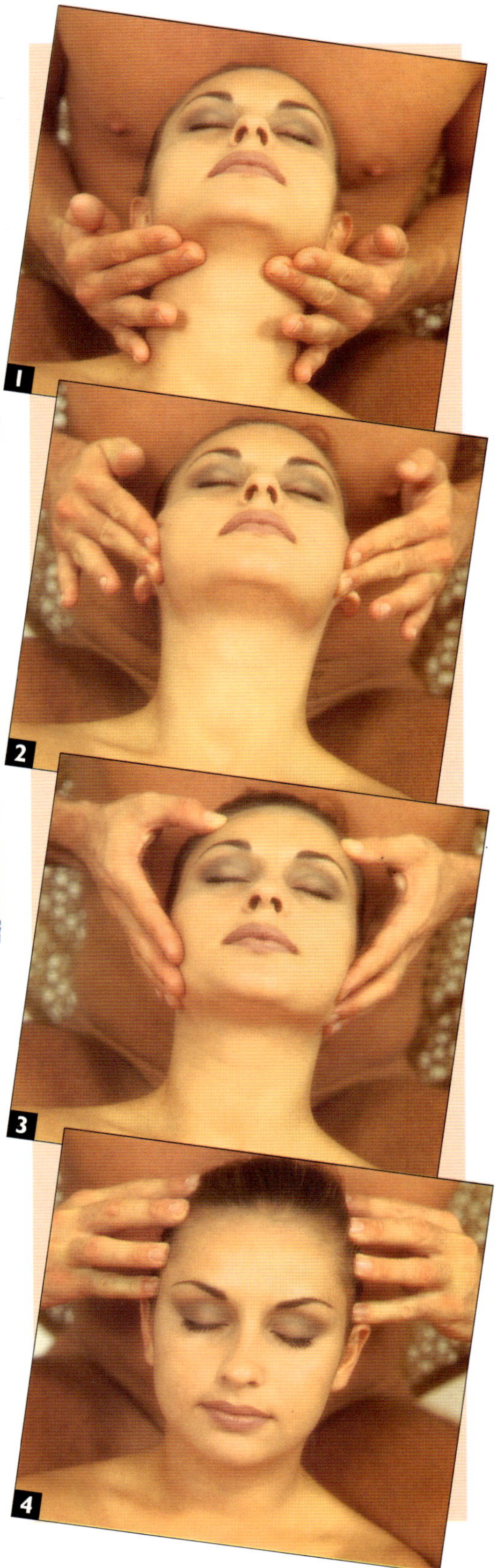

1 bis 4. Das Gesicht ist sehr verspannt und reagiert selig auf eine sanfte Massage, die auch hilft, die ersten Fältchen zu glätten.

Brustkorb und Brüste

Lassen Sie die Hände vom Gesicht nach unten gleiten, und drücken Sie die Schultern Ihrer Partnerin fest von Ihnen weg. Streichen Sie dann über die Brust, und massieren Sie das Öl mit großen Kreisbewegungen ein.

Streichen Sie mit flachen, nach vorne gerichteten Händen fest neben dem Brustbein nach oben hin ***aus.*** Machen Sie dies auch außen an den Brüsten. Achten Sie darauf, nie direkt auf die Brustwarzen zu drücken. Kreisen Sie dann mit den Fingerspitzen in beiden Richtungen um die Brüste.

Variieren Sie zwischen leichtem Druck und federleichter Berührung. Massieren Sie stets von den Brustwarzen zu den Achseln. Falls Ihr Partner nicht kitzlig ist, streichen Sie weiter in die Achselhöhlen hinein – sie können eine wichtige erogene Zone sein. Es ist auch angenehm, wenn Sie beim Brustbein die ***Daumen*** über die Muskeln zwischen den Rippen ***kreisen*** lassen.

Frauen haben im Lauf eines Monats unterschiedlich empfindliche Brüste. Was sie also einmal mögen, kann kurz vor der Periode recht schmerzhaft sein. In diesem Fall sollten Sie es mit Reflexzonenmassage versuchen. ***Rollen*** Sie die ***Daumen*** auf dem Fuß einige Zentimeter vom Zehenansatz entfernt. Diese Bewegung soll gegen Schmerzen in den Brüsten helfen.

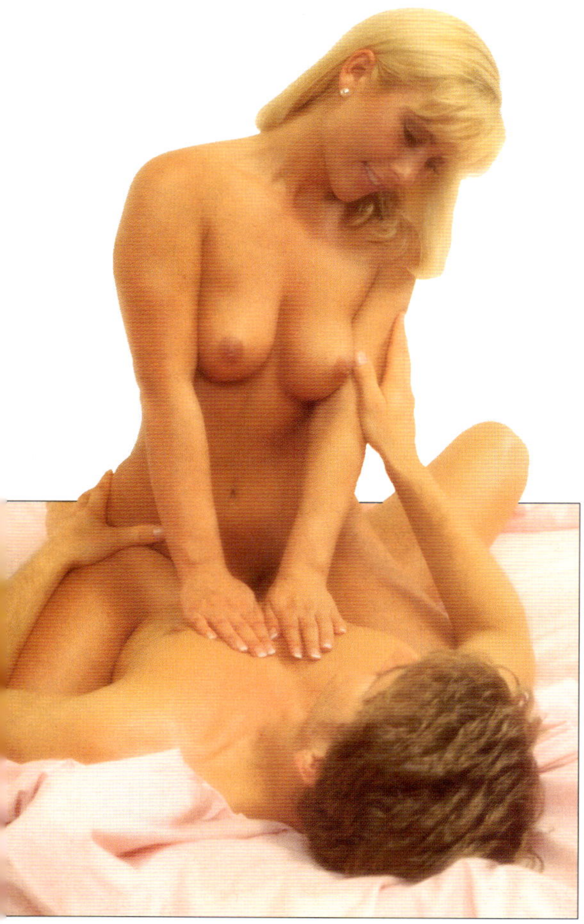

Oben: Wenn Sie massieren, sollten Sie immer experimentieren, um neue Dinge zu entdecken, die noch angenehmer sind.

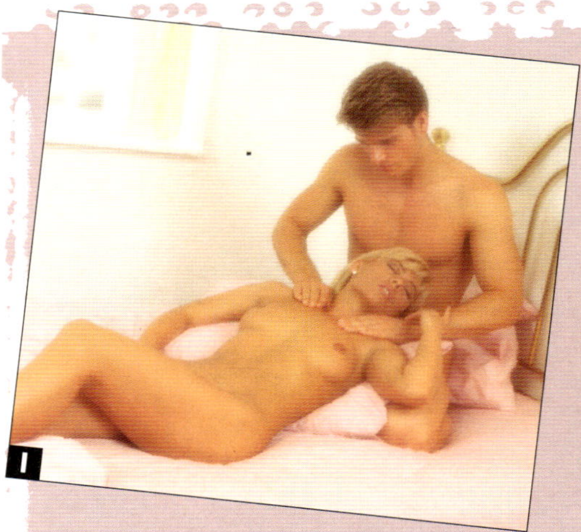

1. Variieren Sie die Stärke der Berührung.

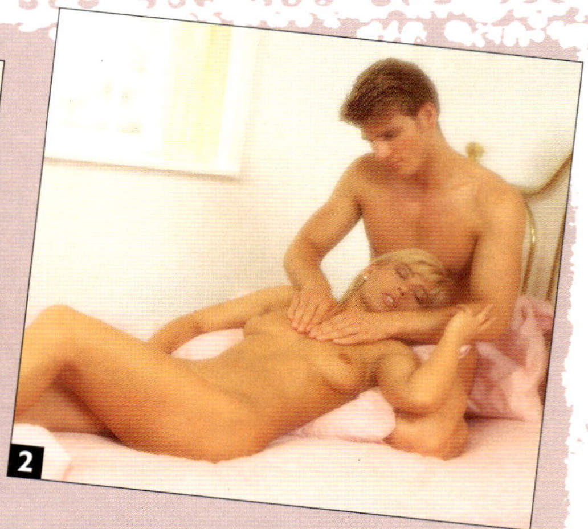

2. Massieren Sie zwischen den Rippen.

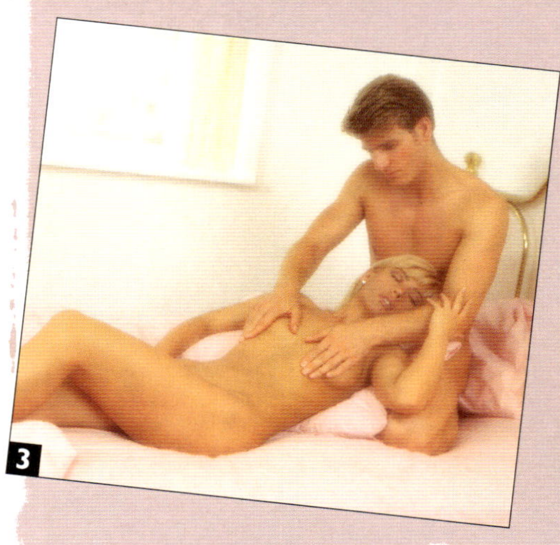

3. Kreisen Sie spiralförmig nach außen.

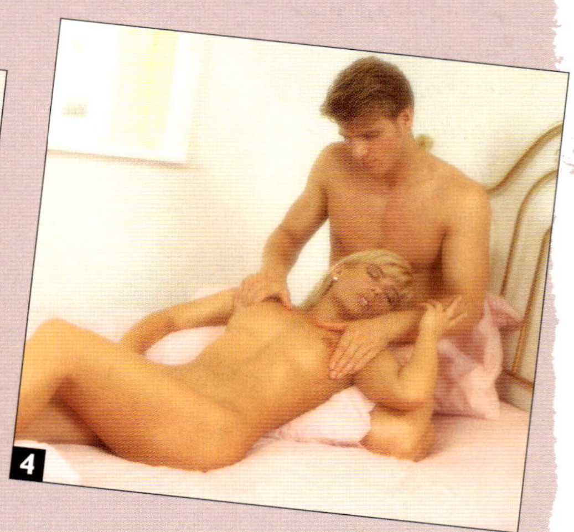

4. Gehen Sie sanft mit den Brüsten um.

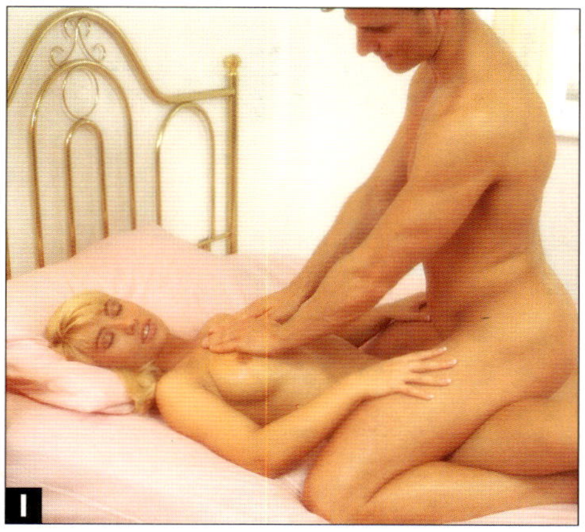

1

1. Streichen Sie zwischen den Brüsten nach oben über den Brustkorb zu den Schultern. Dies wirkt aufbauend und öffnend.

2. und 3. Spielen und erforschen Sie – entdecken Sie das Gefühl von Zehen auf den Rippen und Brustwarzen auf der Sohle.

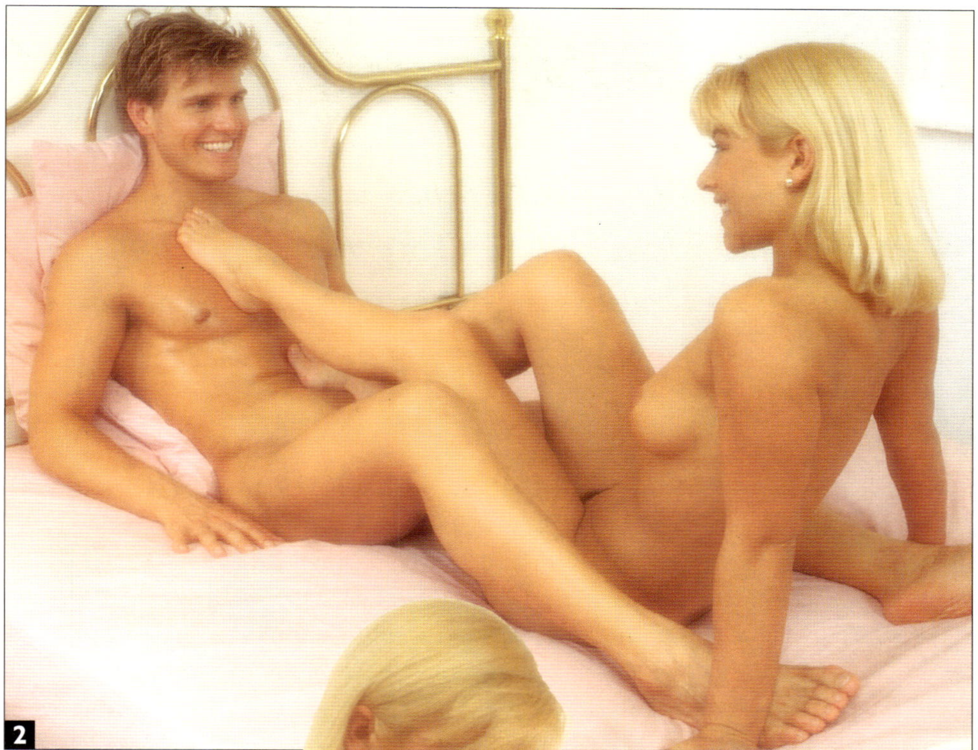

2

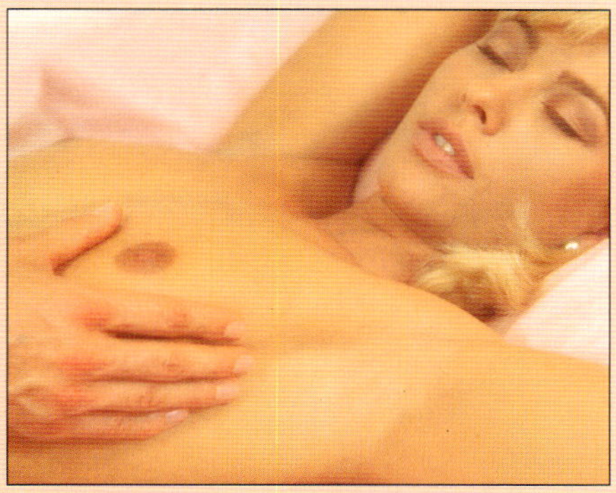

Brustwarzen sind natürlich ein sehr erotischer Körperteil, doch mögen die Menschen eine unterschiedliche Art der Berührung. Manche lieben es, wenn sie gestreichelt werden oder an ihnen gesaugt wird. Andere mögen sanfte Behandlung wie eine Gleitmassage von den Brustwarzen zur Achsel oder leichte Berührungen mit der Zunge.

Wieviel Sie mit den Brüsten Ihres Partners spielen, hängt davon ab, wie empfindlich er oder sie ist. Doch fast alle Menschen mögen es, sanft nach oben und außen gestreichelt zu werden.

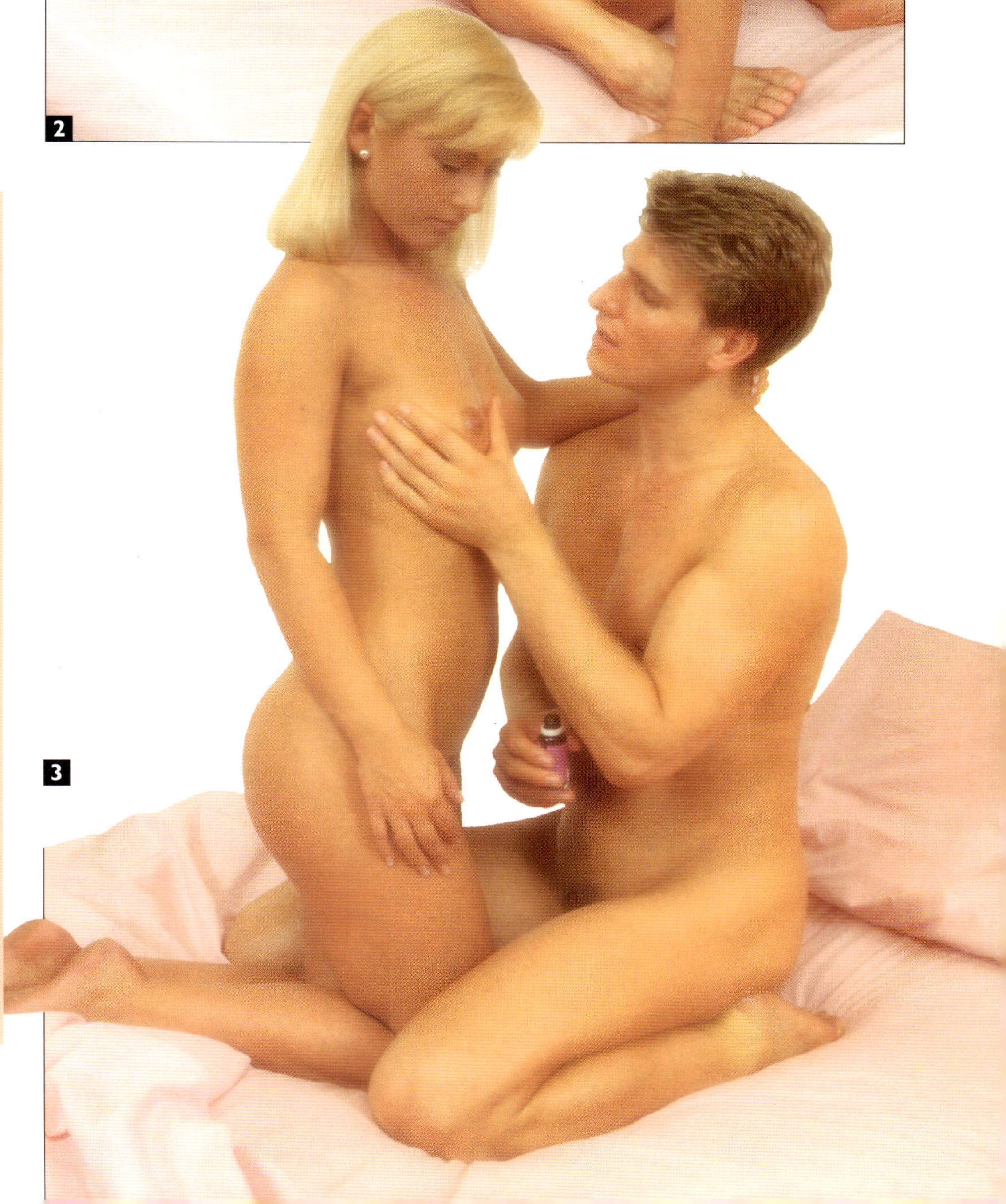

3

Hände und Arme

Knien Sie neben der Partnerin, und halten Sie ihre Hand kurz in beiden Händen. Heben Sie den Arm, um ihn sanft zu dehnen, bevor Sie ihn aufs Bett zurücklegen.

Kneten Sie nun mit den Daumen ihre Handballen und den Daumenansatz. Kneten Sie jeden Finger, halten Sie ihn dann fest, und ziehen Sie an der Spitze, als würden Sie einen Handschuh ausziehen. ***Streichen*** Sie fest mit dem Handballen den Handrücken hinauf.

Verschlingen Sie nun die Finger mit ihren, und biegen Sie sie zurück, um die Handfläche zu dehnen. Halten Sie dann ihre Hand, und kreisen Sie das Handgelenk.

Legen Sie ihren Arm aufs Bett, und beginnen Sie zu ***überkreuzen.*** Legen Sie die Hände auf ihren Unterarm, wobei die rech-

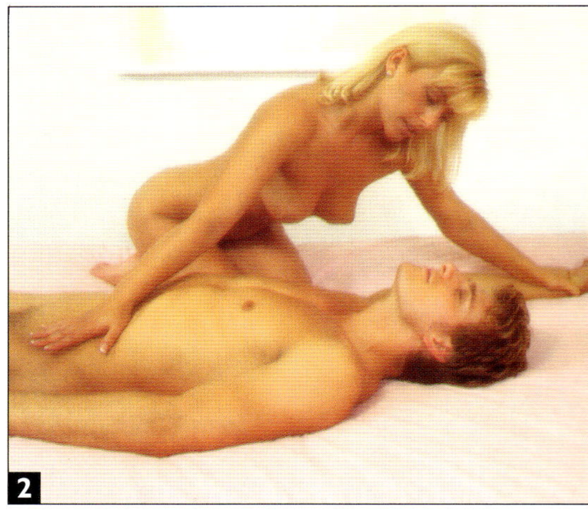

2. Dehnen Sie den Arm nun leicht zur Seite, und schütteln Sie ihn, um die Spannung zu lösen, bevor Sie ihn zurücklegen.

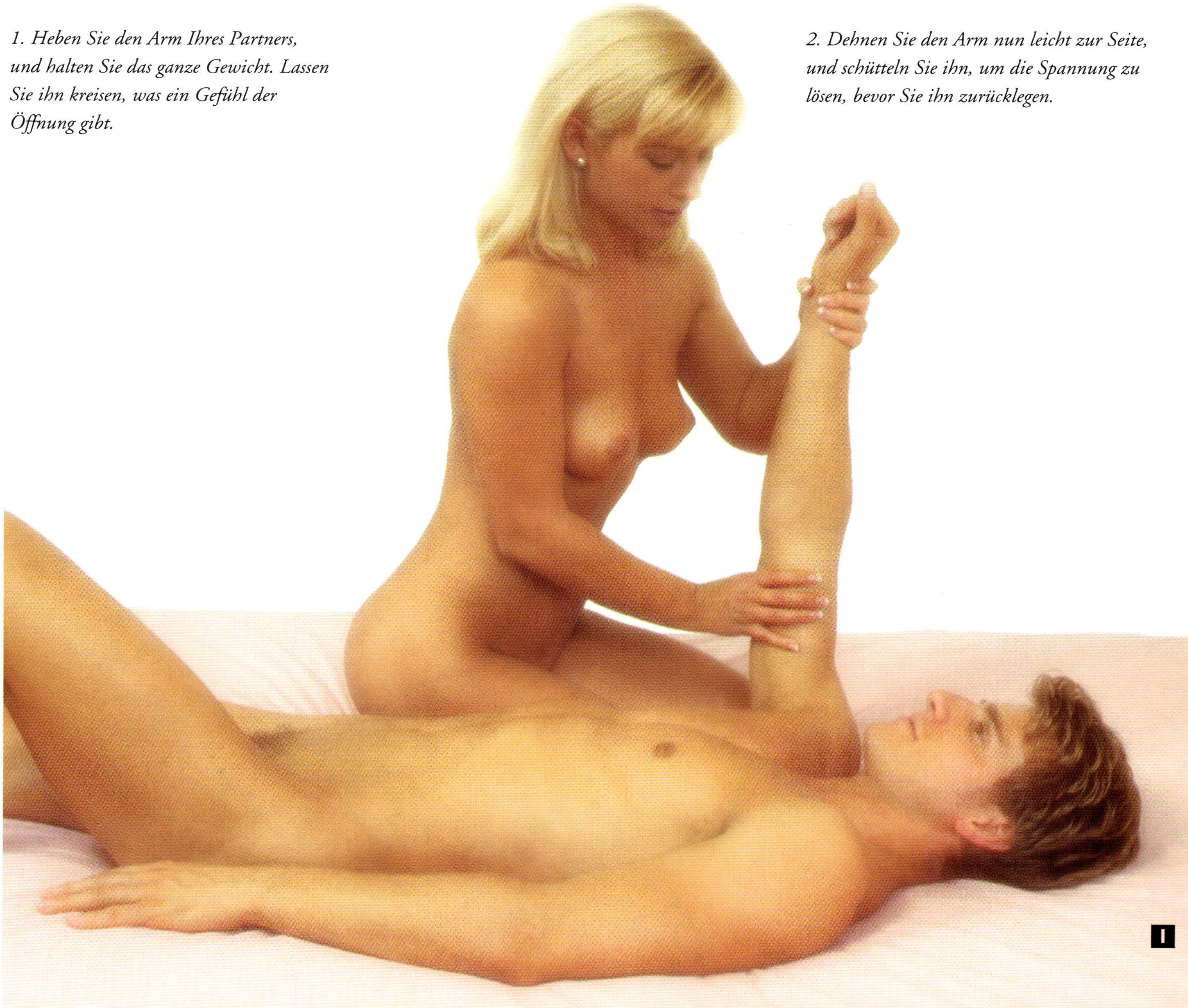

1. Heben Sie den Arm Ihres Partners, und halten Sie das ganze Gewicht. Lassen Sie ihn kreisen, was ein Gefühl der Öffnung gibt.

te nach links zeigt und die linke darunter nach rechts. Streichen Sie zuerst mit der rechten, dann mit der linken Hand fest nach oben. Massieren Sie so den ganzen Arm.

Umschließen Sie ihr Handgelenk, ***drücken*** Sie, und lassen Sie wieder los. Massieren Sie so den ganzen Arm, zuerst die Ober- und dann die Unterseite. ***Reiben*** Sie mit der Haut zwischen Daumen und Zeigefinger ihren Arm entlang. Auf muskulösen Armen kann auch ***Kneten, Zupfen, Handdruck, Klatschen*** und ***Überkreuzen*** angenehm sein.

Halten Sie schließlich die Hand der Partnerin fest, und ***streichen*** Sie mit Ihrer anderen Hand über den ganzen Arm nach oben bis über die Schulter. Drücken Sie die Schulter nach unten, bevor Sie an der Innenseite ihres Armes wieder hinunterstreichen. Wiederholen Sie dies mehrmals, und beginnen Sie dann mit dem anderen Arm.

Rechts: Da Frauen weniger ausgeprägte Armmuskeln haben, bevorzugen sie meistens sanftere Techniken wie Streichen, leichtes Drücken und sanftes Zupfen.

Möchte sie nun eingreifen, wird sie Ihre Hand vielleicht nicht mehr loslassen.

Versuchen Sie es doch einmal mit einer Doppelmassage: Ineinander verschlungen können Sie einander mit jedem beweglichen Körperteil massieren – Kinn an Schulter, Fersen an Gesäß, Bauch an Bauch.

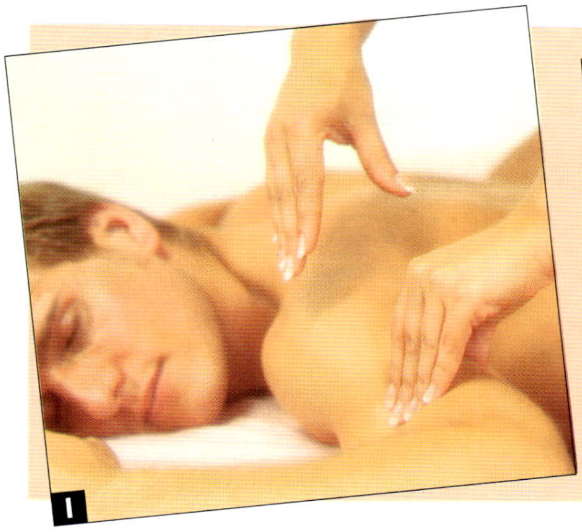

1. Kneten Sie den Arm entlang nach oben.

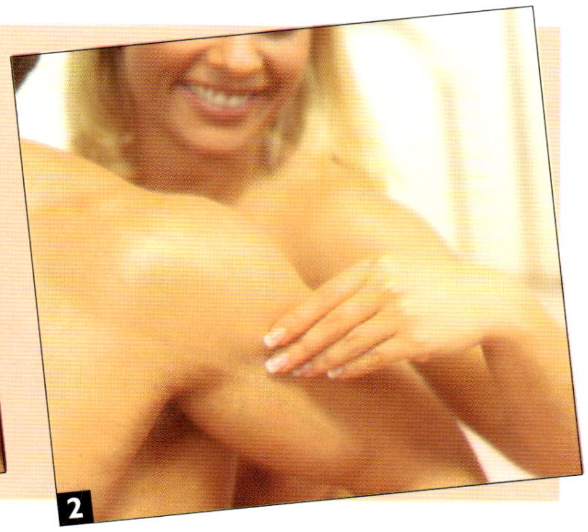

2. Kraftvolle Bewegungen sind hier angenehm.

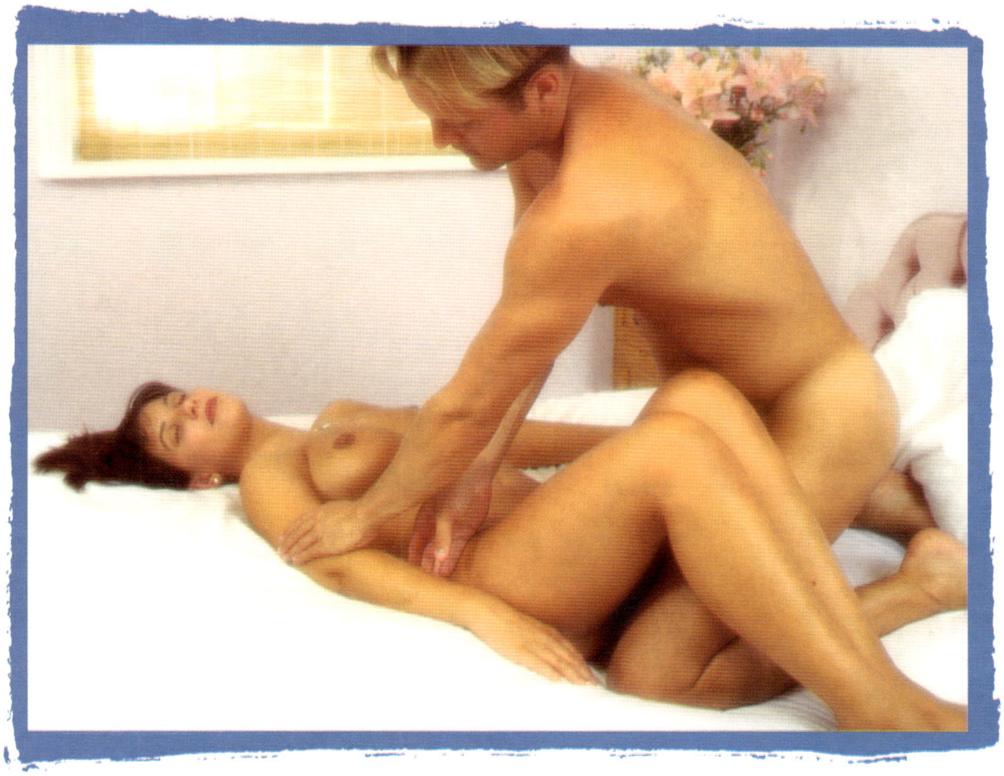

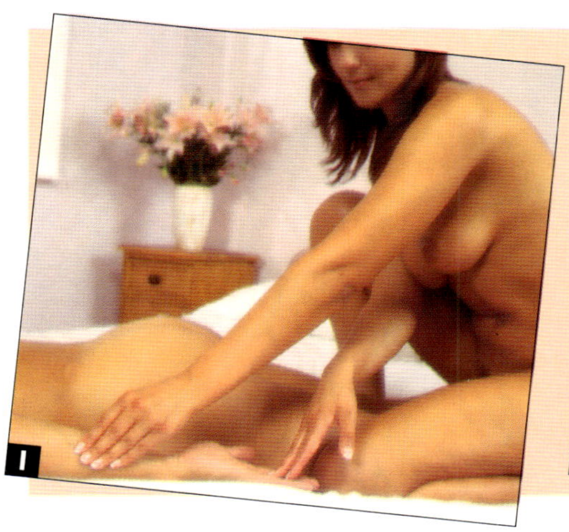

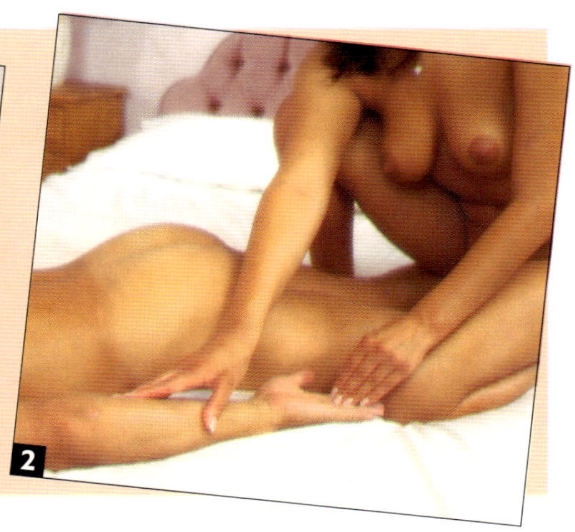

1. Vergessen Sie die Hände nicht. Drücken Sie die Kanten, lassen Sie den Daumen auf der Handfläche kreisen, und gleiten Sie mit der Faust über jeden Finger.

2. Hände kann man zum Handgelenk oder zu den Fingerspitzen hin massieren.

Der Bauch

Die richtige Berührung kann den Bauch zu einem der erotischsten Körperteile machen.

Die meisten Menschen fühlen sich ein wenig verwundbar, wenn ihr Bauch berührt wird, sogar bei einer liebevollen Massage. Das ist natürlich, da dieser Bereich so viele verletzliche, lebenswichtige Organe enthält. Doch diese Empfindlichkeit macht ihn auch sehr erogen. Im Orient sagt man, daß durch eine Bauchmassage die lebenswichtigen Energien des Körpers geweckt werden.

Leider schätzen weder Männer noch Frauen diesen Teil des Körpers sonderlich. Fühlt sich also Ihr Partner trotz seiner guten Figur unförmig, ist es Zeit, Ihre Zuneigung zu diesem Bereich zu zeigen.

Langsames, sinnliches ***Streichen*** ist hier sehr angenehm. Gleiten Sie mit einander zugewandten Händen unter seine Taille, und heben Sie leicht seinen Rücken. Ziehen Sie dann die Hände kraftvoll nach vorne, und drehen Sie sie dabei nach außen, wenn Sie den Bauch erreichen. Beenden Sie die Bewegung, indem Sie zum Schambein streichen und über die Seiten zum Ausgangspunkt zurückkehren.

Rollen Sie die ***Daumen*** vom Nabel aus nach unten, und massieren Sie dann mit ***Daumendruck*** nochmals vom Nabel nach unten, wobei Sie sich jeweils eine Fingerbreite weiterbewegen.

Erreichen Sie den Schambereich, gehen Sie sicher, daß Ihre Hände gut eingeölt sind, und beginnen Sie langsam zu streichen. Lassen Sie das Perineum – die empfindliche Hautstelle hinter den Genitalien – dabei nicht aus. Variieren Sie den Druck Ihrer Berührungen.

Hoden und Klitoris sind natürlich sehr empfindlich. Während direkter Druck schmerzt, sind festes Streichen entlang der Seiten und eine federleichte Berührung sehr erotisch. Achten Sie in diesem Bereich besonders darauf, was Ihrem Partner gefällt, wie sein oder ihr Körper reagiert – ob er oder sie sich voller Wonne hingibt oder anspannt.

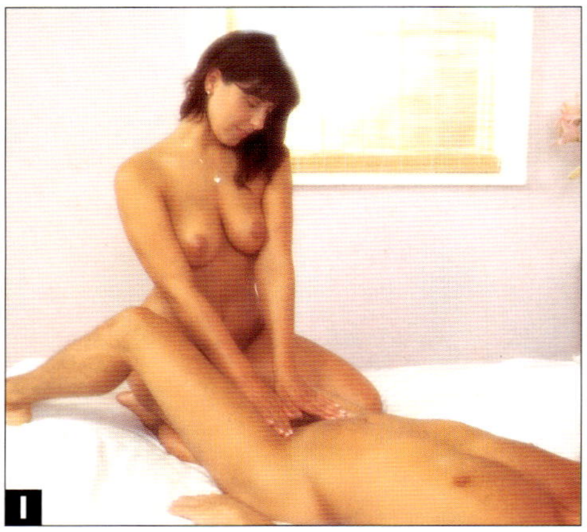

1. Ziehen Sie mit dem Daumen eine Linie vom Nabel nach unten.

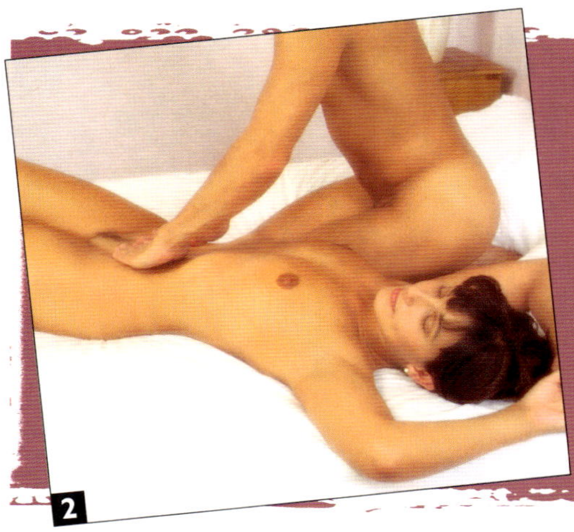

2. Lassen Sie die Hände mit festem Druck von unter der Taille zum Nabel gleiten. Fahren Sie mit einer langen, fließenden Bewegung weiter unten am Bauch sanfter fort.

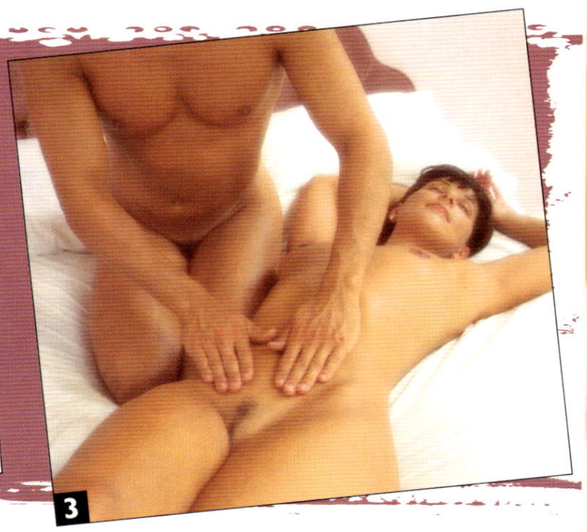

3. Rollen Sie die gut eingeölten Daumen vom Nabel nach unten. Hier können Sie kurz die Hände auf den Bauch legen oder zu den Oberschenkeln gleiten lassen.

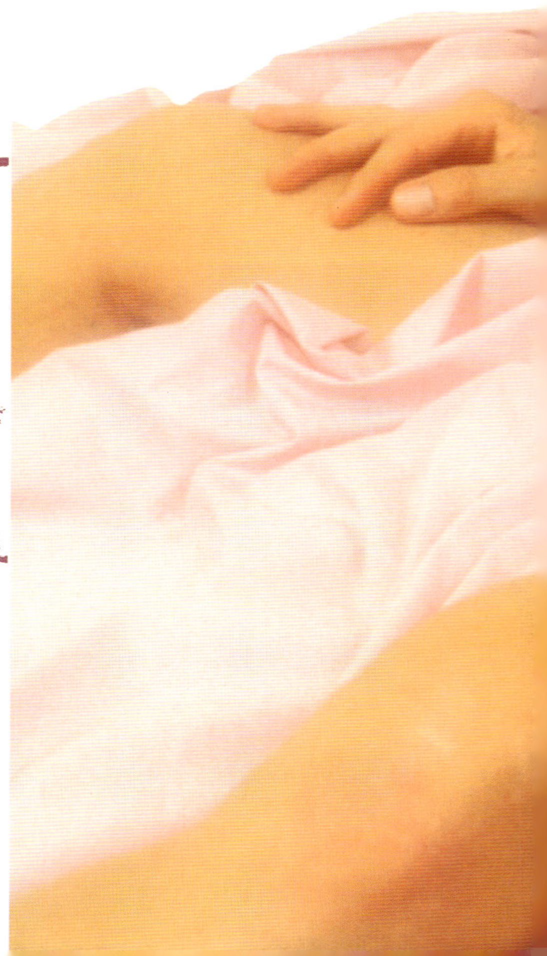

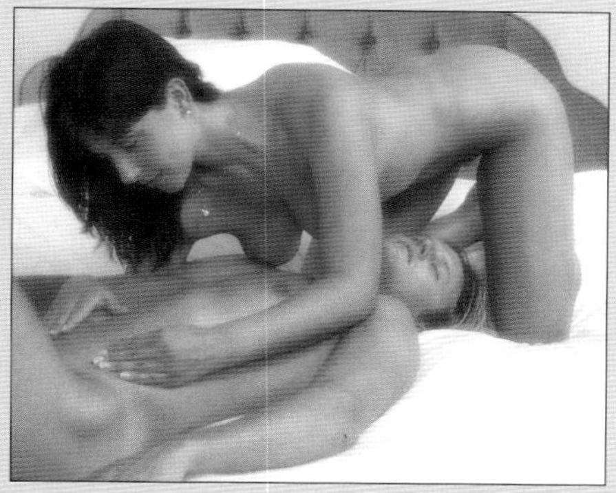

Sie können den Bauch von der Seite massieren, doch Männern ist es oft lieber, wenn ihre Partnerin beim Kopf kniet. Lehnen Sie sich über ihn, wenn Sie weiter hinunter massieren, und genießen Sie beide das Gefühl Ihrer Brüste auf seinem Körper.

Sie enden vielleicht auf ihm und teilen das Öl, die Bewegungen und das Vergnügen. Die echte Massage endet hier, machen Sie nun, was Ihnen Spaß macht.

Unten: Die meisten Menschen fühlen sich verletzlich, wenn man ihren Bauch berührt.

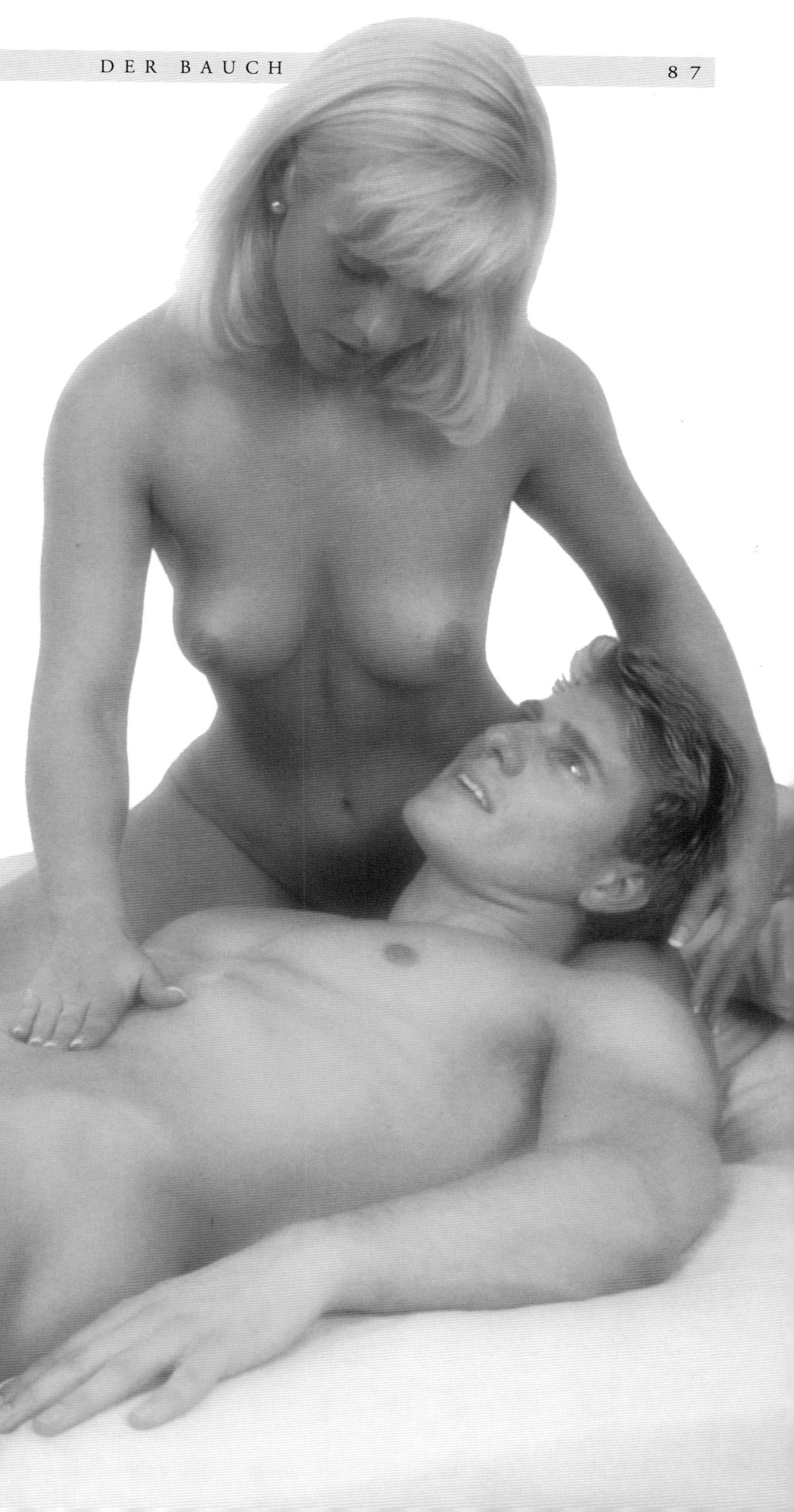

Massage in der Schwangerschaft

In der Schwangerschaft werden Frauen schöner: Seidiges Haar, strahlende Haut und volle Brüste machen sie in dieser Zeit oft besonders sexy und begehrenswert.

Viele schwangere Frauen fühlen sich häßlich und unförmig. Veränderungen im Hormonhaushalt haben Einfluß auf ihre Stimmung, und die Beschwerden – wie Kreuzschmerzen, Verstopfung und geschwollene Füße – lassen sie die Schwangerschaft eher als Last empfinden.

Eine Massage kann vielleicht Abhilfe schaffen, da sie die Frau erinnert, daß ihr Körper aus mehr besteht. Auch wenn sie keinen Sex möchte, wird sie es schätzen, wenn ihre schmerzenden Füße und ihr Rücken massiert werden. Fragen Sie aber den Arzt, ob auch nichts dagegen spricht. Eine Armmassage kann sehr entspannend sein, wenn die anderen Bereiche zu empfindlich sind, und eine Rückenmassage kann die Übelkeit am Morgen lindern.

Die Schwangerschaft ist eine sehr erotische Zeit, in der man sich nicht um Verhütung zu kümmern braucht, und in der Hormone die Frau attraktiver als je zuvor machen. Wird Sex am Ende zu unbequem, kann die Massage spielerische Abwechslung ohne körperliche Anstrengung bieten.

Wächst das Baby, wird sie nicht mehr auf dem Bauch liegen wollen, und liegt sie auf dem Rücken, fühlt sie sich eher wie ein gestrandeter Wal. Am bequemsten ist es, mit abgewinkeltem oberen Bein auf der Seite zu liegen oder gestützt von Kissen auf einem Sessel zu sitzen.

Ätherische Öle sind stark genug, um in der Medizin eingesetzt zu werden – sie können also sehr stark wirken. Schwangere Frauen sollten deshalb nie Zedernholz, Jasmin, Muskatellersalbei, Zypresse, Wacholder, Majoran, Myrrhe oder Baldrian verwenden (Das sind nur die in diesem Buch genannten Öle – wollen Sie andere verwenden, fragen Sie Ihren Arzt). In den ersten drei Monaten sollten Sie auch Kamille, Geranie, Lavendel und Rose meiden.

Knöchelmassage kann eventuell eine Fehlgeburt auslösen, halten Sie sich also von diesem Bereich fern, wenn Sie die Füße

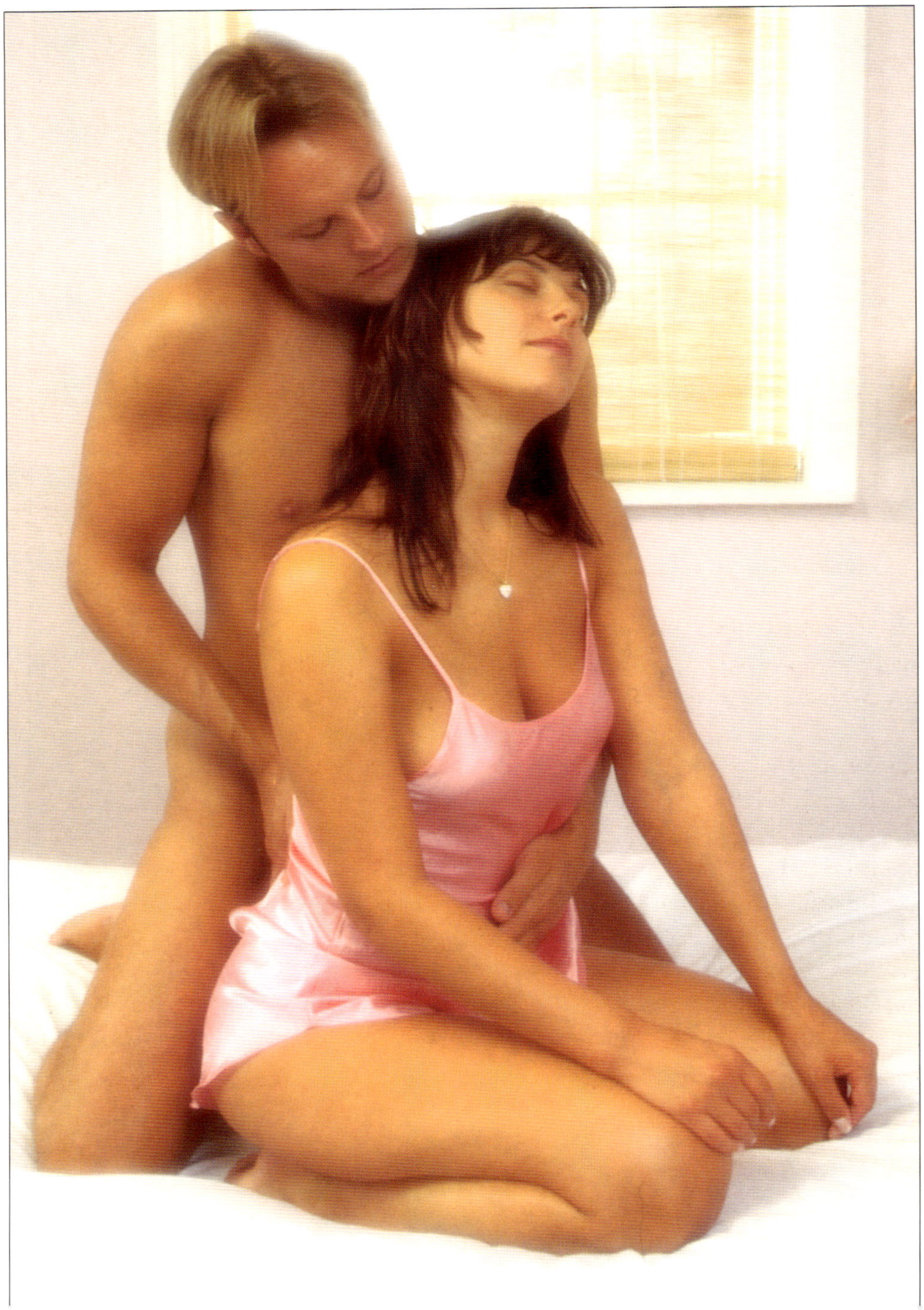

Rechts: Verwenden Sie neutrales Öl, wenn Sie unter Übelkeit leidet. Ab dem fünften Monat können Sie gefahrlos Bauch und Kreuz massieren.

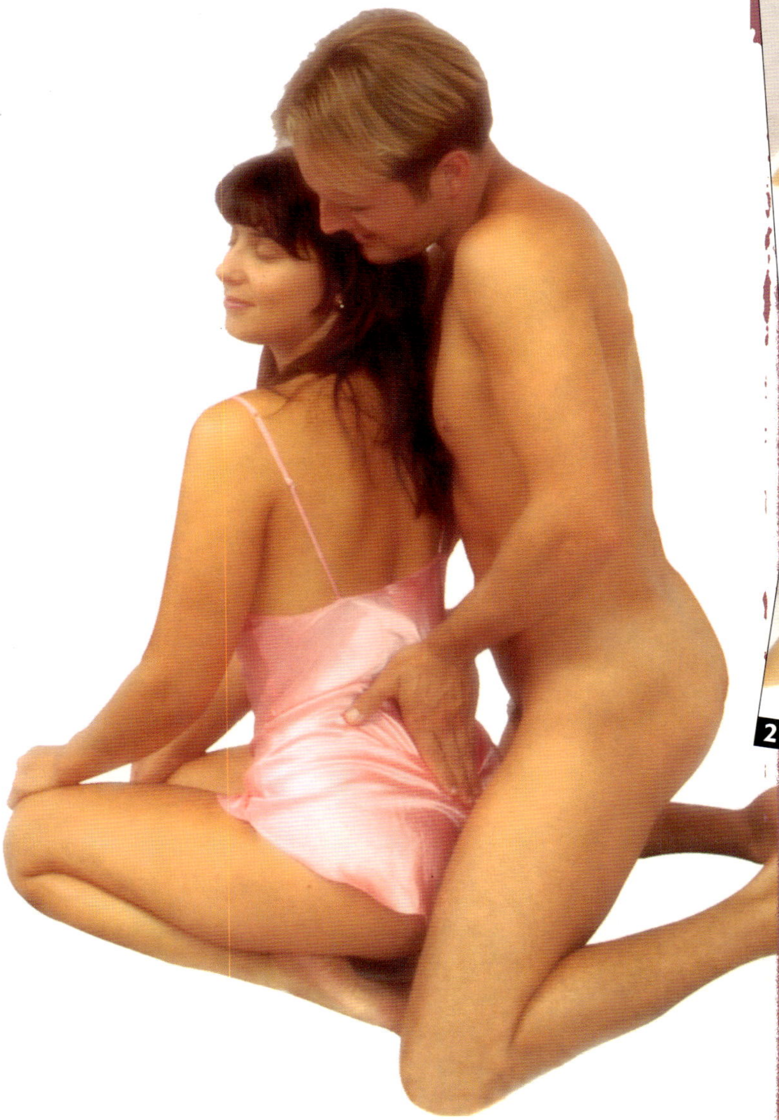

Oben: Wächst das Baby, leidet die Frau durch die veränderte Körperform mehr unter Rückenschmerzen, die aber mit einer sanften Massage gelindert werden können.

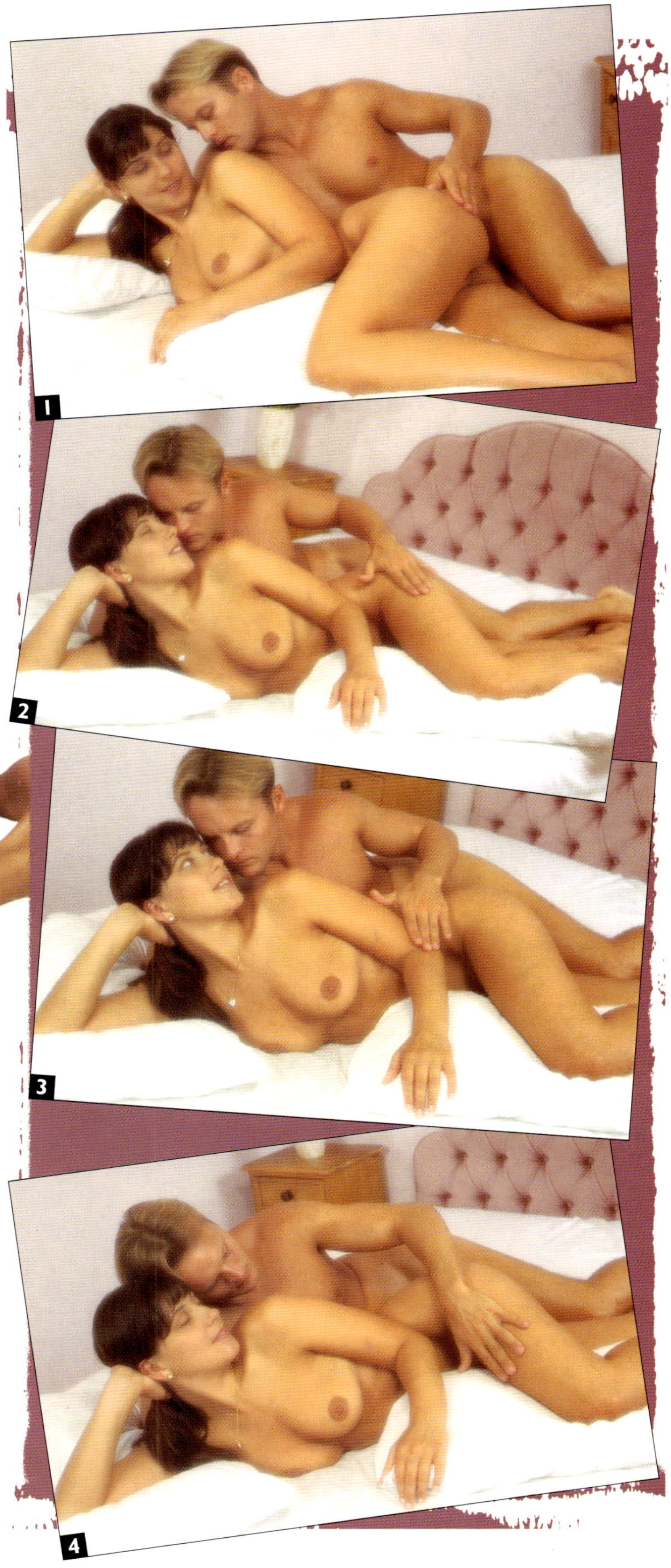

massieren. Nach dem vierten Monat können Sie gefahrlos Bauch und Kreuz massieren, davor sollten Sie aber diese Bereiche meiden!

Vorsicht bei anderen Methoden wie Shiatsu und Reflexzonenmassage. Ärzte glauben, daß der Druck auf bestimmte Punkte stark auf innere Organe wirkt. Ein oder zwei Zentimeter Abweichung können bedeuten, daß Sie einen völlig anderen Punkt drücken. Versuchen Sie dies also nicht, wenn Sie kein Experte sind.

1 bis 4: Eine der bequemsten Positionen für Sex oder Massage ist gegen Ende der Schwangerschaft die Seitenlage, bei der Sie das obere Bein mit einem Kissen abstützen. Sie wird nun eine liebevolle Berührung mehr denn je schätzen.

Shiatsu

Sind Sie experimentierfreudig, können Sie eine orientalische Technik probieren, die den Energiefluß des Körpers stimuliert. Die Bewegungen sind völlig anders als bei der westlichen Massage und können stärkende Energie zuführen. Treffen Sie den richtigen Punkt, können Sie eine Leidenschaft freisetzen, von der Sie nie geträumt hätten. Sind Sie bereit?

Bei Shiatsu reiben oder kneten Sie nicht, sondern drücken mit den Daumenspitzen gerade nach unten. Diese japanische Technik, die in ihrer leicht abgeänderten chinesischen Form als Akupressur bekannt ist, wird auf genau festgelegten Punkten am ganzen Körper eingesetzt. Laut der medizinischen Tradition des Orients fließt Lebenskraft, so wie das Blut in den Venen und Arterien, in einem Netz von „Meridianen", die den ganzen Körper durchziehen. Drücken Sie auf die verschiedene Punkte auf diesen Meridianen, können Sie die Energien des Körpers wecken oder beruhigen und sogar die Organe beeinflussern. Bei der Massage können Sie einige Shiatsu-Punkte suchen, auf die Sie etwa zehn Sekunden drücken.

Sexuelle Energie kommt aus einem Punkt im Bauch, der laut dieser Tradition das Zentrum des Körpers repräsentiert. Legen Sie die Hand Ihrer Partnerin mit dem Zeigefinger genau unter dem Nabel auf

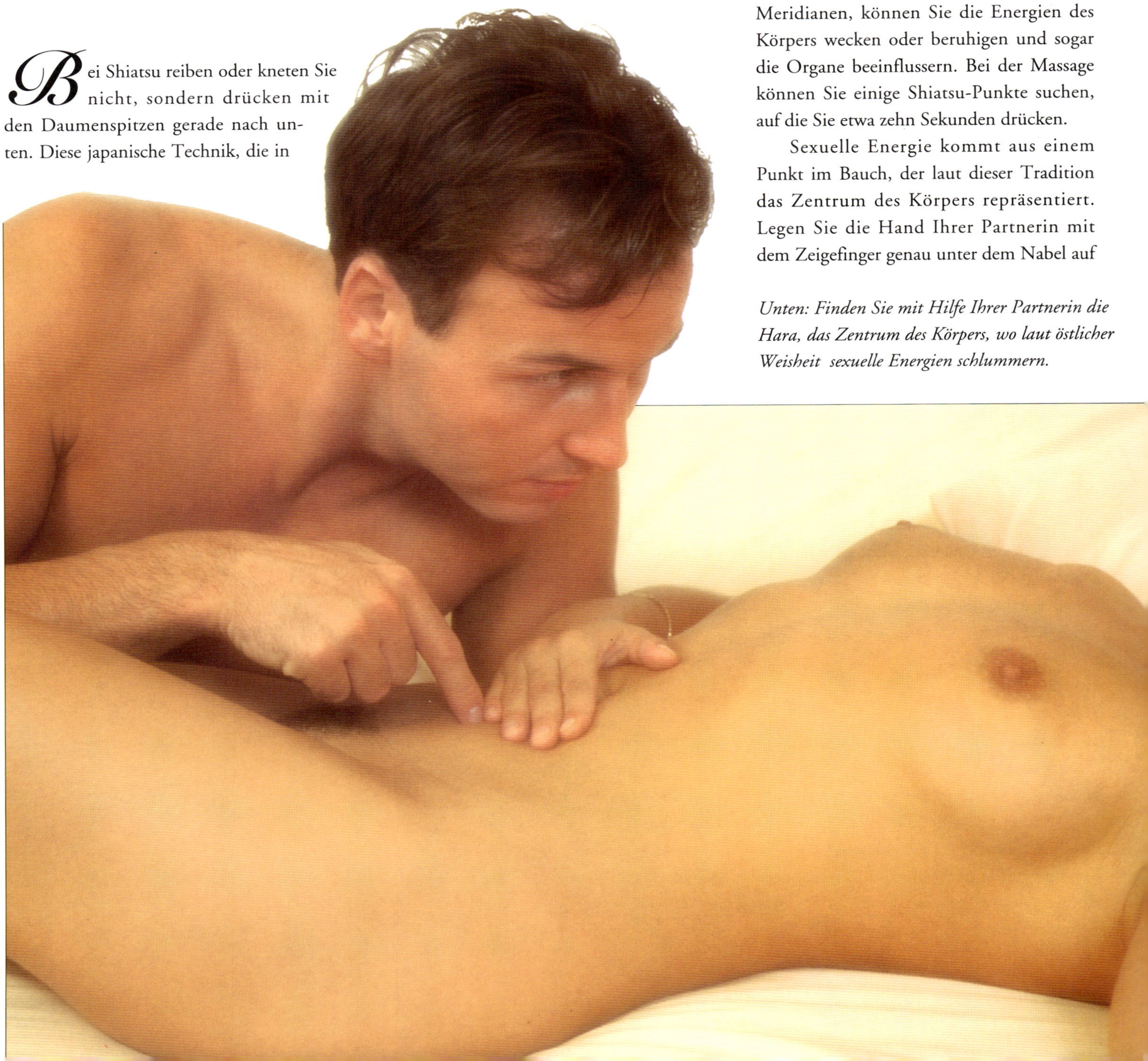

Unten: Finden Sie mit Hilfe Ihrer Partnerin die Hara, das Zentrum des Körpers, wo laut östlicher Weisheit sexuelle Energien schlummern.

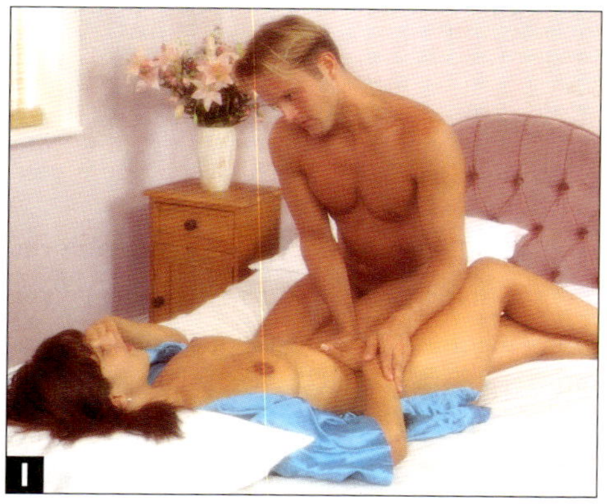

1. Lassen Sie sie selbst vier Fingerbreit messen.

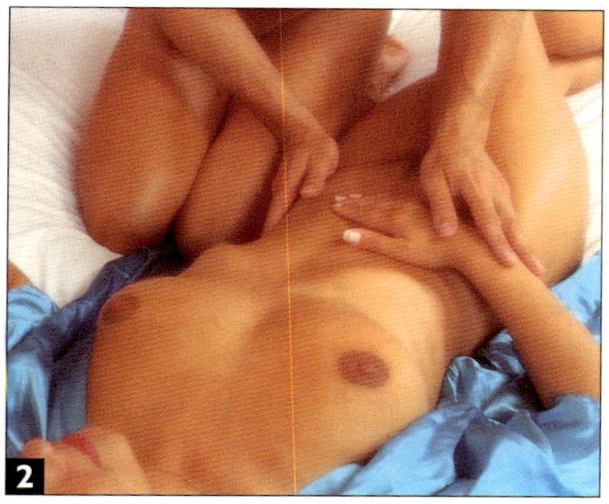

2. Stellen Sie sich vor, daß von diesem Mittelpunkt aus Energie durch den Körper fließt.

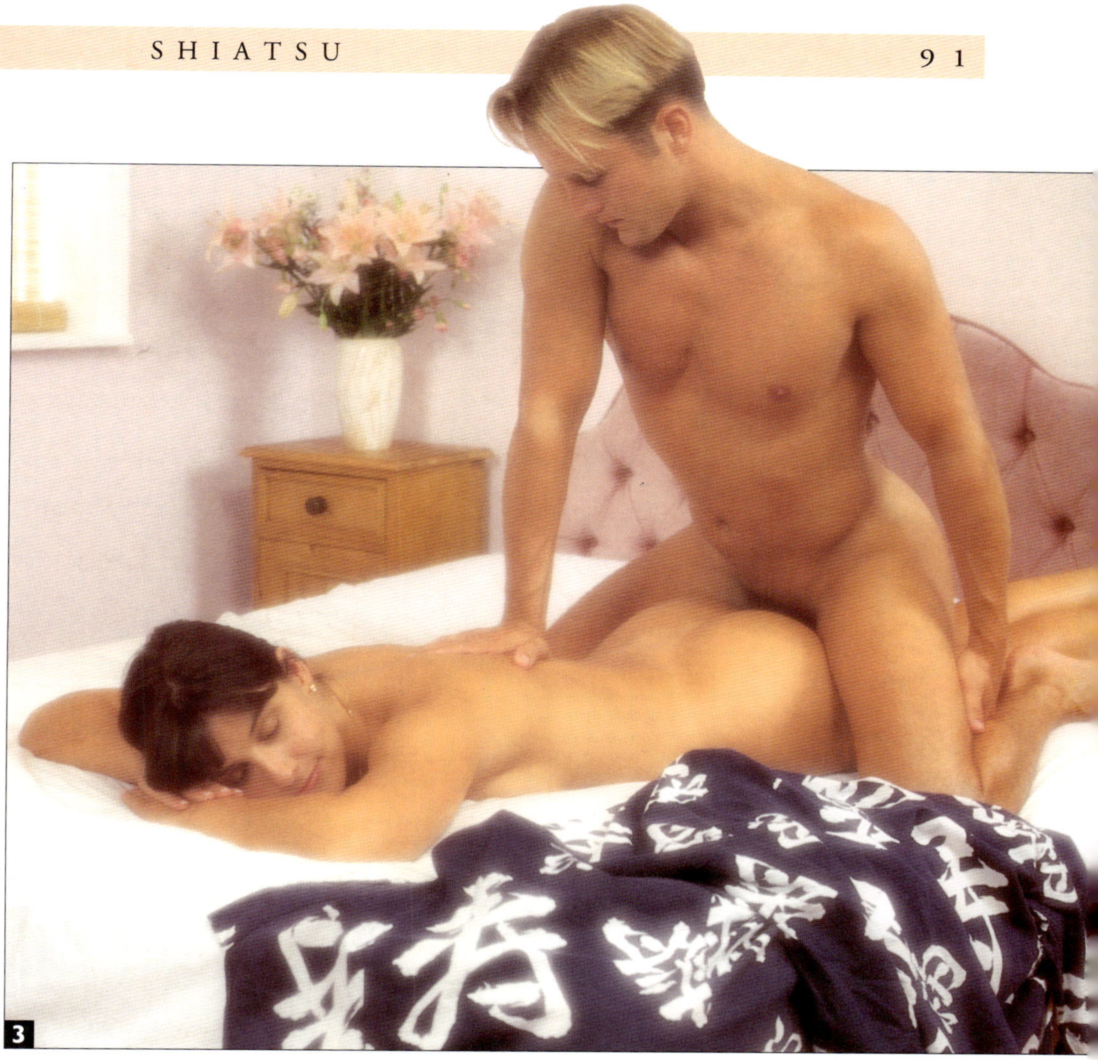

3. Sexuelle Probleme lösen Sie, wenn Sie einen Punkt auf der Wirbelsäule direkt gegenüber dem Nabel suchen, daneben fest drücken und dann etwa acht Zentimeter nach außen massieren.

ihren Bauch. Drücken Sie dann den Mittelpunkt unter ihrem kleinen Finger – also den Punkt vier Fingerbreit unter dem Nabel. (Man muß mit den eigenen Fingern messen, da jemand anderer eine größere oder kleinere Hand hat und daher falsch mißt.) Druck auf diesen Punkt soll die Lebenskraft des Körpers steigern – und erregen.

Möchten Sie stimulieren, kneifen Sie Ihrem Partner das obere Gelenk des kleinen Fingers, oder drücken Sie auf die Mitte des Handtellers oder die Vertiefung in der Mitte des Fußballens.

Streß und Kopfschmerzen können das Feuer erlöschen lassen – zur ihrer Bekämpfung drücken Sie auf den Punkt direkt zwischen den Augenbrauen.

Und reicht eine wilde Nacht nicht, um Sie einschlafen zu lassen, kneifen Sie die Ohrläppchen, um sich in Schlaf zu wiegen.

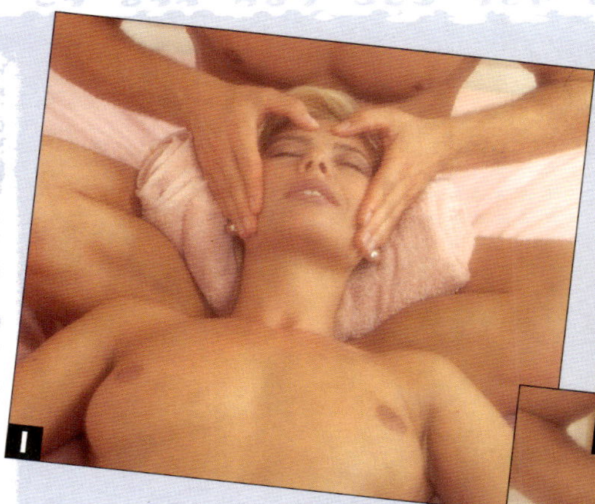

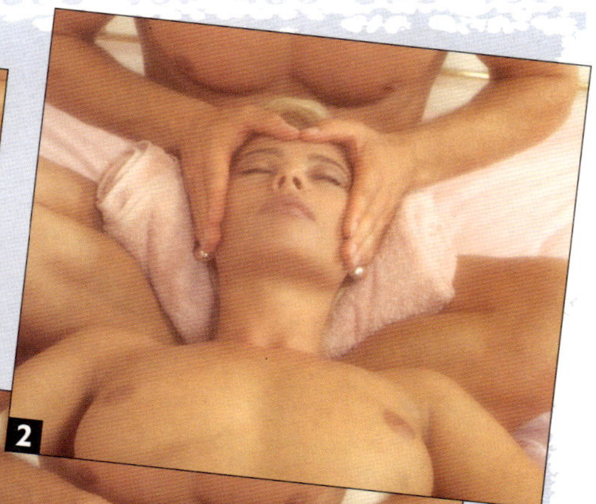

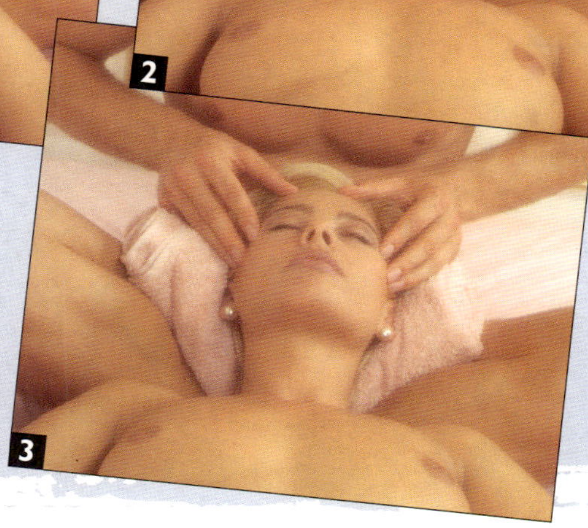

1 bis 3: Kombinieren Sie Shiatsu auch mit anderen, sanfteren Techniken. Um Müdigkeit und Kopfschmerzen zu lindern, können Sie den Shiatsu-Punkt genau zwischen den Augenbrauen pressen und dann nach oben über die Stirn streichen und mit den Daumen kreisen.

Reflexzonenmassage

Reflexzonenmassage ist weit mehr als eine belebende Fußmassage, wenn die Experten recht haben. Sie glauben, daß jeder Körperteil durch einen Punkt am Fuß repräsentiert wird und reagiert, wenn man den betreffenden Punkt massiert.

Experten haben regelrechte „Karten" von den Füßen – die Wirbelsäule verläuft zum Beispiel am Innenrand des Fußes, während die große Zehe Kopf und Gehirn repräsentiert. Halten Sie den Fuß des Partners fest, und drücken Sie den betreffenden Punkt mit den Daumen direkt, oder streichen Sie kurz nach oben.

Sexuelle Erregung

Versetzen Sie Ihrer Partnerin innerlich einen Stoß, indem Sie auf den Punkt in der Mitte zwischen dem Ende des Sprungbeins und dem Fersenpunkt auf beiden Seiten des Fußes drücken (wenn sie keine Spirale trägt). Massieren Sie dann über den Fuß von einem Sprungbein zum anderen.

Zusammen repräsentieren diese Punkte die männlichen und weiblichen Sexualorgane, die Massage erregt also. Sie kann auch das prämenstruelle Syndrom lindern oder helfen, wenn ein Partner die Lust am Sex verliert. Sie können auch den Punkt für die Hypophyse genau in der Mitte auf der Unterseite der großen Zehe drücken.

Kater

Fühlt sich ein Partner nach einer wilden Party nicht wohl, kann ein Leberpunkt helfen. Suchen Sie auf der rechten Sohle den Punkt, der ein Drittel zwischen Ferse und Zehe liegt, und massieren Sie von der dritten Zehe zur Fußkante.

2. Finden Sie den genauen Punkt nicht, massieren Sie den gesamten Bereich, am besten ohne Öl.

Rückenschmerzen

Kneten Sie die Fußinnenseite, die Entsprechung der Wirbelsäule: je näher zur großen Zehe, desto weiter oben auf der Wirbelsäule.

Schmerzende Schultern

Der Bereich auf Ober- und Unterseite des Fußes, ungefähr zwei Zentimeter unter den Zehen, repräsentiert die Schultern. Da diese meist verspannt sind, ist eine Massage wunderbar. Halten Sie den Fuß in beiden Händen, und drücken Sie zwischen die Knochen.

Neue Energie

Ist Ihr Partner zu müde für Sex, suchen Sie in der Mitte der Fußballen eine Kurve, die zwei Bereiche zu verbinden scheint.

Das ist der Solarplexus-Punkt, der auf beiden Füßen sehr belebt. Um die Wirkung noch zu verstärken, massieren Sie gleichzeitig den genau darunter liegenden Adrenalin-Punkt mit Kreisbewegungen der Fingerknöchel.

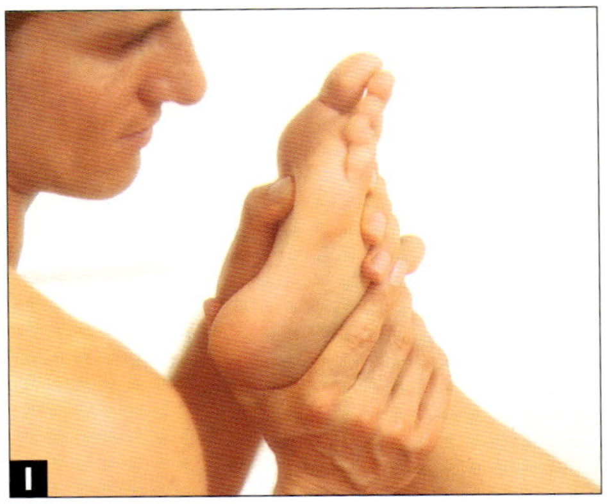

1

1. Neue Energie verleiht der Solarplexus-Punkt in der Mitte des Fußballens.

Kopfschmerzen

Sie können Kopfschmerzen lindern, indem Sie die Spitze der großen Zehen und die darunterliegenden Ballen drücken. Dabei wird auch das Gehirn stimuliert. Sind die Nebenhöhlen die Verursacher, drücken Sie auf Seite und Rücken jeder Zehe. Werden Kopfschmerzen durch Müdigkeit ausgelöst, drücken Sie den Punkt unter dem großen Zehennagel.

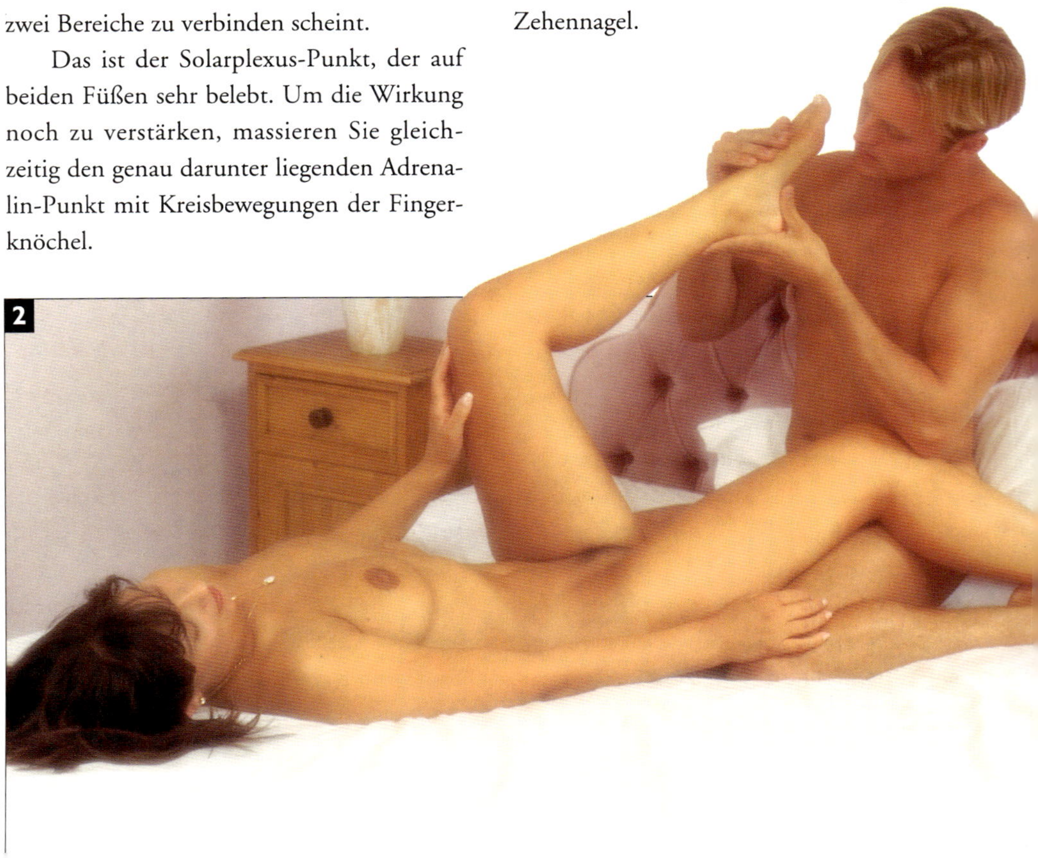

2

Belebendes für Kopf und Schultern

Mit Massage können Sie nicht nur auf angenehme Weise Ihre sexuelle Energie steigern. Eine kurze Nacken- und Schultermassage kann auch am Ende eines stressigen Tages Wunder wirken, wenn Ihre Partnerin zu müde ist, um an Spaß zu denken. Haben Sie aber ihren verspannten Nacken massiert, kommt sie vielleicht in Stimmung.

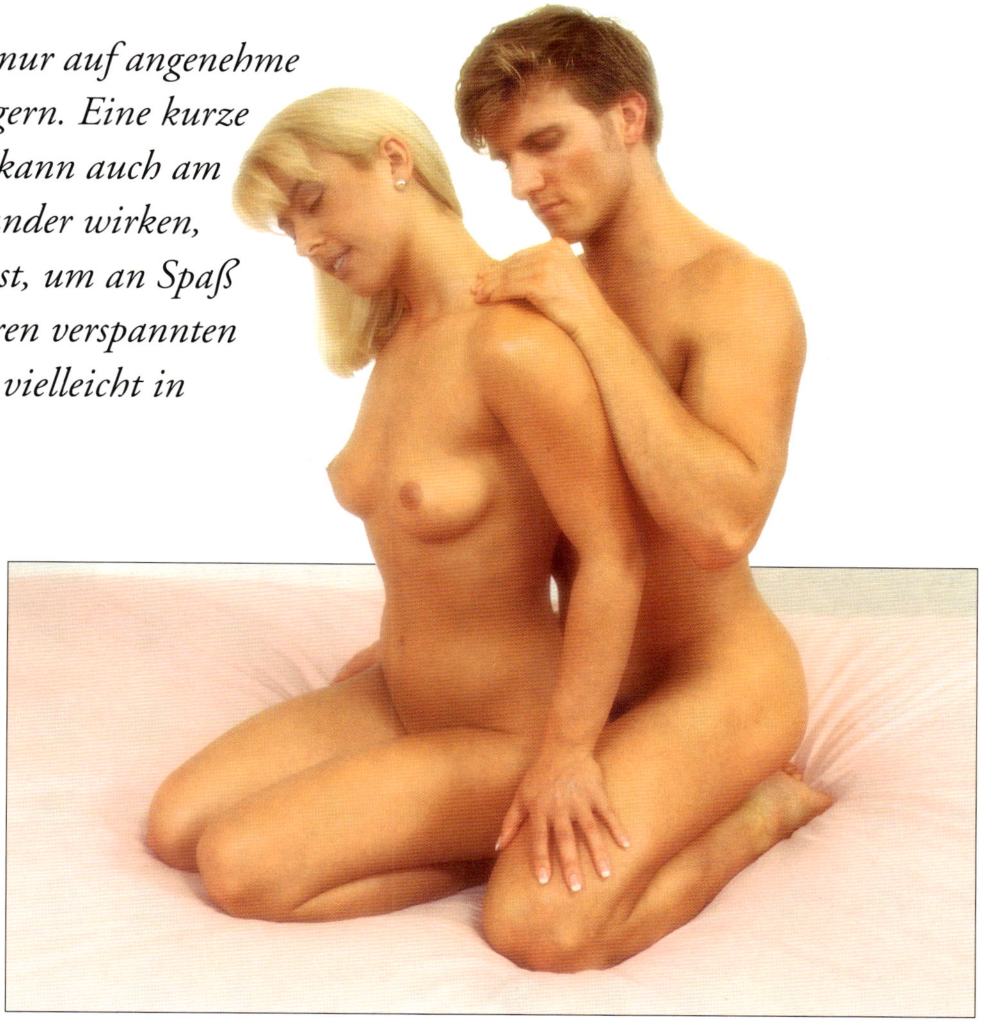

Da praktisch jeder Mensch im Rücken, Nacken und den Schultern verspannt ist, ist dieser Bereich für eine Massage besonders beliebt. Arbeitgeber würden gut daran tun, einen Masseur zu engagieren, der in der Pause den Angestellten Nacken und Schultern massiert.

Massieren Sie mit denselben langsamen, sanften Bewegungen wie bei jeder Massage. Ihr Partner sollte auf einem Sessel sitzen und sich an ein Kissen lehnen. Sie können die ersten zwei Griffe von vorne oder hinten durchführen, die restliche Massage aber besser von hinten.

Finden Sie den muskulösen Bereich einige Zentimeter vom Nacken entfernt, legen Sie die Unterarme auf ihre Schultern, und ***drücken*** Sie nach unten. Zu nahe beim Nacken ist der falsche Muskel, was zu einem steifen Nacken führen kann, zu weit entfernt lehnen Sie auf den Knochen.

Kneten Sie die großen Schultermuskeln mit Handballen und Fingern. Viele Menschen machen den schmerzhaften Fehler, die Fingerspitzen hier einzugraben. Beachten Sie also die Regeln, und massieren Sie mit tiefen, rhythmischen Finger- und Daumenbewegungen. Beginnen Sie oben auf den Schultern, und massieren Sie nach außen.

Haben Sie von vorne begonnen, halten Sie mit einer Hand auf der Schulter Kontakt, während Sie nach hinten gehen. Massieren Sie mit ***Handdruck*** und großen Kreisen über den oberen Rückenbereich, und drücken Sie fest genug – aber nie auf die Wirbelsäule – um den Muskel zu bewegen, ohne die Haut zu spannen.

Kneten Sie den Nacken mit einer Hand, und ziehen Sie langsam Finger und Daumen zusammen. Lassen Sie die Hände auf dem Hinterkopf, und finden Sie mit den Daumen den Schädelrand nahe am Ohrenansatz. Massieren Sie von beiden Seiten mit den Daumen zur Mitte hin.

Fahren Sie ihr zum Schluß einige Male durchs Haar, und legen Sie dann die Hände mit den Fingern nach oben auf den Schädel. Drücken Sie leicht nach oben, als ob Sie die Fingerspitzen zusammenbringen möchten, und halten Sie kurz den Druck, der so fest sein soll, daß Sie die Kopfhaut bewegen und nicht an den Haaren ziehen. Legen Sie zum Abschluß kurz die Hände auf ihre Schultern.

Was Nun?

Nachdem Sie nun die in diesem Buch beschriebenen Techniken ausprobiert haben, sollten Sie Partner oder Freunde entspannend oder belebend massieren können. Die Massage wird mit zunehmender Praxis, und wenn Sie die Vorlieben Ihres Partners kennenlernen, effizienter werden.

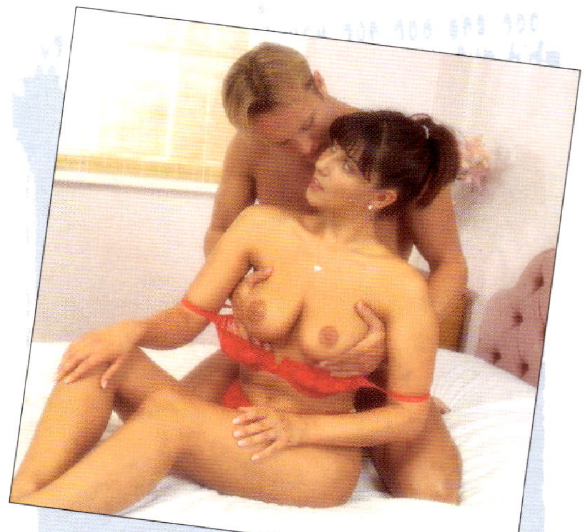

Haben Ihnen die Beschreibungen Lust gemacht, die Techniken zu verfeinern, besuchen Sie einen Kurs. Massage ist heute so populär, daß es Videos für Anfänger zu kaufen und zu leihen gibt. Und gönnen Sie sich auch einmal eine professionelle Massage – Sie werden nicht nur die Behandlung genießen, sondern auch neue Ideen aufgreifen.

Ärzte, Physiotherapeuten, Zentren für ganzheitliche Medizin und Schönheitssalons werden Ihnen Kurse und Masseure empfehlen können. Da hier persönliche Empfehlung am besten ist, fragen Sie auch im Bekanntenkreis. Hier geht es natürlich um herkömmliche Massage – das erotische Element können Sie zu Hause einfügen, wenn Sie mit Ihrem Partner üben.

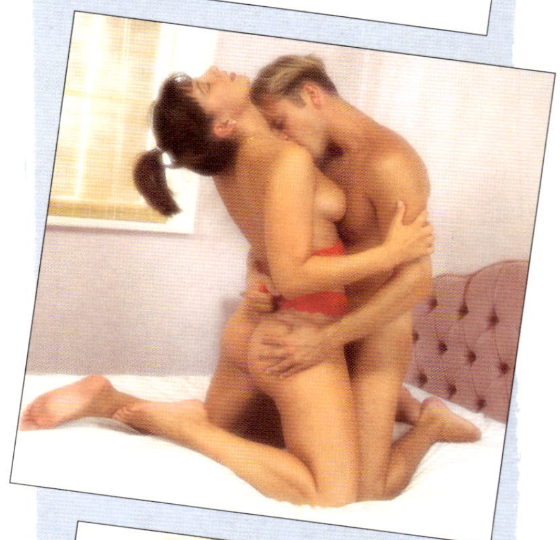

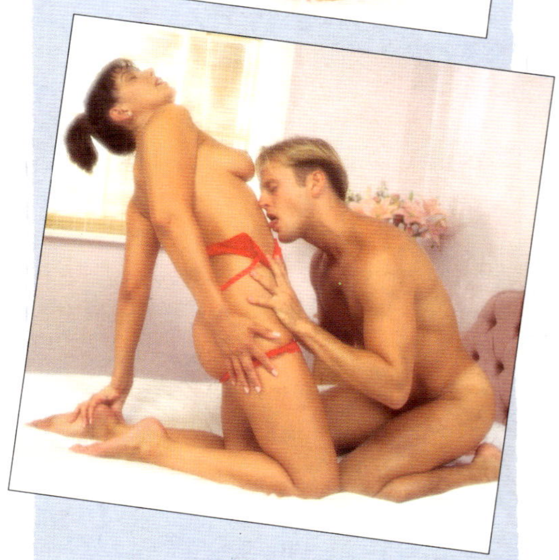

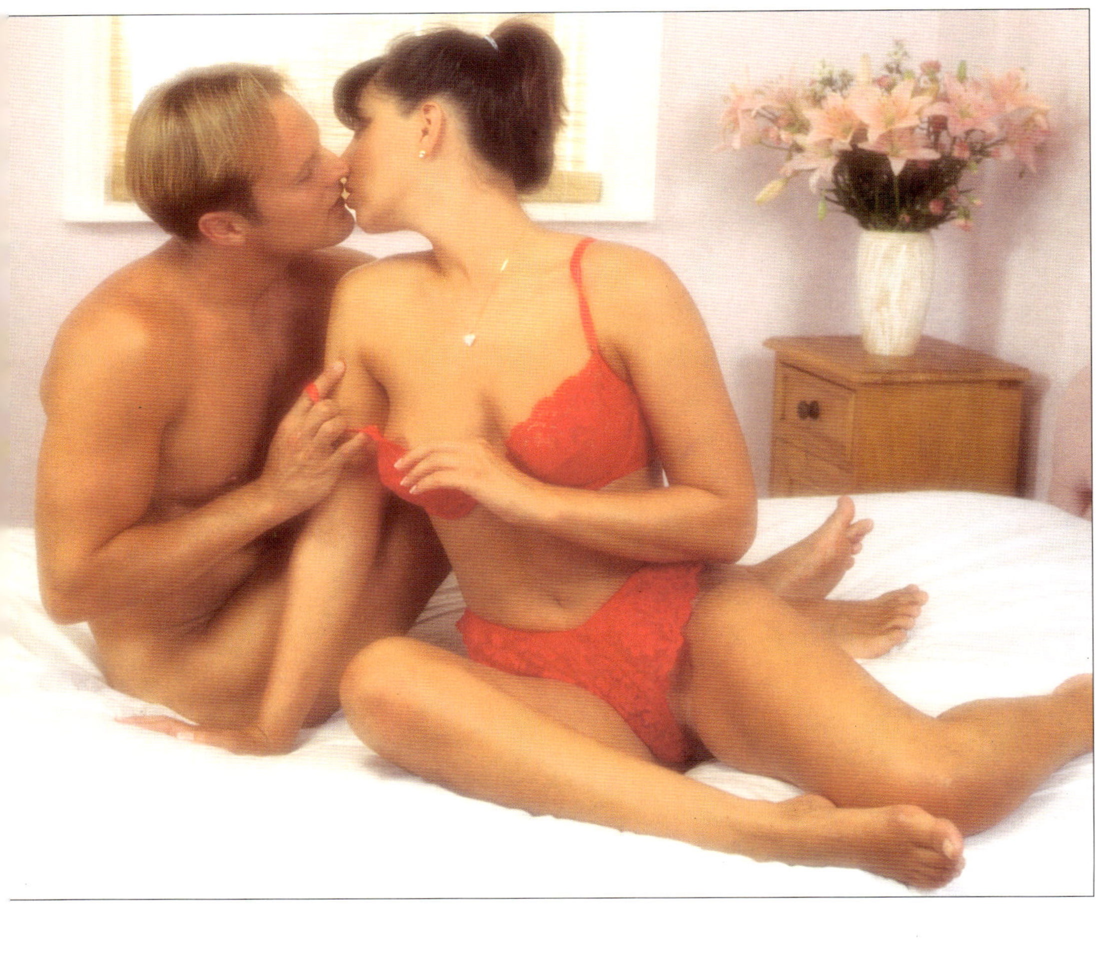

Links und oben: Erotische Massage ist eine Entdeckungsreise für beide. Sie werden wohl ebenso viel über Ihren Partner wie über Ihr eigenes Lustpotential erfahren.

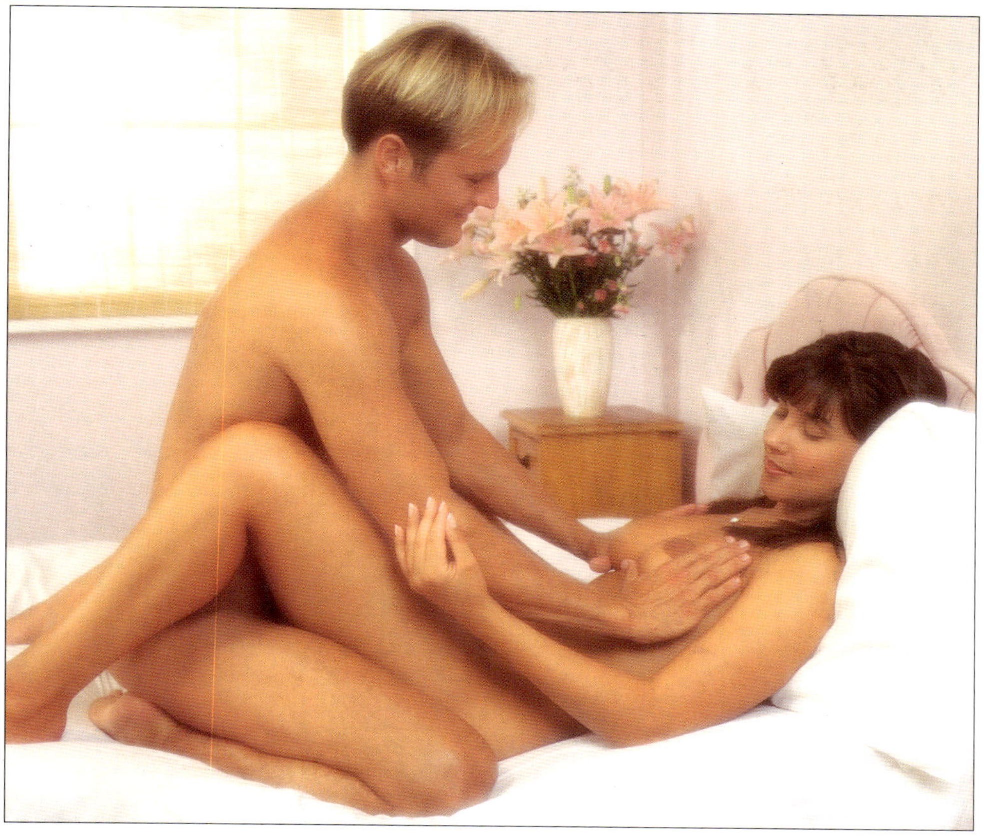

Haben Sie verspannte Muskeln – und die haben wir alle – kann eine professionelle Massage an den verspanntesten Stellen sehr schmerzhaft sein (meist auf oder über den Gesäßmuskeln und auf den Schultern). Doch der Schmerz vergeht, sobald die Stelle nicht mehr massiert wird. Sagen Sie immer gleich, ob Sie Verletzungen oder Krankheiten haben. Es ist auch kein Problem, den Masseur zu bitten, bei einer schmerzenden Stelle weiterzugehen oder weniger fest zu drücken – eine Massage ist kein Durchhaltetest!

Links: Lassen Sie sich Zeit zu rasten oder einfach die gemeinsame Nähe zu genießen.

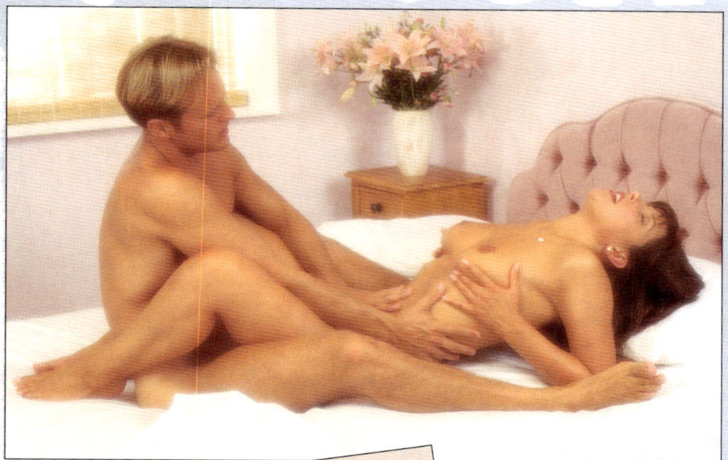

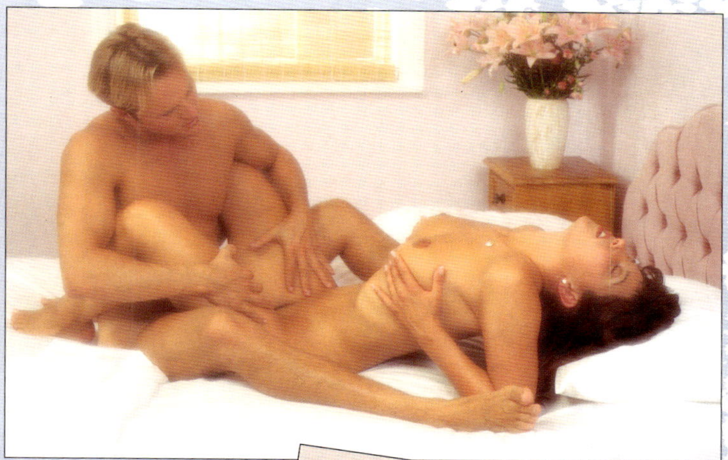

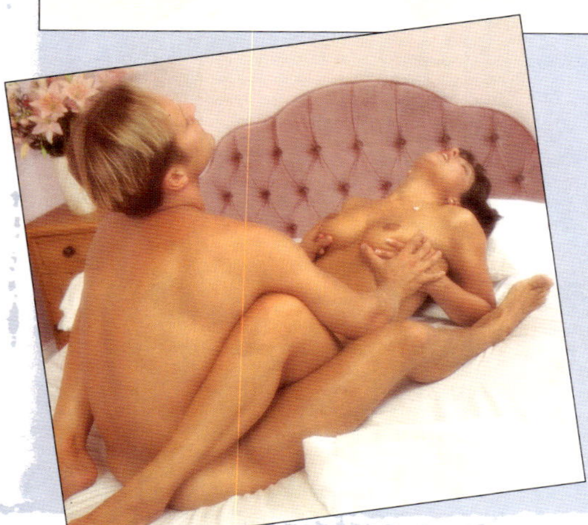

Nun haben Sie bereits viel darüber erfahren, was angenehm ist, wie Sie gerne an verschiedenen Stellen berührt werden und wie Ihr Befinden sich auf Ihr Sexualleben auswirkt. Probieren Sie doch jetzt eine professionelle Massage, ein Video oder auch einen Kurs, um mehr über die Standardmassage zu lernen, deren erotisches Potential Sie erkunden können, wenn Sie mit Ihrem Partner üben.

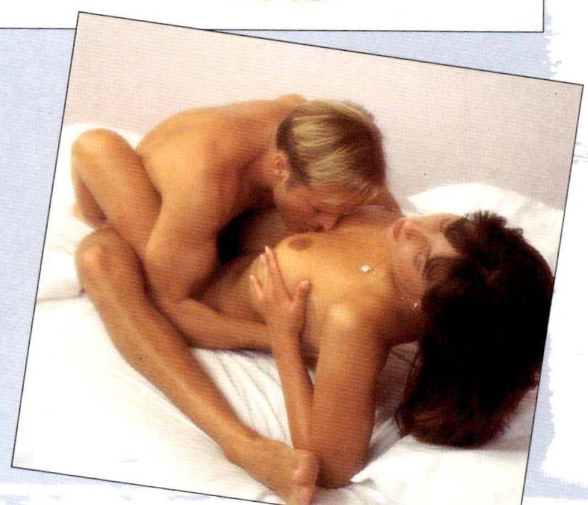

Register

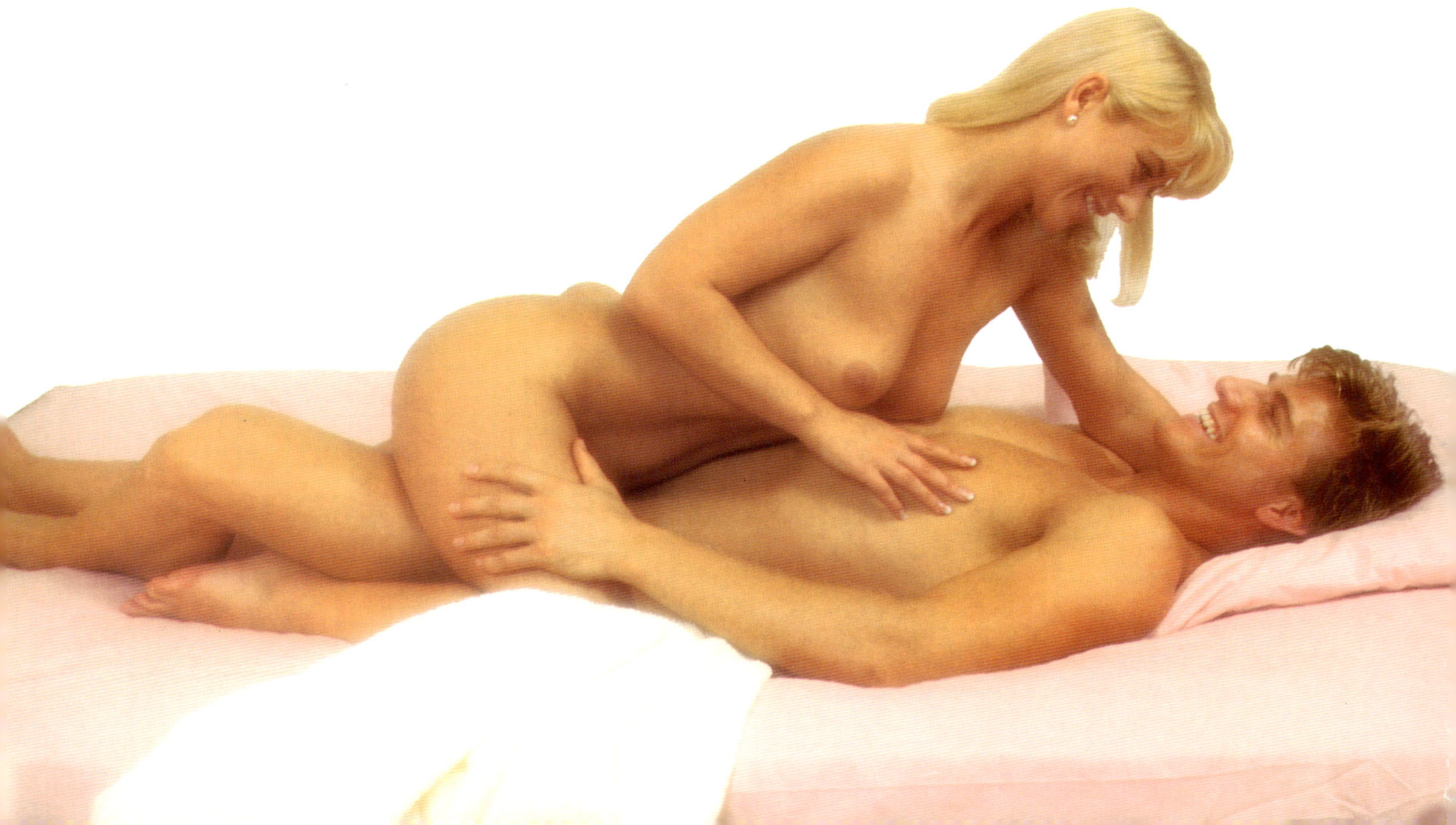